ソニア・シャー 著
夏野徹也 訳

人類五〇万年の闘い

マラリア全史

THE FEVER
How Malaria Has Ruled Humankind for 500,000 Years by Sonia Shah

太田出版

人類五〇万年の闘い――マラリア全史　**目次**

本文中、( ) および [ ] は原文のまま。〔 〕は訳注である。

人類五〇万年の闘い——マラリア全史

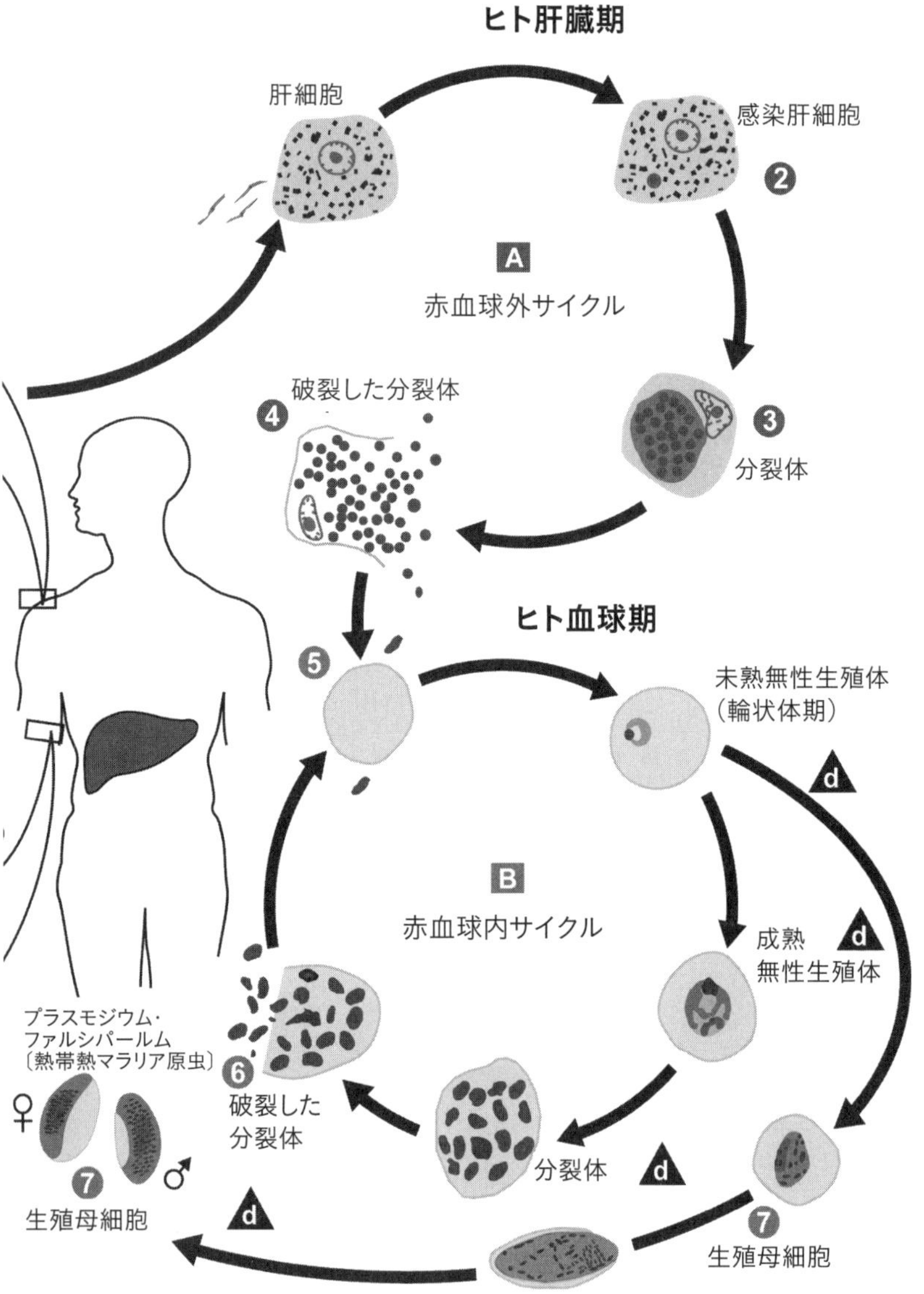
ヒト肝臓期
肝細胞
感染肝細胞
2
A
赤血球外サイクル
破裂した分裂体
4
3
分裂体
ヒト血球期
5
未熟無性生殖体
（輪状体期）
d
B
赤血球内サイクル
成熟
無性生殖体
d
プラスモジウム・
ファルシパールム
〔熱帯熱マラリア原虫〕
6
破裂した
分裂体
♀
♂
7
生殖母細胞
d
分裂体
d
7
生殖母細胞

マラリアの生活史

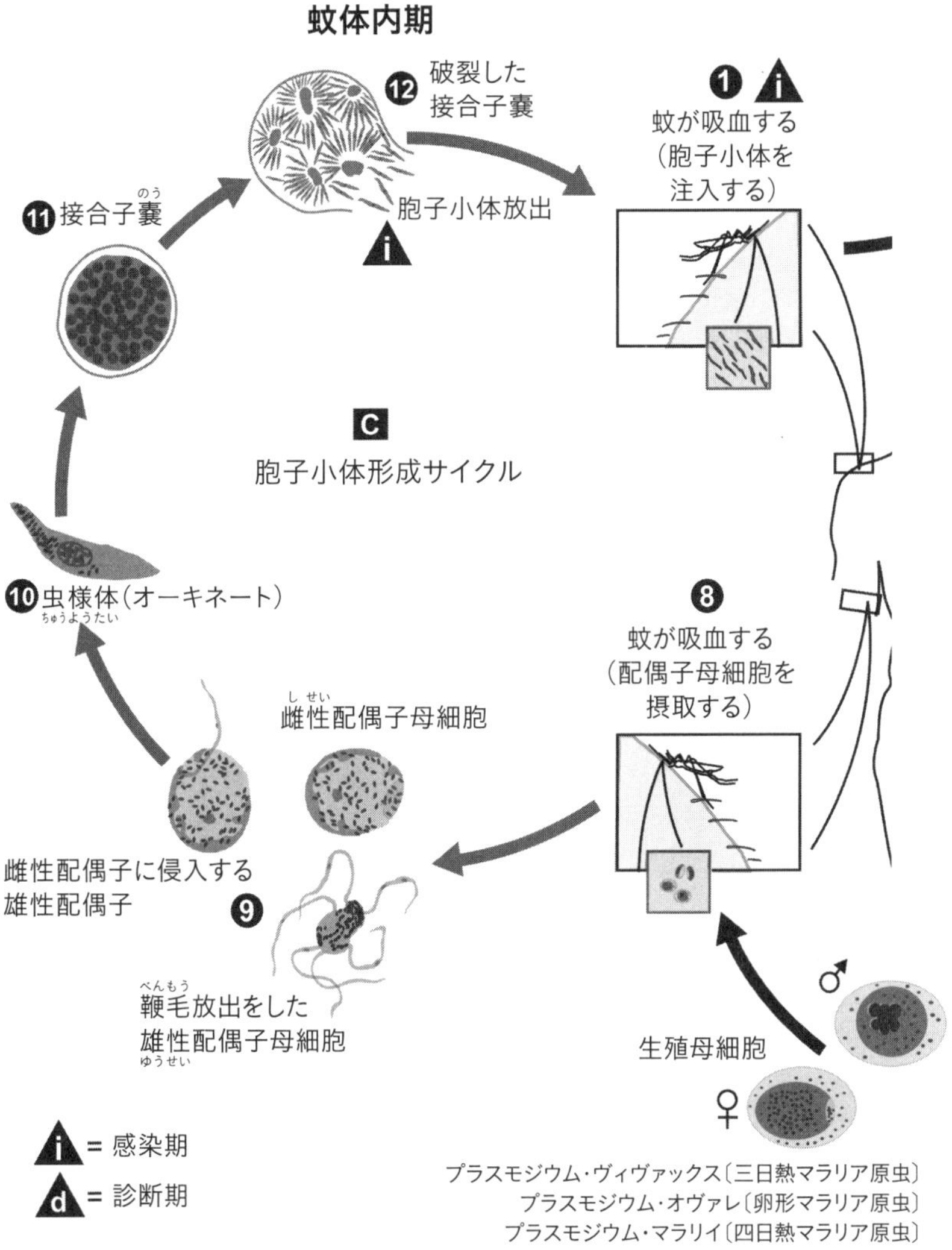

蚊体内期
⓬ 破裂した
接合子嚢
胞子小体放出
❶ 蚊が吸血する
（胞子小体を
注入する）
⓫ 接合子嚢《のう》
C
胞子小体形成サイクル
⓾ 虫様体《ちゅうようたい》（オーキネート）
❽ 蚊が吸血する
（配偶子母細胞を
摂取する）
雌性《しせい》配偶子母細胞
雌性配偶子に侵入する
雄性配偶子
❾
鞭毛《べんもう》放出をした
雄性《ゆうせい》配偶子母細胞
生殖母細胞
♂
♀
i = 感染期
d = 診断期
プラスモジウム・ヴィヴァックス〔三日熱マラリア原虫〕
プラスモジウム・オヴァレ〔卵形マラリア原虫〕
プラスモジウム・マラリイ〔四日熱マラリア原虫〕

人類はレビヤタン〔旧約聖書に書かれている巨大な海獣〕のように波をかき分けて海を進み、鷲のように空を舞う。声は一瞬のうちに世界を駆け巡り、視力は天を貫く。砂漠を花園に変える。南北両極に到達の旗を立てた。だが、毎年何百万人もの人間が殺されている。蚊を出し抜くことができないからだ。

——ポール・F・ラッセル、一九三一年

1　戸口にせまるマラリア

蚊帳《かや》を通して見た眺めはぼんやりしているけれど、天井に取り付けた扇風機の羽根の切っ先に分厚くこびりついた汚れは見えている。扇風機は、人を不安にさせるような物悲しい音を立ててゆっくり回っている。これは、毎年南インドの祖母の家を訪ねていた時の情景だ。私の傍《かたわ》らに敷いたベッドマットの上で、従姉妹《いとこ》たちがつやつやした体に暖かい夜風を浴びていびきをかいているが、私のマットはガーゼでできた暑苦しい檻《おり》の中に置かれている。漆喰《しっくい》を塗った部屋の隅《すみ》の暗がりから蚊どもが降りてきて、ぴんと張った蚊帳に威《い》嚇《かく》するように留まる。蚊帳の中の餌食《えじき》のちょっとした動きにも乗じようと待ち構えているのだ。連中がそこに居て自分を見張っていることが分かっているのに眠りにつくというのは難しい。でも結局は眠り込み、緊張して縮んでいた体を伸ばす。蚊どもは、私の手足が蚊帳からはみ出してできた隙間から忍び込んで来て、ご馳走をいただく。

ニューイングランド郊外の生活という、アメリカ的なものを克服しようと頑張っていたのに、朝になるとうまく行っていないことがわかった。インドの従姉妹たちは褐色のすべすべした肌をしていたのに、私には血の出たかさぶたがポツポツとあったからだ。祖母は私の傷に勢いよくタルカムパウダーをはたきつける。固まった血の上に白い粉がかぶさってピンク色になり、従姉妹たちがにやにや笑う。私がひどい目にあったのに、どうして従姉妹たちがなんともなかったのか分からない。でも、理解できないということも子供時代のインドの夏の生活の一部なのだ。祖母の家のすぐ外には、ぼろを着た人たちが何家族も道路沿いの瓦礫《がれき》の中に身を寄せ、線路をトイレ代わりに使っている。この人たちは棒のような腕を私の顔に向かって揺らし、私たちが通り過ぎてお寺へ向かおうとすると悲しげにうめき声をあげる。乞食《こじき》を描いた風刺画そのものだ。ある男の子の脚は丸太のように腫《は》れ上がり、灰色をして吹き出物だらけだった。何か蚊に刺されて起こった病気のせいだった。祖母はつないでいた私の手をしっかり握る。私たちは子供たちに何もあげない。このことも理解できない。白大理石の寺院に着くと、香の薫りやダイヤやルビーで飾った像がいっぱいある——七歳の私の思いにとっては極めつけの幸せのイメージだ。

従姉妹たちはそうではないのに、私だけが息苦しい蚊帳で寝たりマラリア用の錠剤を飲まなければならなかったりという別扱いや、その理由が分からないことを、心の片隅では嫌だと思っている。でも別の片隅では密《ひそ》かに喜んでもいる。脚の腫れた男の子にはぞっとする。縁石の上に住んでいる家族にはぞっとする。インドにはぞっとする。インド人だと思われているが実はそうではない女の子にとっては、言葉で表せないほど恐ろしい。

誰も見ていない時に、宙に浮かぶ小さな蚊を手のひらで叩き潰《つぶ》して、死骸《しがい》をソファの見えないところにある縫い目になすりつける。私たちの信じるジャイナ教ではいかなる暴力をも禁じている。肉を食べてはいけない。ハエを叩いてはいけない。祖母はお祈りする時には口にマスクをかける。空中の小さな生き物をうっかり吸い込んで全滅させないためである。また、草の葉を踏んで歩くのは罪だと考えている。それなのに、私は部屋の隅でバラバラになった蚊の死体を背にして、文字通り両手を血に染めて怯《おび》えている。

ニューイングランドの我が家へ帰るとやっぱり蚊は刺すが、蚊帳も錠剤もなく、道端には気味の悪い乞食もいない。ショッピングモールでどうでもよい安物のプラスチック製アクセサリーを買う。夢中で値札を見て回っている内に、蚊を恐れたり嫌ったりする気持ちは弱まっていく。父は自分のことをジャイアントモスキートだぞうと言って、指を蚊の口先のように波打たせて私と妹を追いかける。怖いけれど、おもしろ怖いのだ。私たちは浮かれてキャーキャー騒ぎ、家中を逃げ回る。

三〇年後、南北アメリカ大陸を繋ぐS字型をした陸橋でホセ・カルサダに会う。カルサダはある種の蚊ストーカーで、大の蚊嫌いの私が、現地の蚊と、その働きについて学ぶことになる。パナマのパナマシティ出身の寄生虫学者カルサダは、地峡地域〔両側から海が迫り、大陸の一部が極端に狭まった地域〕に病気が発生するたびにその現場へ急行することに忙殺されている。蚊由来の、マラリアを引き起こす寄生生物、プラスモジウム *Plasmodium* が専門分野の一つである。

今二〇〇六年四月である。カルサダのような研究者から見れば、おおよそ前世紀全般にわたってこの分野にはあまり成果がなかった。パナマは、蚊を服従させてマラリアをほぼ征服した数少ない熱帯発展途上国の一つであることに誇りをもっている。一九〇〇年代初めに米軍の技師たちがパナマを通る運河を建設し、マラリアを国土のはるか辺境の地まで退却させた。それ以来、事態は沈静化しており、マラリアはおもに三日熱マラリアという、もっとも良性な形で居座っている。この病気で死ぬことは滅多にない。

しかし最近事態が変わった。カルサダがそれらしい兆候を見せてくれるという。パナマでただ一つの保健研究センターである、立派なゴーガス記念研究所からカルサダが現れる。きちんと鬚《ひげ》をそってこぎれいな身なりをしたカルサダが少し困ったような様子を目に浮かべているが、その点は高い頬骨のおかげで薄められ、いつも半分微笑んでいるように見えている。仕事着であるボタンダウンのオックスフォード式のシャツとスラックスを、気を使ってTシャツとジーンズに着替えるのを私は待っている。カルサダは私の白い小型のレンタカーに乗り込みながら後部座席に置いた自分のバックパックの上に野球帽を投げて、迷路のような大都会で根気強く私に道を教える。輝くばかりの超高層ビルやすし詰めのカフェのそばを通り過ぎて、混雑したパナマシティの通りを運転するのは、ボストンで磨いた私の運転テクをもってしても大変な仕事だ。

市街地から東へ向けて二〇分走ったところで道は緩《ゆる》やかに曲がる。すばらしいドライブだ。遠くの丘、青々とした牧草地や低木林。低木林は、道路からずっと奥にある手の込んだ門柱付きの数軒の家々のところだけが開墾されている。コロンビアの麻薬王だよ、とカルサダが説明する。さらに一時間が過ぎて道は上り坂になり、ジャングルの木々の間から見えるキラキラ輝く湖が視界に入ってくる。水辺に近づいた所で道は終わっている。車を片側へ寄せる。

ここ、道路の終点がチェポーの町だ。見えるのは道端の活気のないカフェの向かい側にある木造の差し掛け小屋〔母屋にかけたひさしを長くさし出し、その下を利用できるようにした小屋〕だ。警官が二人、差し掛け小屋の外をぶらぶら歩いている。小屋は検問所なのだ。警官たちは、カルサダと私をほとんど客のいないカフェへ冷たい飲み物を買いに行かせておいて、私のパスポートを持ったまま消えた。座っていると、小屋の暗がりの中で彼らがやっていることが想像できる。青いパスポートを手にして、あたかも不可解なミステリーの手がかりを捜すように、何度も何度もひっくり返してめいっぱい注意を払って検査しているのだ。

検査は終わり、カルサダは私を道路の向こうへ徒歩で案内する。山の中腹には青々とした繁みがあり、そこを通って滑りやすい赤い粘土の小道が山頂へと続いている。カルサダが先導し、私は恐る恐るついて行く。

山頂には、現実とは思えないような集落がある。何十もの手作りの仮小屋が、互いに三メートルとは離れずひしめき合っている。大雑把に叩き切った木の柱の上に草葺《ぶ》き屋根が乗っている。小屋というよりもあずまやで、中にはコンクリートの厚板の上に乗っていて三方を通気性のいい木の板で囲ったものもあるが、たいていは完全にオープンエアで、固めた泥の上に直接建っている。仮小屋の中では、使い続けて傷《いた》んだ金属製の調理桶《おけ》の中で火がくすぶっていて、逆さになったカゴの上にオウムがとまり、上の垂木《たるき》にかけたハンモックが揺れている。

道路から見るとチェポーにはひと気がないように見えるが、実際にはパナマの先住民であるクナの人々三〇〇人が人目を避けてここに住んでいるのだ。

雨が降り始めたので仮小屋のひさしに逃げ込む。往来する女性たちは袖《そで》の膨らんだ明るい色の綿のブラウスを着て、模様のついたモラ〔パナマのクナ族が作る色彩豊かな織物〕で腰を結び、ふくらはぎまで届く精巧なビーズの足首飾りをつけている。女性たちは丸々と太った子供を連れてプランテーン〔料理用バナナ〕を切っている。一人が巨大な金属桶を屋根の外へ引き出して雨水を受ける。断固とした様子の雄鶏が一羽大またで歩いている。

男の子が六人、たるんだ綿の下着を着て貝殻の首飾りをつけ、空気の抜けた緑色のサッカーボールを楽しそうに蹴っている。破れた赤いゴムぞうりを履いた八歳ぐらいの男の子が青いマンゴーの種をかじりながらぼんやりと自分のペニスを引っ張っている。小さな女の子が吹き出物だらけの赤ん坊をかかえて通り過ぎ、その赤ん坊を何の気負いもなく私に手渡す。穏やかな情景だ。道路の尽きた所にあるこの秘密の場所は、粗野ながら成熟した世界なのだ。

まもなく、住人の大部分が大きな仮小屋の一つに入って、くすぶる炎を囲んで座っているのが見えてくる。そっと覗くと、みんな静かに歌いながら踊っている。二、三人が粘土の土間にうつ伏せになって意識を失っている。僕らはお祭りの真っ最中にやって来たんだ、とカルサダが囁《ささや》く。土地の娘が最近初潮を迎えたので、この日村中でチチャ・フエルテを飲んで過ごしているのだ。この飲み物はトウモロコシを発酵して作ったビールだ。見ていると、こん睡状態で泥の上で固まっている男を女性と男の子が地面から剝がして家まで引きずって行く。仮小屋から出てきた女性が二人、微笑みながらその後に続き、戸口までついて行く。私たちが少しうさんくさく見えたはずなのに、みんなはほぼ完全に無視している。

前の年、カルサダが始めてここへ来た時にはこうではなかった。

今お読みのこの本は別として、二〇〇五年にチェポーの町のクナ族集落に起こったことを英語で書いた記録はない。チェポーの澱《よど》んだ水溜り、集落の下方にある湖のほとり、開け放しの水槽などから孵化《ふか》した蚊が暴れまわっていた。人類にとって最悪なマラリア原虫を唾液の中に汚染させて、自分たちの周りにいる肌をむき出しにしたクナ族の上に降り立ったのだ。カルサダのチームが到着した時には住民の半数が熱病にかかり、怯《おび》え、ハンモックの中から動けなくなっていた。

治療優先順位の選別に何日か費やした後、カルサダはクナ族から採った感染血液を、ゴーガス研究所の自分のラボに持って帰って分析した。パナマのこの地域でもっとも一般的なマラリアはプラスモジウム・ヴィヴァックス *Plasmodium vivax* という原虫が引き起こす比較的害の少ない三日熱マラリアの系統である。ところが、カルサダが同定したのはプラスモジウム・ファルシパールム *Plasmodium falciparum*〔熱帯熱マラリア原虫〕という原虫だった。これはむしろサハラ以南のアフリカで一般的に見られるものだ。さらに悪いことに、これは熱帯熱マラリア原虫の標準の系統ではなく、進化して通常の抗マラリア剤に耐性になった、特にたちの悪いやつだった。耐性獲得というトリックは東南アジアのどこかで手に入れたらしい。世界中のマラリアの専門家が何年にもわたってこの病原体の追跡を行ってきた。チェポーでは、カルサダが北限のマラリア上陸拠点を発見した。

私たちがはじめてチェポーに来た時には、この村が近代産業社会の生活とつながりがあるような気配はほとんどなかった。ある仮小屋では電池式のラジオを見たが、それ以外は産業革命以前の世界のようだった。トイレも水道も電気もなかった。でもその後、雨が仮小屋と仮小屋の間の泥の道を絶え間なくぬかるみに変えて即席の小川が出現すると、今まで見えなかったチェポーのゴミ屑が湖へ運ばれ始めた。プラスチックのサンダルや、つぶれたオレンジジュースの容器や、小さなガス缶や、ショッピングバッグなどが丘の上から下りてくるのだ。何と言っても、私たちは喧騒《けんそう》の三〇〇万都市、世界貿易の五%が通り抜ける国際商業センターから車で二時間弱の所にいたのだ。(1)この隔絶した集落へ厄介なマラリアが戻って来たということは、これがグローバル経済のまさに戸口にその影を投げかけたということなのだ。

二〇〇五年の流行はチェポーの町だけで起こった訳ではなかった。それどころか、パナマの一九九八年から二〇〇四年までの間のマラリアの症例数は四倍になっていた。(2)また世界的に見ると、一九八一年以来マラリアの犠牲者数はどうしようもなく増加している。(3)

一九九五年に、ヨーロッパでは九万人がマラリアにかかった。それから一九九六年に、戦禍のアフガニスタンにいた兵士たちが、中央アジア全域で突然マラリアの流行を引き起こした。まもなくアゼルバイジャン、タジキスタンおよびトルコがマラリアの大発生に見舞われた。(4)中央アジアでは、二〇〇三年までにプラスモジウムの犠牲者は直前の一〇年間の一〇倍になり、(5)保菌者の津波がアフリカやアジアからヨーロッパに押し寄せ始めた。今日では、診療所や病院を訪れるマラリア患者の数は、ヨーロッパ全域で一九七〇年代の八倍になっている。また、当時ヨーロッパに入ってきていたプラスモジウムは三日熱マラリア系統だったが、今ではほぼ七〇％が致死性の熱帯熱マラリア原虫である。(6)

最近では、年間二億五〇〇〇万人から五億人が蚊の媒介によってマラリアに感染し、一〇〇万人の死者が出ている。同様にショッキングなのは、マラリアが私たちを捕らえている時間がまことに長いことである。人類はこの病気に五〇万年以上苦しめられてきた。いまだに私たちを苦しめるばかりか、致死性を強化してさえいるのだ。一〇〇年以上も前から予防法も治療法も知られている病気としては、これは全くの離れ業である。同じ年月の間に、天然痘からペストまで、かつて人類を支配した病原体を征服し、SARSや鳥インフルエンザのような新興の病原体をもほぼ完全に制圧できると期待できるまでになっている。HIVのように指の間からこぼれ落ちたほんのわずかの病原体のみが苦悩と反省のテーマとなっている。

しかし、私たちが古代からマラリアについて知っており、病原体を殺す薬剤と防止法を持っているという事実があるにも関わらず、この病気に関する何かが私たちの武器の働きを妨害するのだ。

カルサダを下ろしてから、運河の土手沿いにあるレンタルの小屋へ戻るべく車を向けた。夕方にはそこでノートを見直すのだ。小屋は支柱の上に建っており、天井の扇風機で涼しかったが、古い網戸は、たわんで曲がっていて、窓枠から外れていた。パナマでは毎朝、蚊どもの夜中の血の饗宴が引き起こした、望みもしない腫れで目を覚ましたものだ。目の下、まぶたの上、手のひらなどがやられた。叩き潰された蚊が自分の体液でくっついて壁に斑点がついた。

きゃしゃな体をした蚊が私の腕に静かにとまった。その昆虫が吻《ふん》で刺そうとしているのを不信の目で見つめながら、いつもの激しい怒りがトゲとなって湧き上がった。なんて厚かましいの！　本能的に手が飛び出した。

その残忍で気短かな人格は心の内のどこかへ身を潜めた。その人格は富める者と貧しきもの、健やかなる者と病める者が作り出されることを必死になって説明していたものだ。脳裏によぎった思いのために私の手は少しゆっくりと下りてきて、パンくずを払うように蚊を追い払った。虫の体は急角度で前方へ投げ出され、繊細な脚はもつれた。見ていると、蚊は吸血を邪魔されて私の腕からぎこちなく飛び去った。わずかに残っていたジャイナ教の感性が私を少し怯えさせた。蚊はようやく壁まで行きつき、そこからなんとか飛び立ってどこかへ消えて行った。

2 殺人鬼の誕生

テリー・テイラーは小児マラリアの世界的権威の一人である。彼女は一九八〇年代から毎年、半年間を中央アフリカのマラリア発生地の中心で過ごしている。一日にアフリカの子供たち三〇〇〇人の命を奪う病気の秘密を解明しようとしているのだ。二〇〇七年の雨季が始まる頃、テイラーはマラウイ南部にある人口五〇万の大都市、ブランタイアの空港で会ってくれた。一人当たり平均して年間一七〇回、マラリアに感染した蚊に刺され[(1)]、全住民の四〇～七〇%がマラリアに罹患《りかん》しているマラウイのような国では、人々の血液がマラリアの住みかとなっている[(2)]。五〇歳代と思われるテイラーは長い緩やかなスカートを穿《は》き、縮れた茶色の髪を真ん中で分けている。まるで何年も前からの知り合いのように直線コースの物言いをし、私の肩をつかんで遠慮のない冗談を上品に言う。空港内をさっさと通り抜けながら、出会う人ほとんど全員に手を振って挨拶を投げかける。

空港を出ると、ブランタイアの空気は焼けつくように熱く、湿気でじっとりしていた。すぐに雨が降るだろうし、テイラーの職場の公立病院は、熱病にかかって弱った子供を差し出して診てもらおうとする、心配そうな親たちでいっぱいになるだろう。テイラーが勤務する研究病棟では、典型的なマラリアシーズンに、マラリアに感染した子供を二五〇人受け入れているが、そのうち二五人から四〇人は死亡するだろう。再婚した夫と離れて(夫はミシガンの家にいる)何十年も過酷な暑さの中で、マラリアによる死亡をたくさん見届けるのは確実なのに、テイラーからは仕事をする喜びが滲み出ている。伝染病患者の世話をする医者というより、初夏のキャンプ場の仕事熱心な指導員のようだ。[3] ブランタイアの今にも崩れそうな空港に勤務する職員の善意を、通り過ぎる景色の美しさを、掃除しやすい病院のホールを褒めたたえる。[4] これは多分この人の処世術なのだろうと思ってみる。あるいは違うかも知れない。テイラーも科学者なのだから、時至ればマラリアに感染した動物の脈打つ心臓に対する賭けに打って出るのだろう。それは何十年も彼女が追いかけてきたものだ。〔『白鯨』の〕エイハブ船長と鯨のように、これには間違いなく浮き浮きするような予感がある。

病原体はたいてい年月を経ると穏やかになるものだ。理論を突き詰めてみると、このことが病原体自身の利益に合うことだと分かってきた。毒性を減らす方が生き残りの戦略としては優れているのだ。寄生生物にとって、さっさと宿主《やどぬし》を殺してしまうのはあまり得策ではない——死体は彼らに「ここから離脱せよ」と告げるものに過ぎないのだから。はしかや天然痘を例にとってみよう。ヨーロッパで最初に現れたときには、これらはでたらめな殺人鬼で、何百万人もの命を奪ったことだろう。しかし、生き残った人たちはこの惨事にどうやって耐えるかを学び、やがてはしかも天然痘も平凡な疾患へと落ち着き、一五世紀の新大陸で起こったように、未感作の集団と出会った時だけに多数の死者を出している。(5)

これを見れば、マラリアだけがどうしてしつこくていつまでも性悪なのかという疑問が生じる。マラリアは、アフリカでおよそ五〇万年にわたって人間を苦しめ続けてきた。恐らくわれわれの祖先が火を発見したと思われる頃の、ヒトと蚊とマラリア原虫がはじめて出会って以来のことである。マラリアはそれ以前からアフリカに存在し、鳥、チンパンジー、樹冠《じゅかん》に棲むサル類などを宿主としていた。(6) 私たちには時間がたっぷりあった——本当に、全進化史を通して——私たちがマラリアに適応し、マラリアが私たちに適応するための時間が。でなければ、少なくともこの病原体の食欲を鈍《にぶ》らせる道具や戦略を考え出す時間が。それなのに、私たちとの何千年にもわたる戦いにも関わらず、いまだにマラリアは毎年少なくとも三億人に感染し——つまりこの惑星の二一人に一人に当たるが——およそ一〇〇万人を死亡させている。人類の命を消去するものとしては、歴史上であれ現在であれ、マラリアに匹敵するものは「まずいない」と、マラリア研究者のリチャード・カーターとカミニ・メンディスは書いている。[7] 大変な古代の遺物だというのに、基本的には野生を保ち、手なずけられないままである。

そして、テリー・テイラーのような専門家たちがそのわけを突き止めようと一生をかけているのだ。

マラリアがかくも獰猛《どうもう》な理由は、この病気を引き起こす原虫が、明らかに生命のゲームにおける詐欺師《さぎし》だということに尽きる。これは寄生生物で、なんとか生き続けるには他者を消耗するしかない生き物である。寄生しない生き物は皆、生命のドラマの中で目立たない小さな役割を果たしている。自分自身を局地的生態系という布地に織り込んで、その布地を強化している。ハチは花を受粉させ、捕食者は群れのいちばん弱いものを選り除けてくれる。寄生生物は誰の役に立つこともない。退廃した奴らである。

たとえば、寄生性の蔓脚類《まんきゃくるい》〔エボシガイ、フジツボなど〕のサクリナ・カーシニ *Sacculina carcini*〔フクロムシ〕だ。これはちゃんとした他の蔓脚類のように頭、口、体節のある体、脚などを持って生まれてくる。しかしこれは寄生虫なるが故に、独立した生き物への発生をやめてしまう。カニの甲羅の中に隠れ住んで、そこで一生食べ暮らすのだ。体節も、脚も、尻尾も、口さえなくし、しずくより小さい、巻きひげのついた、かわいそうなカニから食糧を吸い取る、脈を打つ植物みたいな姿へと成長する。[8] これぞまさに「虫酸が走るもの」の定義だ。一八八三年、〔進化論を擁護した〕スコットランドの説教師ヘンリー・ドラモンドは寄生のことを「自然のもっとも重大な犯罪のひとつ」であり「進化の法則に対する違反」であると呼んだ。誰がこの言い方を非難できよう[9]。

しかもプラスモジウムのような寄生生物は、この地上では特別変則的なものではないのだ。サイエンスライターのカール・ツィンマーによれば、記録された全生物種の三分の一は寄生生活を送っているという[10]。プラスモジウムに対して公平に言えば、寄生生活は新たに見つけた好機への適応として生じたものであって、本来もっていた性質や、内在する不可逆的なしくみによるものではない。プラスモジウムは盗みを働くように回路が固定されて生涯を始めた訳ではない。この殺し屋は、最初はある種の水生の藻類《そうるい》にとてもよく似た、植物のような生き物として地球上に現れた。このことは、今日のプラスモジウムのタンパク質の一〇％に光合成機構の痕跡が含まれていることから分かる[11]。

おそらく、プラスモジウムの祖先は、まだらな木漏れ日を浴びた水面に同じように浮かんでいた蚊の卵や幼虫と親しくなったのだろう[12]。蚊が飛び立った時にマラリアの祖先も静かに同行したのだろう[13]。鳥やチンパンジー、その他血液でいっぱいの生き物を蚊が刺した時、マラリアの藻類型の祖先が傷害を受けたことはたびたびあったに違いない。まずは死んだことだろう。しかし進化の時計が無計画に時を刻んでいるうち、侵入者の一派が、ある日自分たちが血の海で繁栄できることに気付き、その結果、吸血寄生生物の誕生となった。

こういうことは、この変幻自在な惑星で生き残るということの皮肉である。動物学上の階級では最下部にいる生き物、日の光を命ある組織に変える慎ましやかな存在（それゆえこの惑星の全食物連鎖の底辺を提供する）が、分かっている限りもっとも冷酷な寄生生物のひとつに見事に変身し、生命界における人類と昆虫という別個の集団を支配しているのだ(14)。

ヘンリー・ドラモンドが知ったら啞然《あぜん》としたことだろう。


一番初歩的なマラリアの文献を探し出したとしても、たちまち目まいがするような発音しにくい単語が次々とあなたの前に立ちふさがることになる。エクスフラジェレイション、エリスロシゾゴニー、それにエクソエリスロサイティックシゾゴニーという具合だ。あるいはガミートサイトにトロフォゾイトにスポロゾイトだ。これらは古風なマラリアの専門バカが散らかった研究室のベンチで囁いている、この寄生生物のちゃんと論議されていない一面を表すあいまいな術語などではなく、ハーバードのポニーテールの学生から威厳のあるカメルーンの研究者や白髪まじりのイタリアのワクチン製造者まで、マラリア研究の世界ではほとんどの人が語り合う、この寄生生物の生活環《ライフ・サイクル》の段階を表す基本的なことばである。まるで、科学者たちはマラリアについて語るだけで、まったく新しい言語に出くわさなくてはならないかのようだ。

　それは、プラスモジウムが生活史の中で七種類以上の型に大化けするからである。形態的にも生理的にも、である。連中のやり方で寄生するにはこのようにずる賢く形を変えることが必要なのだ。なにしろ、マラリアという寄生生物は生き延びるために二つの別の種を騙《だま》さなければならないのだから。血液を供給してくれる動物と、その動物の血液の中へ運んでくれる昆虫とである。車を盗んで銀行強盗をしているようなものだ。ものごとがややこしくなる。

　蚊の免疫系は直感的にこの寄生生物を攻撃する。この侵入者をかさぶたの中へ包み込み、有毒な化学物質で砲撃するのだ。[15] 寄生生物は生き残るために大量の子孫という武器を放出しなければならない。免疫系がその機能的価値を発揮するよりもトラブルを引き起こすほどの大量の子孫で撃退するのだ。[16] 配偶子母細胞と呼ばれる雄性および雌性《しせい》の寄生生物が、やがて融合して嚢子《のうし》を形成し、昆虫の胃壁にしがみつく。（雄性配偶子母細胞の長い尾が断続的に波を打って雌性母細胞との融合に至る――そう、この微生物は無性生殖と同様、有性生殖も行う――が、これはエクスフラジェレイション（鞭毛《べんもう》放出）と呼ばれる。何万というくねくね動く糸くずが突然嚢子から現れて、蚊の唾液腺へとよじ登って行く。これが人間に感染する時の型である。マラリア研究者はこれをスポロゾイト（胞子小体）と呼ぶ。蚊が血を吸い始めると、細長い胞子小体が二ダースほど次の宿主へと脱出する。

この寄生生物の特技は三二〇〇種いる世界中の蚊のほとんどでうまくいっていない。成功したのはアノフェレス *Anopheles*（enough of peas〔豆料理はもう結構〕と韻が合っている）〔英語の発音では前者はアナーファリーズ、後者はイナーファヴピーズのようになる。＝ハマダラカ属〕というたった一つの属だけであるが、この属の蚊が不思議なほど防御に気を入れていないからに違いない。一属だけという制限があるからといってマラリアの恐怖が妨げられるものではない。ハマダラカ属には四三〇の種があって、これらはポリネシアのバヌアツ東部を除く地球上の隅々に分布している。そのうち少なくとも七〇種がマラリアを媒介することが知られている[17]。

しかし、人体の防御能の裏をかくには、桁《けた》違いの狡猾《こうかつ》さが必要である。マラリア原虫はおのれの欲望、いやそれどころか体内に存在していること自体さえも隠さなければならない。こいつの欲望の対象——赤血球中のヘモグロビン、これを大いに堪能《たんのう》するのだが——は特に大切なものだ。骨髄中の鉄から作られたヘモグロビンは赤血球を酸素分子と結合させ、自分に生気を与えてくれる酸素を体の隅々まで運んでくれる。ヘモグロビンがなければ、単独の酸素分子は赤血球に結合しないで細胞、タンパク、ＤＮＡを襲撃し、これらを分解する。スライスして茶色くなったリンゴや錆びた金属とまったく同じように確実に分解する。そして体は弱り、貧血になり、最後には死に至る。

マラリア原虫には身を隠す必要がある。まず、スポロゾイト（胞子小体）が肝臓へ引きこもり、そこで二、三日こっそりと過ごして生活方針を変え、生まれ変わり、分裂し、また生まれ変わって密かに変化し、赤血球への感染能力をもった新たな型の原虫五万個という軍隊になる。すなわちメロゾイトである。次の進入段階で、メロゾイトは血流中に流れ込む。自分たちが抑圧し殺害してきた肝臓細胞に巧妙に変装するが(18)、それでも激しい戦闘が起こり、生体側の免疫戦士は何千という原虫を殺戮する。しかしこれは完璧な勝利ではない。この略奪集団からはぐれ者が二、三匹漏れ出れば、それらは赤血球をしっかり摑み、あっというまに血球の内側へ入り込む。そこで落ち着いてヘモグロビンを満喫し、生活方針を変え、生まれ変わり、分裂し、また生まれ変わるという新たなラウンドが引き続いて起こる。あるものは小さなリング状のものから肥大した丸い生き物へと変形し、体を一振りして子孫を放出する。廃棄物の流れと肥大した原虫の膨らみだけを残して、かつて酸素運搬細胞であったもののすべてがなくなってしまうと、原虫は細胞からとび出して新鮮な収穫物としての細胞に侵入して消費すべくこれに向かって突進する。またあるものは、雄性および雌性の配偶子母細胞と呼ばれるものに変形し、ハイジャックした赤血球の中で待ち受ける。運がよければ血に飢えたハマダラカ属の蚊に連れて行ってもらえる(19)。

この変幻自在で多様な姿になる生き物にとって、課題など簡単に克服できるものなのだ。

人類と蚊にとって、この寄生体を撃退して、巧みに搾取《さくしゅ》するその行動を避ける方法は一つもない。

たとえば、吸血行動はおそらく蚊の行いのうちでもっとも重要なことであろう——実際きわめて重要なものだが、この行動は自らの生命そのものに危険をもたらす。自分よりも大きな生き物の皮膚に何度も針を刺すことは憶病な者の出来ることではない。ことに手で一振りされたり尻尾で一払いされたりしただけで体が粉々になるような時には。それに、血液は濃密で、それゆえ普通の蚊にとっては決定的に重い。本当のところは水一滴よりも重くはないのだが。血なまぐさい恵みを飲み込むと、蚊はよたよたしながらしか飛ぶことができなくなり、おかげで致命的な障害を背負い込むことになる。[20]

しかし、元気のもとであるタンパクでいっぱいのまろやかな血は、いつもいただいている果汁に較べればまさに栄養満点のクリームなのだから、蚊はさまざまな難問を避けて通る賢い戦略を開発してきた。その一つは、生涯のうちの本当に大切で貴重な瞬間まで吸血を控えておくことだ。受精の保証に後押しされて、雌だけが自分の卵に豊かな栄養を与えるためにあえてこれをやってのける。動物が吐き出した乳酸と二酸化炭素の痕跡を追って雌は獲物を見つける。それから唾液を一滴使って狙った箇所を麻痺させる。唾液は痛みを和らげ血液凝固を妨げる化合物といっしょに注入される。自分の重さの数倍もの〔自分の重さと同程度という説もある〕血を吸って満足すると、ただちに一番近い垂直の面に向かって飛び立つ。そこで四五分間、命がけの時間を過ごし、食べたご馳走から水分を全部排出してちっぽけな羽で飛び去って行けるよう身を軽くする。[21]

蚊の唾液一滴といっしょに傷口にこぼれ込んだマラリアのスポロゾイトは、それまでは以前の犠牲者の肝臓に感染していたものだ。でも蚊に他の何ができる？　蚊の子孫の生存は雌の蚊が血液を供給できるかどうかにかかっているのだ。

プラスモジウム属の原虫は、同様に、防御しようという人間側の挑戦をもはぐらかしてしまう。ほとんどの場合、犠牲者は原虫の発育を妨げるには――対処の仕方を知っていたとしても――はるかに手遅れになるまで感染に気がつかないからだ。体内にいるほとんどすべてのプラスモジウムの策略は徹底的に秘密裏に行われる。体内に入り込むと、肝臓の中に隠れている時でも、たとえ血流中に現れて血球を襲った後でも、痒みも発疹もひたいの発汗も起こさない。このため体内をかき乱している原虫の侵入は隠蔽《いんぺい》される。原虫が自分の乗っ取った細胞を破裂させて細胞外へどっと出てきてはじめて、感染した人が具合の悪さを感じる。原虫がヘモグロビンをいただいた時に、破壊された細胞から老廃物が漏れ出し、またわずかな毒の注射が一連の解毒作用の引き金を引き、その結果患者は高熱とそれに続く寒気と震えに見舞われることになる。老廃物が散ってしまうと熱は治まり、原虫が次のヘモグロビンの貪《むさぼ》りを終えてさらなる細胞を求めてまた破裂を起こし、次の発熱と悪寒《おかん》による攻撃の引き金を引くまでの数日間は、まったく症状がなくなる。(22)

原虫は、血を摂取するとその犠牲者の活力を失わせ、いろいろな種類の病原体が体内へ入りやすいようにする。しかし原虫が体内で増殖している間、腹部の膨満《ぼうまん》は別としてこの推移が表に現れることはない――マラリアに感染した脾臓《ひぞう》は、体内の死細胞を処理している時には正常の二〇倍の重量にも膨張する。[23] その間であればいつでも、蚊が刺して血液中に巣食っている原虫を吸い込むと、サイクルは回り続ける。

マラリアの安全な進行が十分に保障されない場合には、プラスモジウムは気づかれないまま宿主を操作して、より自分の意思に従うようにする。マラリア原虫が蚊の体内で繁殖にかかっている時には、蚊がより用心深くなり、血液をあまり求めないように操作する。蚊にとっては血液は子供のために不可欠だし元気のもとなのに――。こうして、この昆虫が叩き潰されたり食べられたりして体内で発生中の原虫が破壊されるリスクを減らす。[24] しかし感染した蚊の体内で発生のプロセスが完遂されれば、原虫は自分の論法を変更し、この宿主昆虫がより頻繁に、より執拗に刺すように操作する。[25] 唾液中の抗凝固因子であるアピラーゼを抑制し、蚊が十分に吸血できないようにすることでこのようにさせるのだ。蚊は満足しないのでさらに別の獲物を求めるようになり、さらに原虫を別の生き物に感染させるようになる。[26] 遺伝子操作によってマラリア感染に抵抗性を持った蚊は弱体化する。原虫の利己的なもくろみがあるにも関わらず、マラリア感染には蚊が生き延びるのを助ける何かがあるだろうか。[27]

マラリア感染が最終的にヒトの振る舞いをどのように操るかについてはあまり分かっていない。明らかに、感染したヒトは活動性を失い、元気なく、寝たきりになる。換言すれば、さらに蚊に刺されやすくなるということだ。ヒトが蚊を惹きつけるものには様々な要素がある――足の臭い、呼気の中の化学物質、ヒトの外部体温など――が、感染者と非感染者とに対して蚊がどのように振る舞うかを調べた研究によれば、マラリアに感染するとヒトの化学物質がわずかに変化し、それが蚊を特別に惹きつけるという。[28]

マラリアが私たちのゲノムにはっきりとした痕跡を残しているのはまちがいない。今日人類の一四人に一人は遺伝子に突然変異を持っているが、それは何よりもマラリアの猛攻撃から体を守るために進化した突然変異だ。[29] この遺産は、マラリア原虫破壊による副作用で無数の健康上の問題を引き起こしている。人によってはひどく衰弱する。

マラリアはヒトだけの問題ではない。プラスモジウムは、長きにわたってこの世に君臨している間に毛皮を持つもの、毒牙を持つもの、あるいは鱗を持つものなど、さまざまな動物にその触手を伸ばせるようになってきた。一〇〇種類以上のプラスモジウム原虫が、まさにノアの方舟に乗った生き物それぞれに感染するように特殊化している。チンパンジーの、ゴリラの、オランウータンのマラリアがあり、ヤブネズミの、ヤマアラシの、モモンガの、さらにキジやヤケイのマラリアがある。マラリアはトカゲに、時にはヘビに寄生する。これを書いている間も、窓の外をぴょんぴょん跳ねているスズメの血管の中は、やる気満々のマラリアで満ち溢れている。[30]

手に入るところならどの生態学的地位からでであろうと食糧を絞り取るというマラリアの容赦のない追撃は、ヒトの住むところならアジアの熱帯の奥地から北部ユーラシアの冷涼な気候の地まで、広大な地域に及ぶ。ヒトと蚊とが密接な関係にあるところもあれば疎遠なところもある。散発的に発症する地域もあれば継続的な地域もある。たまにはヒトの防御によって原虫の侵入が撥ね付けられたこともあったが、そうでない時は私たち人類は浜辺に作った砂の城のように陥落していった。全体を通して見れば、プラスモジウムは人類に対する病原性を保つのに成功しているが、これは人類をしつこく付け狙う少なくとも四種のマラリア原虫を私たちに残し置いたという、プラスモジウム側の戦果である。

おそらく、最初のヒトのマラリアはまったく問題にならないものだったのだろう。原始人類が獲物を求めてサバンナを放浪していた何百万年も昔には、蚊に刺されることは比較的まれだった。もし原虫が人類の体内にうまく腰を下ろしたとしても、多分そこから外へ出ることは決してできなかっただろう。原始人類がもう一度蚊に刺されることは何年も、恐らく何十年もなかっただろうから。行き止まりの宿主に張り付いたまま、マラリアはしばらくは餌を摂り、繁殖し、それから決してやってこない乗り物を待ちながら消えていったことだろう。このような原始プラスモジウム原虫は、ヒトの血管内をほとばしる三〇兆個前後の赤血球のうち、およそ一%にだけ感染できたことだろう[31]。

困難な環境条件にも関わらず、プラスモジウムはプラスモジウム・マラリイ *Plasmodium*

malariae〔四日熱マラリア原虫〕と呼ばれるマラリア原虫の一種を出現させることよって、何とか生き残る道を見つけた。これは数十万年前までには初期農耕生活にともなう不潔さや人口稠密《ちゅうみつ》状態を利用したおなじみの微生物――はしか、天然痘、コレラなどに先行していた。一旦ヒトの体内へ侵入すると、四日熱マラリア原虫は一種の活動中止状態で七〇年もの長い間そこに残存することができる。その犠牲者がたまたま別の蚊に刺される運命の日を待ちながら[32]。

このことはメリットであったが、四日熱マラリア原虫がヒトの体内でゆっくりと発育するということは蚊の体内でもゆっくり発育するということで、これはことに農耕時代以前のずっと寒冷なアフリカではきわめて不利なことだった。体外という環境に住むことは決してなかったとはいえ、冷血の蚊の体内の不安定な温度にその生存は左右され、依然として環境には弱かった。夏季の気候によって蚊の体が暖まれば、マラリア原虫は交接しておよそ二週間以内に、銀色に輝く必要不可欠なスポロゾイト体を生み出す。しかし温暖な気候――だいたい摂氏二〇度――では四日熱マラリア原虫の蚊の体内での発育は不活発になる。交接してスポロゾイトを生み出すには一ヶ月あるいはそれ以上かかる。それまでには蚊はとっくに死んでいる[33]。

だから四日熱マラリア原虫がうまくいく見込みはけっして大きくはない。何千年かの間、恐らくかろうじてしがみついていただけで、伝播サイクルが不確かなまま絶えず絶滅の危機にあったのだろう。

　いろんな調整が次々に起こった。私たちが知ることはできないけれど、何度も袋小路に行き当たったのは間違いないだろう。分かっている事実は、結局は新しい系統のマラリア原虫が出現したということだ。激しく、強烈で、手に負えない系統だ。プラスモジウム・ヴィヴァックス〔三日熱マラリア原虫〕は赤血球細胞への侵入に先立って、その細胞上に散在するタンパク質を接着のために利用する。三日熱マラリア原虫は四日熱マラリア原虫よりもヒトの防御をうまくかわす。犠牲にした人体の中で発育の遅い自分の近縁種よりも格段に、速く増殖することでこれを行う。三日熱マラリア原虫は宿主のヒト体内で生活環を完遂することができる——寄生体による軍隊を繁殖させ、ヘモグロビンを食べまくり、蚊に感染可能な様態である配偶子を産生する——が、これをなんと三日でやってしまう。[34] 蚊が刺し続けている限り、原始の人間社会は三日熱マラリア原虫のなすがままだったろう。

　けれども三日熱マラリア原虫は、原始時代の人々に対しても恒常的な伝染病であり続けることはできなかった。蚊という媒介者は、集落の中ではまだ少なすぎたし、集落どうしも離れすぎていた。そしてこの寄生体は、氷河時代のアフリカの寒冷な気候に対して依然として致命的に脆弱《ぜいじゃく》だった。三日熱マラリア原虫の伝染サイクルは確立しないままだった。人類にとってはこのことの方がよっぽど危険だった。というのは、三日熱マラリア原虫が出現した時は、それはあまりにも突然の出現で強力な伝染性をもっており、火山の噴火のように部族全員を焼き尽くし、突如として皆を絶滅させ、あとに残したものといえば腐った肉切れとなった死体の山だけだったからである。(35)

原始時代の人々が原虫による死亡を阻止するような遺伝的突然変異でこれに対応した痕跡があることから、三日熱マラリア原虫が人類に強力な打撃を与えていたに違いないということが分かっている。三日熱マラリア原虫に立ち向かう刃をもったものすべてに期待が寄せられたに違いない。私たちの祖先の免疫システムは、原虫のあらゆる攻撃を利用して自分に抗原刺激を与え、それを撃退する能力に磨きをかけた。遺伝子たちは先を争って配列の違いを披露し、敵の裏をかく可能性を提供したからである。

ある日一人の子供が生まれた。見かけはまったく普通だったが、内なるゲノムには秘密の兵器を持っていた。この娘のＤＮＡは私たちのものと同様、厖大な数のヌクレオチドと呼ばれる化学物質が手の込んだ複雑なパターンに配列して形作られていた。そのうちの一つは順序が狂っていた。こういう変更は滅多にないことだが、あれば子宮内で、あるいは出生後まもなく死んでしまうよう、遺伝的に決まっている。その子は運がよかった。風変わりなものを秘めていたけれども生き延びた。そのヌクレオチド変換のおかげで、この子の血球にはその表面から突き出しているある一連のタンパク質が欠けていた。機能の点で言えば、このことからは何の違いも生じなかった。

この子が用足しに行けば、二酸化炭素と乳酸に引き寄せられた蚊どもが、呼気が作るかすかな風に乗って飛んで来た。蚊がこしらえたちっぽけで痛みを感じさせない傷口へ三日熱マラリア原虫がこっそり入り込み、いつものように娘の肝臓の中に隠れこみ、すぐにしなければならない赤血球への侵入に備えて全力を集中した。だがやってみたとて、原虫は巧みに変身した赤血球を摑むことができなかった。赤血球から突き出たタンパク質――ダフィー抗原と呼ばれることになった――なしでは娘に感染した強力な三日熱マラリア原虫といえども歯が立たないのだ。撃退された原虫は突き放され、餌を与えられず、裸のまま血流中を漂っただろう。そして、この子の免疫システムにいるパトロール中の歩兵がそいつをあっさりと中和したことだろう。

三日熱マラリア原虫がこの娘の狩猟採集親族集団を急襲した時、彼らの体はふしくれだち、関節炎にかかり、熱と凍えのためにもだえ苦しんだだろうが、その娘は健《すこ》やかなままだった。娘は大虐殺から自らを救い出し、配偶者を見つけ、自分と同じように表面の滑《なめ》らかな賜物（赤血球）を授けられた、いわば祝福された赤ん坊を大量に作り出したことだろう。結局娘は三日熱マラリア免疫という軍隊を体内に抱えた子孫たちの産みの母になったのだ。

三日熱マラリア原虫による大昔の犠牲者の屍《しかばね》を乗り越えて、この末裔《まつえい》たちはアフリカ大陸を潮《うしお》のように横切ってアラビア半島や中央アジア周縁部にまで到達した。およそ五〇〇〇年前までには、滑らかな血球表面を持った女性の覇権《はけん》は完璧で、その大陸にはその女性

の末裔（または同じようなダフィー抗原欠失者の末裔）以外のアフリカ人で生きている者は一人もいなかった。(36)

こうしてアフリカにおける三日熱マラリアの支配は突然終焉《しゅうえん》した。

しかし、この時には三日熱マラリア原虫も四日熱マラリア原虫も、とっくの昔にアフリカの揺りかごから抜け出していたのだ。マラリアにかかった開拓者たちが、三日熱マラリア原虫と四日熱マラリア原虫を体内に抱えながらアフリカから歩み出て、全アジア、中東、ヨーロッパなどに定着した。

プラスモジウムにとって温帯域はまたしても致命的な難題をもたらすものだった。ヨーロッパのハマダラカ属の蚊は熱帯の近縁種よりも大きく、多産で、飛翔力が強かった。しかしこの蚊もまた、冬の間は冬眠することで、命取りとなる大陸の霜の中で生き延びていたのだ。だから次の血液摂取までに長い中断期間が生じる。その結果、マラリアの伝播サイクルは永遠に途絶された。プラスモジウムは蚊の体内で何ヶ月も生き続けることはできないのだ。逃れられないまま蚊の体内に閉じ込められ二〜三週間経つと、原虫の崩壊が始まる。(37)

そこで三日熱マラリアは進化する。入り組んだ生活環の中にもう一つの段階を作った。寄生体は肝臓に入ったあと、ヒプノゾイトと呼ばれる睡眠形態へ変身する能力を開発したのだ。こうなると、誰にも察知されることなくヒトの体内で何ヶ月も生き続けることができる。マラリアは、発育を抑制されたこの状態で冬が過ぎるのを待つ。その後、ヒプノゾイトが何か未知の引き金によって活性化されて睡眠から覚め、発育と赤血球への侵入を再開する。（その結果犠牲者がこうむるマラリアによる攻撃は、新たな感染ではなく再発だと考えられる。）この適応によって、三日熱マラリア原虫は蚊どもが再び刺し始め、吸血を再開するまで身を潜めていることができるのだ。[38]

ヨーロッパやアジアでは三日熱マラリア原虫側の負担は大きいに違いない。というのは、人間が自分たちの犠牲者数を減らす突然変異を出現させて、それを広めたからだ。もっとも、そのせいで突然変異遺伝子保有者は衰弱したのだが――。通常、ヒトの赤血球を変形させる遺伝子はその持ち主に相当な負担を負わせるもので、その遺伝子はゆっくりと絶滅してゆくものだが、世界の多くの地域にこういう奇形が残存し、広がっているのだ。ヘモグロビン構造変異体の一つであるヘモグロビンEは体内における三日熱マラリア原虫の発育を遅らせる。地中海性貧血と呼ばれる遺伝病は三日熱マラリア原虫感染による発症のリスクを減らす。いま一つはオバロサイトーシスと呼ばれる、赤血球が卵型になってとても硬くなる病気で、マラリア原虫の侵入に耐えるものだ。三日熱マラリア原虫のせいでヘモグロビンEは東南アジア全体に、地中海性貧血は中東と地中海地方に、そしてオバロサイトーシスは太平洋全域に広がっている。[39]

しかし、三日熱マラリアはアフリカを出てからは殺し屋にならなかった。そうはならず、犠牲者を奴隷とし、血液に容赦のない税を課し続けた。休眠状態の原虫によって気づかないまま再発を起こしているキャリアー〔保菌者〕を最初の蚊が吸血するや、たちまち毎年夏と秋に発熱と凍えによるひきつけがやってくることになった。三日熱マラリア原虫は胎児の宿る胎盤にも感染した。感染を受けた赤ん坊は免疫による防御能《のう》が阻害され、下痢と肺炎に無抵抗になって衰弱していった。急性三日熱マラリアの魔術にかかると、成人男女は回復しようなどという望みを失い、貧血になって青ざめ、衰弱し、原虫が食い物にする赤血球を作るのに必要な活力だけを残すことになった。

コレラやはしかや天然痘などのようなずっと印象的な病気は大騒動を起こすが、マラリア患者の犠牲者数はあまり注目されないようだ。[40] これまでずっと営まれてきた農業という生活様式――悪臭を放つ土地にしがみつき、飢餓で衰弱し、くっつき合っていっしょに暮らす――はどんなタイプの感染症が蔓延《まんえん》するのにもうってつけだ。

三日熱マラリア原虫の後退で終わった、アフリカにおける三日熱マラリア原虫対ダフィー遺伝子の戦いとは違って、ヨーロッパ、アジア、太平洋域におけるヘモグロビン変形遺伝子対三日熱マラリア原虫の戦いは、三日熱マラリア原虫の偉大なる勝利の一つとなった。[41] このマラリア原虫は新型のややぎこちない人類を作り上げた。この原虫の侵入に対して中途半端に抵抗する人類である。

一方、アフリカではマラリアにとって新たな好機が生じた。アフリカ起源の三日熱マラリア原虫がダフィー遺伝子に叩きのめされたあと何千年間も、この大陸のマラリアによる苦しみはおそらくずいぶん軽減されていたことだろう。遊牧民族がマラリアを保有する蚊に出会うことはきわめて稀だっただろう。アフリカの乾燥サバンナに住んでいたアノフェレス・アラビエンシス *Anopheles arabienses* のような普通に見られる蚊はおもに動物を刺すが、ヒトを刺すことはなかった。四日熱マラリア原虫はつきまとっていたがとても僅《わず》かで、プラスモジウム・オヴァレ *Plasmodium ovale*〔卵形マラリア原虫〕というヒトのマラリア原虫と同じように稀であった。

だが、およそ二五〇〇年前にサハラ砂漠が形成され、バンツー語族が大陸の赤道地方の雨林に居住域を広げると、人類と蚊とは新奇なやり方でぶつかり合った。バンツー族は、ヤム芋やプランテーンを育てるために雨林を切り開いて、その地域の地勢を変えてしまった。木が倒されるに従い、チンパンジーや鳥たちの姿が消えた。日の光がはじめて雨林の林床に届き、かつてそこを覆っていた吸水力のある厚い腐葉土の層が剝がされ、地表にできたわだちに雨水が集まって水たまりを作った。(42)

ハマダラカ属の新種の蚊が出現して、こういう新たな生態学的条件を利用した。人類の新しい習性と居住地とを、常にそして巧妙に、徹底的に調べつくす蚊だ。今日、ハマダラカ属の蚊は五〇〇種ばかりが知られているが、そのうち一七〇種がいわゆる種複合体——ほとんど未知の理由で、同じ生息地を共有していながら互いに交配することをやめた蚊たち——に属する。これらの蚊は同じ種に属するものの別々の集団で、異集団間でのロマンスは禁じられているのだ。一般に蚊が分かれて生活をするのは、一見したところ滑稽だ。連中はわざわざ非社交的になるほどもともと社交的な訳ではない。だがそれでも種複合体は繰り返し出来てくる。

　このことはアフリカの雨林に村落ができはじめた早い時期に起こったに違いない。ハマダラカ属のある一族が雨林の村落に入って棲みつき、新しくできた陽射しいっぱいの水たまりに卵を産んだ。さいわい、そこには天蓋《てんがい》のように張り出した木には洞《ほら》が開いていたし、幼虫を捕食する魚はいなかった。この蚊たちは身近にいっぱいいる人間に対する味覚を発達させた。やがてこの蚊の一族はアノフェレス・ガンビイ *Anopheles gambiae*（私が話をしたマラリア研究者たちは *gambiae* の語尾を Bambi〔子鹿のバンビ〕[43]のように発音した）という種の元になった。A・ガンビイはすばらしい生活を謳歌《おうか》した。人間の居住地内やその周辺という環境にとりわけ適応しており、強力な吻《ふん》や敏速な飛行技術さえ必要としなかった。

　地球上のほかの地域に棲むハマダラカ属の種とは違って、A・ガンビイはヒト向きに特化していて、ホモ・サピエンス以外から吸血することは滅多にない[44]。いずれにしても、こういう雨林の村落にA・ガンビイを惹きつけるような動物はまずいなかっただろう。ヤム芋とプランテーンを栽培する農民たちは、ヨーロッパの同業者たちのように家畜を飼うことはしなかった。一つには、アフリカの哺乳類はおそろしく手なずけにくかったからだし、さらには、地域に住みついているツェツェ蠅が、中央アフリカへ移入されたあらゆるウシやウマに致命的な睡眠病を伝染させたからだ。[45]

これらすべてが大量のマラリア導入の支えとなった。マラリアがいた他のほとんどすべての地域では、媒介する蚊の輸送能力が不完全だという問題に対処しなければならなかった。血液に対して気まぐれな味覚を持った種のハマダラカへの対処である。これらはヒトのマラリア原虫をウシやウマその他の、この原虫に不向きな生き物に産みつけるのだ。過酷な気候のもとでは冬じゅう冬眠したり死んでしまったりする蚊に対処しなければならなかった。遊牧民の放浪のせいでたまにしかヒトを刺さない蚊に対処しなければならなかった。これらすべての不満はアノフェレス・ガンビイが到来したことで解決された。この蚊は、原虫が今まで出会った中でいちばん頼りになり、かつ効果のある媒介者となったのだ。

A・ガンビイの乗客となったプラスモジウムにとっては、局所のダフィータンパクによる防御能を破壊さえすればよかった。これをなすことができた突然変異原虫は、いずれもかつてなかった大量の血液の饗宴《きょうえん》を堪能《たんのう》したことだろう。命がけの冬季、当てにならない輸送、厄介な遊牧民といったものを耐え忍ぶ必要のない、安楽な寄生生物の生活だ。こんな条件下では、プラスモジウムの子孫は全住民を襲ったことだろう。

この大陸の周辺部にしがみついていた、いやというほどの数のマラリア原虫の中からこのような突然変異原虫が、新たな環境条件を食い物にするよう設計されて、ある日突然現れたのだ。この原虫は赤血球を攻撃するのに三日熱マラリア原虫のようにたった一つの戦略だけに頼ったりはしない。これは子孫たちが過《あやま》たずヘモグロビンに確実にありつけるよう、多様な侵入用戦略を持っている。この突然変異体はプラスモジウム・ファルシパールム *Plasmodium falciparum*〔熱帯熱マラリア原虫〕という一族を生み出し、それが一つの種を形成したのだ。この種は犠牲者の赤血球の八〇%、すなわち二四兆個もの細胞に感染することができるが、これはその「親族」である三日熱マラリア原虫がやったことの四〇倍以上に当たる。(46)

三日熱マラリア原虫と四日熱マラリア原虫はそれぞれ幼弱な赤血球と老化した赤血球をおもに襲うのだが、熱帯熱マラリア原虫にはそんなふうに弱い赤血球を選《え》り好みする必要はない。(47)犠牲者の免疫システムを逃れる新しい方法を身に付けているのだ。いったん赤血球内に入ると、その子孫に一つだけではなく、いくつもの変装をまとわせて送り出す。各子孫は抗原に対処する遺伝子を多数持っている。抗原は免疫システムに対して攻撃開始の警報を鳴らすよう仕向けるタンパク質だ。熱帯熱マラリア原虫の子孫はいろんな遺伝子の発現を操作できる。だからこれらが人体に集中攻撃を加えると、〔人間の〕免疫システムには原虫の各クローンがそれぞれ別のものに見えてしまうのだ。一部は認識されて破壊されるかも知れない。でもたいていの変装者どもはそうはされず、赤血球に潜りこんで免疫システムをコケにし、勝ち誇るのだ。[48]

プラスモジウムは何千年もの間、マラリアを発病させないでいたが、もっとも恐ろしく凶暴な姿で戻ってきたのだ。

原始時代の雨林のムラでは、熱帯熱マラリア原虫がたかった血液が血管の中で腐り、犠牲者数は子供も大人も区別なく何十人にも及び、被害は衝撃的なものだったことだろう。悲惨な遺伝的適応が現れ、それが広がって起こった、およそ四〇〇〇年前の惨劇のことを、私たちは知っている。

一個の遺伝子上の一個の点突然変異〔染色体の全部または一部、あるいはＤＮＡ鎖の多数の塩基ではなく、一個〜少数個の塩基のみの変異による突然変異〕によって、しなやかな赤血球が鎌状《かまじょう》赤血球という硬くこわばった三日月型のものになる。近代医学以前であれば、この鎌状細胞の遺伝子を二個持って生まれた赤ん坊は成人する前に死んでしまったことだろう。しかし鎌状細胞遺伝子を一個だけ持って生まれた子——いわゆるヘテロ接合体——は忍び寄る災難に対するきわめて有効な武器を持つことになった。熱帯熱マラリア原虫が血流中に侵入し、酸素を吸い込んでいるヘモグロビンを取り壊し始めるには、遊離した酸素の濃度上昇が引き金となる。こういうヒトの血球中のヘモグロビン分子は二つの磁石のように互いに結合して赤血球を強固な三日月状のものにし、そのた

め熱帯熱マラリア原虫に殺されるリスクを九〇％削減できる。(49)

もしこのような鎌状細胞遺伝子を持ったもの同士が結婚すれば、鎌状細胞遺伝子を二つ持ち、死を運命づけられた子供が生まれるのはだいたい四人に一人である。たとえこうした恐ろしい可能性はあるものの、鎌状細胞遺伝子の保有者はこの遺伝子を持たない子孫をも作り出す。この寄生体に対する武器を捨てるくらいなら、二五％の確率で子供が死ぬリスクをとる方がましだ、というくらい熱帯熱マラリア原虫は命取りなのだ。(50)そして鎌状細胞遺伝子は今日《こんにち》までに五大陸全体に広がり、アフリカ、南アジア、中東など各地の四〇％の人々の体内に潜んでいるが、これは熱帯熱マラリアの致死的な遺産、死の危険を表わす沈黙の合図ではあっても、この遺伝子を保存することが必要だったということなのだ。(51)

人類は別途、熱帯熱マラリア原虫に対する武器を開発した。発熱の発作に襲われるたびに、免疫システムは、変装した原虫による多様な攻撃の各々に対抗すべく、苦労しながら免疫システムを整備する。私たちが感染を受ければ受けるほど、熱帯熱マラリア原虫抗原の偽装の正体がわかってくる。その結果、頻回の感染を受けた人はこの原虫に対するわずかな免疫だけでたやすく対処できることになる。こういう人たちであっても、なお感染はするが、自分の免疫システムが免疫機能を備える前と比べて一〇〇万倍も原虫の数を抑制するので、発病することはないだろう。まず間違いなく死ぬことはない。(52)

だがこういう免疫は慢性的な感染を受けた時にだけ発動する――つまり死をものともせ

ず、繰り返し熱帯熱マラリア原虫に直面するということだ。これが長持ちしないことは、日焼けが長持ちしないことに似ている。何しろマラリア原虫は私たちよりも二〇〇倍早いスピードで新世代を作り出しているのだ。熱帯熱マラリア原虫の炎のような敵意が二、三ヶ月停止すると、局所的・限定的な原虫に対してようやく備わった免疫が何もかも消滅し始め、新世代の原虫によって無効にされてしまう(53)。

結果として、毎年何十万人もの人々が無防備なまま熱帯熱マラリアの侵入に直面せざるを得なくなる。偶然か時間が足りなかったせいか、この人たちは獲得免疫を発達させなかった。熱帯熱マラリア原虫によって毎年約一〇〇万人が死ぬ。まず赤ん坊が死ぬ。

ブランタイアにあるクイーンエリザベス病院は丈の低い、ほこりにまみれたレンガ造りの複合ビルで、騒々しい渋滞した道路に囲まれている。その敷地内を人々がうろつき回っているが、たいていは女性で、伝統的なスカーフと泥まみれのブラウスを身につけ、布でくるんだ子供を背負い、出入り口の外に洗濯物をぶら下げて干している。内部をみれば、先生に診てもらおうとぼろぼろになった保健衛生の手引きを握りしめて待つ患者たちが、玄関ホールにぎゅうぎゅう詰めになっている。青緑色に塗られた壁にはゴミで一杯になったオレンジ色のプラスチック製洗濯籠《かご》がかけてあるが、それに書かれた注意書きは「オサラブヴラ」つまり「唾を吐くな」と読める。扇風機もエアコンもなく、また日よけもないしガラス窓は開け放たれているのだが、空気は悪臭を漂わせて澱《よど》んでいる。わずかだが何種類か、それと分かる臭いがする区域を一人の患者が通り抜けて行く。かび、汗、尿などの臭いだ。混み合った病室の中では、白衣を着たわずかばかりの医師たちが自分の椅子を引き寄せ、患者たちの方へ屈みこんで囁《ささや》くような訴えに耳を傾けている。

この病院の複合建築のずっとはずれにある小児科研究病棟は、一段高い木製のベッドがそれぞれ一五床ほど入った大部屋が二つ、狭くて蛍光灯が灯《とも》った入り口ホール、それに殺風景な物置ほどの大きさのオフィスいくつかとからなっているが、そのオフィスの一つがテリー・テイラーのものだ。小児の死亡が絶え間なく続くものの、この研究病棟は病院の他の部署とは違い、混雑と悪臭の中でしっかりと平静を保っている。ここにいるほとんどの幼い患者はマラリアにかかって死に瀕しており、昏睡《こんすい》状態にある。西洋でよく見る、のたうつようなプラスチックチューブの束やナースコール・ボタンなどはない。小さな体が丈の高い粗末なベッドに横たわっている。ただ眠っているだけのように見える。

ベッドの下では母親や祖母たちがスカーフを解き、冷たいセメントの床の上で横になっている。テイラーが医療チームを引き連れて部屋へ入って来ると、この女性たちは居眠りをしていた生徒のように突然飛び起きる。

二歳になるデュークは、私がマラウイに来る前の金曜日に病院へ来た。この恐るべき病気で突然倒れた時には、ブランタイアの近くに住む親戚の家へ来ていた。母親と叔母とが

――父親はこの街の北方二時間の村の家にいる――クイーンエリザベス病院へつれて来たのだ。多分デュークが別の患者といっしょに一台の鉄枠ベッドに入れられたのは間違いないだろうが、家族は病院の外の地べたでキャンプをした。だからデュークを風呂に入れてやり、寝具を洗濯してやることが出来たのだ。女たちは家で待っている、どうしてもしなければならない穀物収穫の仕事を中断してここへやって来て――マラウイは農業で成り立っている国だ――他の人たちと一緒に野営し、入院した親戚にこういった必要最低限の看護の世話をしている。やってくれる人は誰もいないから。

デュークの呼吸は次第に苦しくなり、その後昏睡状態に入った。筋肉は勝手に収縮と伸張を始め、奇妙な形になって硬直した。この段階になってテイラーの医療チームが気づき、大急ぎで研究病棟へ運んだ。

意識を失って横になっている間に医療チームは抗痙攣《けいれん》剤を打ち、血液を採取してその真っ赤な一滴をスライドグラスに塗った。玄関ホールのはずれは病棟でたった一つのエアコンのある部屋で、検査技師が顕微鏡下のスライドを観察し、薄紫に染色して中央部の色が薄い赤血球を探った。健全な赤血球一個に対し、熱帯熱マラリア原虫の侵入・占領を受けた赤血球が一個あった。

皮肉なことに、明らかにマラリアの重篤な症状が出て、患者の家族は不安に苛まれているというのに、臨床家がこの病気の診断を下すのは容易ではない。テイラーの医療チームが重度のマラリアを確実に特定できる唯一の方法は、昏睡に陥った患者のまぶたを持ち上げ、三〇分かけて眼球の裏側を検査することだ。正常な眼球は灰色をしていて細いクモの巣状の赤い血管で縁取られている。重度マラリア患者の眼球では血管が破れ、白いしみと赤い斑点でポツポツになっている。クモの巣状の血管それ自体は赤ではなく薄いオレンジ色をしているが、これは原虫がヘモグロビンを食いつくしたからだ[54]。

テイラーの病棟へ運ばれたデュークのような昏睡状態の子供たちは間違いなく病気にかかっており、多くの場合マラリア病原体のキャリアーであるのは確かなのだが、医者にとっては、それだけで子供たちがマラリア患者だと診断するには不十分なのだ。普通の子供は生後二年以内にマラリア発病の経験が一ダースほどもあり、そのことを何とも思っていない。だから、次のようなことになる。愚かにも私が以前試みたように、地元の人にマラリアにかかったことがあるかと聞くと、その答えはニューヨークやロンドンの人に風邪を引いたことがあるかと聞いたときの答えと同じものになる。「そーーーだ」と言って眉を上げる。「で、それがどうした。頼むから言ってくれ」と言わんばかりに。

血中に生きたマラリア原虫を持っているマラウイ人のうち、「症状が目に見える」マラリアとして高熱と悪寒を患《わずら》う重篤な疾患にかかる人は、獲得免疫のおかげでほんのわずかだ。ほとんどの人はひとりでに治ってしまう。しかし、時にはいつもとは違う熱帯熱マラリアがどこからともなくやって来て感染し、凶暴性を発揮することもあるだろう。患者は通常のように二、三日続く発熱の後、徐々に回復するのではなく、痙攣《けいれん》をし始め、昏睡状態に陥る。高齢の患者は腎不全を引き起こし、肺は酸欠から虚脱状態になったり体液でいっぱいになったりする。即座に処置を講じなければほぼ確実に死ぬ。たとえ最適の処置と、もっとも有効な治療をほどこしたとしても、二〇パーセントの患者は死ぬ。その理由はまだ分からない。

要因となるもののメカニズムは少し分かっている。少なくともアウトラインだけは。熱帯熱マラリア原虫に感染を受けた血球はくっつき易くなって細い血管を詰まらせる。これは原虫の生存戦略のようだ。血流に乗り病原体を殺す役割の脾臓にまで洗い流され無力化されるのを、血管の内側にくっつくことで防ぐのだ。そこでは何の妨害も受けずに増殖と成長ができるのだ。[55] 詰まった血管は患者の組織の酸素供給能力を奪うが、脳内の毛細血管が詰まれば脳に栄養が行かなくなり、昏睡を引き起こす。[56]

マラリアによる昏睡では必ず死ぬわけではない。昏睡状態の患者五人中四人は昏睡から覚め、ベッドから起き上がり、家まで歩いて帰ることができる（とはいうものの、人によっては若干知的障害が起こる）。恐らくこういう患者はまだ分かっていない遺伝的な資質の恩恵を受けているのだろう。別の説によれば、死んだ患者は特に強毒《きょうどく》性の熱帯熱マラリア原虫に感染したのだという。マラリア患者は、遺伝的にはっきり違った、幾種類もの系統の熱帯熱マラリア原虫の感染を同時に受けることがよくある。テイラーは、三種類の異なる原虫が一個の血球を食い荒らしているのを、顕微鏡下で見たことがある。恐らく、こういう争いの中で勝ち残る原虫はもっとも攻撃的なもので、これが何らかの方法で致命的なマラリア症の引き金を引くのだろう。あるいはまた、この場合複合感染そのものが死亡の原因になっているのかも知れない。[57] しかしこの場合も、原虫の系統の違いに何か意味があったという証拠はまったくない、とテイラーは言う。系統の違いは、イヌの体にあるブチが大きかったり小さかったりするのと同じように意味のないことなのかも知れないというのだ。

私たちが間違いなく分かっているのは次のことだ。熱帯熱マラリア感染による、このごく稀で極めて困難な状況——単に重症マラリアと呼ばれている——に至るのは、全マラリア臨床例のほぼ二パーセントであり、[58] これは世界中のマラリアによる死亡の約九〇パーセントに当たるということだ。[59]

デュークが病棟へ移って二日目に、担当医が投与した抗マラリア剤と輸血が効き始めた。薬剤は細胞の中にいる原虫を飢えさせ、その数を減らし始めた。血液中では健康な赤血球の密度が高くなった。デュークの異常な姿勢と痙攣は止み、熱は下がった。視線は安定した。テイラー・チームは喜びに沸いた。

午後になると、デュークの体内の原虫の数は減り続けていたのに眼球の斑点が増えた。

その夕方、突然呼吸が止まった。テイラー・チームはベッドサイドへ駆けつけた。デュークの心臓は規則正しいはっきりしたリズムで鼓動を打っていた。しかし体中の器官は次々に衰弱していった。鼓動は続いた。テイラーは回顧する。「鼓動はとても力強かったの！蘇生《そせい》処置をとらずにいられなかったわよ」チームは二時間にわたって蘇生処置を行った。

数日後、私はその少年のカリフラワーのような脳を検査している研究室へ立ち寄った。脳は、少年の死後テイラーが切除して小さなタッパーウエア内に浸漬《しんし》してあった。一九九六年以来、テイラーおよび彼女の同僚たちは並外れた研究を行ってきているが、それはマラリアで死んだ子供の検死解剖を行い、綿密な検査によって、子供たちを死に至らしめた一連の出来事を解明する糸口を探そうとするものだ。デュークの脳には細かな斑点がたくさんあったが、これは熱帯熱マラリア原虫との勇壮な戦いのしるしだ。私は「これがデュークを殺したのですか」と聞いた。テイラーは確信が持てないでいた。両手にはまだ脳を持っていた。「分からないわ」とタッパーを素早く振りながら静かに言った。

私が立ち去る前に、テイラーは邪悪な存在の本体を見るよう私に強く勧めた。「赤血球の中の原虫がどんなにきれいか、彼女に見せて上げなさい」と、実験技師に指示した。感染血液に焦点を合わせてある顕微鏡をじっと見つめると、熱帯熱マラリア原虫がはっきり見えた。テイラーにとってこれは神秘とパワーに満ちた映像なのだ。「連中は美しいわ！」と彼女は口走った。

外に止めておいた自転車を探しに行った。雨が降り始めたので、湿度が増し土臭いにおいが立ち込めるホールを急いで駆け抜けた。たちまち雨が波板ブリキでできた屋根を叩き始めたので、出て行けなくなった。黄色い犬が一匹、ひさしの下の側溝の中で同じように濡れまいとして雨宿りをしていた。

この病院のホールは、とりとめもなく順番を待っている患者たちでその半分ほどが占められているが、ホールの端に小さな部屋があって、そこにこの病院の医療記録が保管されている。患者に忍び寄った気まぐれな病原体が、どうやって人を殺すのかという秘密を明かせないままに殺戮《さつりく》の記録を書き留めた紙一枚一枚は、ここに届けられて二〇センチもの厚さになり、丁寧に紐で綴じられている。デュークの病歴を記す箇所には他の何千人ものそれと同じく、取り乱した家族が自分の村へ向かう辛い旅路へと立ち去った後の、短い命の最後の囁きがはっきりと記録されている。テリー・テイラーのような研究者たちがこの黄ばんだ堆積《たいせき》物をいつか解読できるのではないかと期待して、コンピュータのデータベースから情報を引き出す。いまや、小さな部屋の床から天井までその情報が並んでいる。雨は降り始めた時と同じように不意に止んだ。出口へ向かう通路を辿りながら半開きのドアの先の棚をちらっと覗《のぞ》くと、重石を乗せた燻製《くんせい》ニシンが見えた。

3 激流の真っ只中へ

感染症が人類の歴史をどのように方向付けたかを歴史家が考える時、普通はマラリアのことをあまり重要視しない。他の病原体——天然痘、はしか、ペストなど——は、死体の山を築いてはるかに大きな印象を与える。しかし、打ち寄せるマラリアの潮《うしお》もまたこの大地の景観を形作ったのだ。目立たないけれど、人類がサハラ以南のアフリカの民族再編を果たした時代から、南北アメリカ大陸に定住を決心した時に至るまで、他の病原体と同じように、大地の形成に与ったのだ。さらにマラリアは大英帝国の創設にまで影響を及ぼした。

二〇〇五年にカメルーンのヤウンデで開催されたマラリア国際学術会議の多国参加戦略委員会で、ちょっと変わったことがあった。ヨーロッパと北アメリカのマラリア研究者と若干のアフリカの科学者たちが、マラリアとの闘いにおける最新の技術について熱烈な発表をしようと、途方もなく蒸し暑い都市に降り立った。

ある日の午後早くの会議で、ローカルテレビ局の報道記者が壇上に上がった。どうやって発表資格を得たのかは不明である。注文仕立ての服を着て、聴衆として集まっているラフな格好の科学者たちに比べてはるかにめかしこんでいた。彼の講演は短かった——もちろんそれはいいことだ。しかし、彼はこの学会の中心になっている前提をあっという間にひっくり返した。彼は自らのマラリア熱について語り始めたが、他の講演者のように落ち着いた力強い調子ではなかった。彼にとっては、マラリアは休みの日にやって来た鬱陶《うっとう》しい従兄弟《いとこ》のようなものだ。それから、マラリアはアフリカの災難ではなく、出席中のマラリア学者たちも救済者ではないということを匂わした。反対に、マラリアはアフリカを救ったのだ。侵入者は科学者の方だ、と彼は言うのだった。

自国のハゾ（通り抜けられない森）やタゾ（そこにある危険なマラリア）を自慢したことで知られる一九世紀のマダガスカル国王の霊媒さながらに、アフリカ攻撃を意図した軍隊を挫折させた「ハマダラカ将軍」を褒《ほ》めたたえた。(1) さらにその報道記者は聴衆に向かって笑みを浮かべ、ジェスチュアたっぷりに言った。「あなた方科学者は、マダガスカル国王と再び対決しようとしているのだ(2)」と。

マラリア研究者と帝国主義侵入者とを同一視したいささか無礼なこのスピーチは、何のコメントを受けることもなく終了し、会議はスピーチ以前のように、マラリアが地域の患者にとってまぎれもない重荷になっていることに焦点を合わせて続行された。スライドショーがあった。マラリア専門医院めぐりがあった。さらなる基金、より良い統計、一般市民からより多くの関心が寄せられるようにできないかとの請願があった。しかし、これらはいずれもあの報道記者の言葉の背後にあるメッセージにむしろ共感を呼び覚ますものだった。すなわち、熱帯熱マラリアの呪縛《じゅばく》のもとに生きる者すべてが、自分を不運だと思っている訳ではないということだった。マラリアの地で生きることは容易ではない。しかし、子供時代に熱帯熱マラリアの寄生を受けるというつらい試練を生き延びた者は、それ以外の人々にはない強力なメリット、すなわち免疫を獲得する。外部の者にとって致命的な熱帯熱マラリア原虫は、もはやこの人たちを殺せはしない。

西アフリカおよび南アフリカ内陸部に広がって行ったバンツー語族の農耕民は、熱帯熱マラリアに対する相対的に強い免疫によって潜在的競争者である他の語族を制圧した最初の人々だった。三〇〇〇年から四〇〇〇年前に、原バンツー語から別れた三〇〇ほどの別々の言語集団がアフリカ南部に広がったことが、言語学的な証拠から分かる。この大陸には、各種の言語集団が大規模に拡散した時期があった。狩猟採集民の生き残りがいたが、彼らはバンツー語系ではなく、たいていは辺境の地に住み、政治的には下位に置かれるのが普通だった。

どういう訳か、二〇〇〇～三〇〇〇年にわたってバンツー語系農耕民は、大陸全体に分布を広げ、放浪生活をする狩猟採集民を辺縁部へ押しやった。どうやって短期間に覇権《はけん》を獲得できたのだろう。バンツー族は良いものを食べていたからとか、見るからに恐ろしい戦士だったからとか言う人がいる。しかし、いずれの説も短期間で優位性を打ち立てたことを説明するには不十分だ。

私たちが古代のバンツー族について知るところによれば、この人々は狩猟採集民たちよりも熱帯熱マラリアに対してはるかに強い耐性を持っていたに違いない。その訳はこうだ。アノフェレス・ガンビイ〔四二頁参照〕が巣食っている土地で定住農業村落に住めば、熱帯熱マラリアの感染に一年中さらされることになるだろう。熱帯熱マラリアという風土病では、赤ん坊や子供や初産の母親が決まって死に追いやられた。しかし、妊娠期や幼児期を生きながらえた人たちは、外部の誰もが望めなかったメリットを満喫することができたことだろう。熱帯熱マラリア原虫――少なくともこの人々の免疫システムに抗原刺激〔抗原を投与して生体に免疫応答を惹起すること。これによって生体は同じ抗原の再刺激に強く反応するようになる。その結果、生体が防御される〕を与えたその土地特有の系統――はもはやこの人たちの命を奪うことはできなかった。体が弱ったり、ときどき病気になったりしただろうが、風土病地帯にいる成人が熱帯熱マラリアで死ぬことはなかっただろう。

放浪生活をしていた狩猟採集民たちは、バンツー族のようにA・ガンビイの生息地で物を作ったり生活をしたりすることはなかった。A・ガンビイが滅多にいない乾燥地帯を放浪するということは、熱帯熱マラリア原虫に出会う機会が最小限に抑えられるということだ。時々、また場合によっては、より頻繁にマラリアに感染した農耕民が増えたり生活圏を広げたりすることがあっただろうが、そうすると熱帯熱マラリア感染の経験がない狩猟採集集団が、原虫に寄生された居留地に偶然遭遇することになり、熱帯熱マラリア原虫が狩猟採集民の未感作《みかんさ》［生体にある抗原が投与されたことがなく、したがってその抗原の刺激に強く反応することがない状態］の体内で解き放たれて、暴威を振るったことだろう。

時が経つと、こういう遭遇の積み重ねによって、コイサン族、ピグミー族、クシ語族、あるいはマンデ諸語や大西洋諸語を話す、かつてはアフリカの広い範囲に生活圏を持っていた部族たちが激減し、尾羽《おは》打ち枯らした生き残りたちは、今日彼らがいる大陸の周辺部へと押しやられた。熱帯熱マラリア原虫がバンツー族の周りに作り上げた免疫学的防壁は、まるで正規軍のように外部からの襲撃をうまく撃退した。バンツー族の村人は放浪民を撃退するのに、体が大きくなったり強くなったりする必要はなかった。村の蚊が侵入者を二、三回刺すことで目的を達成してくれたのだ[3]。

アフリカで、およそ一万年前には絶滅するほどに減少していた三日熱マラリア原虫が、約五〇〇〇年経ってから古代のエジプト、ギリシア、インド、中国で再興した。五〇〇〇年前のエジプトおよびヌビアのミイラの中のプラスモジウムに対する抗体と、四〇〇〇年前のシュメールおよびエジプトの写本にあるマラリアについての言及から、この原虫がやって来たことが証明できる。(4)古代人たちが十分鮮やかな表現で記載しているので、歴史家がこの原虫を識別することができる。古代ギリシア人は、マラリアを収穫シーズンにやって来る季節的災難だと考えていた。医師であるヒポクラテスは、これを沼沢《しょうたく》地帯に共通する病気だと記載しているが、一方、詩人であるホメロスはマラリアに言及して、シリウス（おおいぬ座のアルファ星）を「熱病の先駆け」(5)である「邪悪な星」だとしてこれを糾弾《きゅうだん》した。古代中国ではマラリアを「熱病の母」と呼び、三五〇〇年前のインドではこれは熱病の悪魔タクマンに擬《ぎ》せられて「諸病の王者」(6)として知られるようになった。ベーダの賢人たちはマラリアの特徴を悪寒と発熱として、正確に記載した。こう書いている。「冷たいタクマンに、震えるタクマンに、そしてひどく熱く紅潮したタクマンに私は敬意を払う。翌日襲い来るタクマンを、続いて二日後に襲い来るタクマンを、三日目に襲い来るタクマンを敬《うやま》うべし」(7)と。

キリストの時代までには、三日熱マラリア原虫はヨーロッパ温帯地域に行きわたり、中世の初めには北ヨーロッパへ侵入した。一六世紀には三日熱マラリア原虫はヨーロッパおよびアジアに深く根を下ろし、熱帯熱マラリア原虫はアフリカを手中に収めて、これを奴隷状態にした。南北アメリカには体内に原虫を持たない、汚れのない蚊がいっぱいいた。探検と征服の時代に人類とその血管内のプラスモジウム原虫がこれらの蚊と衝撃的な出会いをすると、マラリアの特異な殺人パワーが各種族の運命を変え、大陸全体を震え上がらせた。

アフリカという大陸では、熱帯熱マラリアに対して地元の人々は部分的に免疫を持っていたのだが、征服者になるつもりのヨーロッパ人探検家はそれまで熱帯熱マラリアに出会ったことがなかったので、これにこっぴどく拒絶された。一五七〇年代、ヨーロッパの軍隊がアフリカの金鉱を獲得しようとした時に、熱帯熱マラリア原虫が兵隊たちを打ち倒し、睡眠病が馬をやっつけ、残った者をアフリカ人の鉄製武器が打ち破った。(8) 一五六九年に、熱帯熱マラリア原虫は、ザンベジ川に送り込まれたポルトガルの宣教師と兵士の大部分を殺した。一八四一年にはニジェール川へ遡上《そじょう》して来たトーマス・フォウェル・バクストンの一五九人からなる部隊の八〇パーセントが罹患《りかん》した。(9) 一八二五年のガンビアでの探検では一〇八人のヨーロッパ人のうち、八八人が熱病で死んだ。(10)

ヨーロッパ人は、わずかに駐在員を配置した基地以上のものをアフリカで維持することは何世紀間もできなかった。(11) やって来たどの集団も、この大陸に行き着いて一年以内にそのメンバーの半数が、ヨーロッパ人が免疫を持たないマラリアその他のアフリカの病気によって死んだ。歴史家フィリップ・カーティンは、占領を徹底すれば、死亡率が「高くなりすぎるだけだ」と書いている。(12) 英国人は、囚人をそこへ追放するという危険を冒さなかった。英国議会は、アメリカの植民地を失った後、囚人をガンビアへ送りこむ案を検討したが、死刑判決に等しい流刑《るけい》に処す法案は否決された。その代わり、オーストラリア、ニューサウスウェールズの未知の土地へ囚人を送ったのだった。(13)

ヨーロッパ人がやって来る前まで、アメリカ大陸には何千年もマラリアがなかったということは、多くの科学者の認めるところである。一万一〇〇〇年前に最初の定住者たちがベーリング海峡を渡った時には、血液や肝臓にマラリア原虫を寄生させていたかもしれない。しかし、寒冷な、蚊のいない地をゆっくりと進む旅の間に、原虫は憔悴《しょうすい》して死んでしまったことだろう。

一六〇〇年代初めに入植者たちがイギリスから到着した頃には、血管内に原虫を寄生させており、今日あるよりはるかに多くの蚊や湿地に遭遇した。沼、湿地、そして将来合衆国の領土となるおよそ一〇〇〇万平方キロメートルの水浸しの土地だ。(14)現在では毎年もっと広い範囲で冠水するのだが、ビーバーの個体数はざっと見て、現在の四〇倍だった。(15)そして、この温帯の、蚊にとってのおとぎの国は、狭い地峡によって南アメリカ大陸熱帯地方に繋がっていて、そこは蚊にやさしい濃密な雨林が滴《したた》るような所だった。

新世界ではハマダラカ属の蚊が勢ぞろいしていた。アノフェレス・クルシアンス *Anopheles crucians* はフロリダのイトスギの生える湿地に翅《はね》を広げていた。アノフェレス・

プンクティペニス *Anopheles punctipennis* の大群はこの大陸の大温帯林中にうようよしていたし、アノフェレス・クアドリマキュラートゥス *Anopheles quadrimaculatus*[16] は木漏れ日でまだらになった湖のふちに集まっていた。ヨーロッパでは、マラリア原虫のせいでこのような湿気の多い環境は居住に適さない所になっていたが、アメリカ原住民はこの緑豊かな湿地を豊穣の地として利用できたのだ。

一六〇七年の春、イギリス人たちが慎重にチェサピーク湾に船を乗り入れ、ジェームズリバーを遡《さかのぼ》った。はるか南方のスペイン人の攻撃と同じく、地元のアルゴンキン族の攻撃を恐れたので、ずっと内陸の乾いて豊かな土地ではなく、細い流れで隔てられた、川の中の小さな島のほうを選んで住みついた。戦略上いかなる安全性を得たかはともかくとして、このジェームズタウンの植民者たちは現地のハマダラカ属に対する脆弱《ぜいじゃく》さのために敗北を喫した。低地にある湿地で覆《おお》われた島と、そこから孵化《ふか》して到着後時を経ずして植民者たちを刺し始めた蚊のせいで。[17]

イギリス人は三日熱マラリアのことをエイギュー ague（おこり）と呼んだ（この言葉はプレイギュー plague you〔病気にかからせてやる〕と韻を踏んでいる）が、ジェームズタウンの植民者の少なくとも一人が、到着時には感染していただろうということは分かっている。ナサニエル・パウエルは自分のマラリアの状態を手紙で次のように書いている。「四日ごとのエイギューはまだ消えていない。でも昨日かかったのだから、木曜日までには消えると思う」[18]。（少なくとも古代のベーリング海峡横断に比べて）相対的に速く大西洋を通過したパウエルのような感染植民者は、ほぼ間違いなく生きた三日熱マラリア原虫をジェームズタウンへ輸送したのだ。

マラリアは、初めのうちは手に負えないほどの大きな力として現れたわけではなかったかも知れない。はしかや天然痘は、現地の原住民を無残なまでに効率よく死に至らしめたが、一方では汚物にまみれる病気――チフスや赤痢――がジェームズタウンの入植者を次々と襲った[19]。しかしこれらの病原体にはその場に留まり続ける力はあまりなかった。はしかと天然痘は手に入る限りの未感作の血液中で燃え尽きて以後ほぼ絶滅していった。また、新たな入植地の状況が少しでも改善されると、赤痢とチフスも絶滅へと向かった。入植者がその後長く共存しなければならなかったのは、引き波の波頭《なみがしら》に乗っているサメというべきマラリアだった。

一六〇〇年代中期までに、生き残ったバージニアの入植者は彼の地の原住民の所有する、より乾燥してより豊かな土地を接収した。しかし、入植者たちが川を航行していた時代には、川や湾の近くにある、蚊の支配下にある低地から遠く離れてさ迷い出ることは決してできなかった。それから一六〇〇年代の終わり頃までに三日熱マラリアは風土病となった。ある入植者が一六八七年に書いているように、バージニアに住むには、居住者が言うところの「風土病に対する馴致《じゅんち》」――つまり、「熱病やエイギューについての二、三のちょっとした適合」が必要だった。[20]

「馴致」の報いとそれに続く慢性マラリア感染によって、ジェームズタウンやチェサピーク湾沿いの入植地は哀れなほどに小さくなった。当時の年代記作家は、生き残った人たちの、床は泥だらけで窓のない隙間のあいた家、それに腐った切り株の散乱した畑などのことを書き留めている。[21] 一年に英貨で三ポンドも稼げれば幸運な方だったろう。[22] 成功した人――一六九一年に政府の議員になったパウエルのような――は三日熱マラリアに対する免疫を少しばかり持っていた。その多くは、パウエルのようにイングランド最大のマラリア発生地、ケント州やエセックス州のような低湿地出身者だったのだ。[23]

チェサピークの入植地はマラリア汚染の影響を受けたが、もっと北方を目指したヨーロッパからの入植者は、この病気の不在から予期せぬ成功を収めた。概《おおむ》ね寒冷なニューイングランドの気候によってマラリア原虫の発育が遅れた結果、原虫の生活環《ライフサイクル》に要する時間が、感染した蚊の平均寿命をはるかに上回ることになった。（摂氏一八度では、蚊の体内での三日熱マラリア原虫の繁殖は二〇日サイクルへと低速化する。また、熱帯熱マラリア原虫のそれは二三日になる。一方、ハマダラ蚊系統の蚊の寿命は平均して一週間をわずかに超えるだけだ。）加えて、ニューイングランドの岩石の多い細流や森に覆われた丘陵には、マラリアを媒介する蚊にふさわしい生息地がないのだ。[24]

北部の入植地に定住した巡礼者や清教徒たちは、寒冷気候の方が健康に良いことを知っていた。あるニューイングランドの入植者が一六二九年にこう書いている。「ニューイングランドの地で飲むスープは、オールドイングランド〔英国のイングランドの意〕で飲むどんなエール〔ビールの一種〕にも勝る。経験から言って、我らイギリス人の身体にとって世界中でここより健康によいところがないのは明らかだ[25]」。

確かに、原住民の反感や、南部の入植地同様、汚物まみれになる開拓者病に悩まされ、また、ニューイングランドという辺境で歳を重ねる境遇、さらに容赦ない極寒の冬を我慢しなければならなかった。しかし、ニューイングランドの入植者はまさに最初から束の間の好景気を経験したのだ。定住して何十年と経たない内に、比較的少人数の入植者がチェサピーク湾のそれに匹敵する大きさの入植地を作り上げた。一七〇〇年までにはおよそ二万人からなる入植地が、出生と移民とによってバージニアやメリーランドと同じ大きさにまで成長した。この二ヶ所は一四万人以上の移民が上陸したところだ。平均余命は六〇歳前後を維持し、新たな世代が人口を倍化した[26]。病気に関しては優れた北部の環境――ことにマラリアが相対的に少ない――がこの違いをもたらしたのだ。

南北両アメリカにおいて何世紀にもわたってヨーロッパ系の入植者が打ち立てた、いわゆる三角貿易の残酷さや荒廃について書かれたものは枚挙にいとまがない。熱帯アメリカで育てやすい砂糖欲しさに、豊かな鉱床から採掘された銀欲しさに、何百万というアフリカ人が鎖に繋がれて奴隷にされ、海を越えて輸送されたが、彼らが生産した産物は略奪され、海を越えて物質の満ち足りたヨーロッパへと奪われていった。何百万という命と数え切れない文化と財政とを犠牲にした、この血にまみれた貿易は四つの大陸に広がったのであり、今日なお、その爪あとには身の毛がよだつ思いがする。これはマラリアが作ったものではなかった。しかし、プラスモジウムはまちがいなく、その残酷な事実を成り立たせるのに手を貸したのだ。

一六世紀中期までに、新世界の植民地では労働者たちにある問題が起こっていた。奴隷にされ、砂糖の収穫や金銀鉱のために働かされていた先住民たちが、はしかや天然痘のような旧世界の感染性病原体に抵抗力がないことといったら、まことに危険な状態だったが、これらはヨーロッパ人の呼気、咳、くしゃみ、あるいは汚れた毛布によって伝播したものだった。次から次へと押し寄せる病気の波――たとえば、ブラジルで一五六〇年代に起こった天然痘の一度の局地的流行で、三万人の先住民奴隷が倒れた[27]――によって、またたく間に労働者がサトウキビ畑から一掃された[28]。

この時点では、アメリカのサトウキビ植民地を西アフリカへ移し変えるのが理に適っていると思えたかもしれない。西アフリカは、サトウキビ栽培には気候的にはブラジルと同様好適で、またヨーロッパの市場にずっと近かったからだ。しかし、熱帯熱マラリアはすでにそのような計画を不可能なものにしてしまっていた[29]。アメリカ先住民出身の奴隷労働者が一掃されると、新世界のヨーロッパ系移民はアフリカ出身奴隷の労働に目を向けた。一四〇〇年代に、アフリカ人奴隷の小規模貿易がポルトガル人によって始まった。アフリカの別の国に捕えられたアフリカ人奴隷を販売したのだ。初めはスペイン人とポルトガル人が、しかし間もなくイギリス人、フランス人、またオランダ人が、次第にこの奴隷たちでアメリカの植民地の要求を満たすことに傾斜していった(30)。

しかし、一八世紀にはアフリカにおける戦争捕虜の数は底をつき始め、膨れ上がった奴隷の需要を満たすことはもはやかなわなかった。まもなく、平和に暮らす農耕民や村人の子女を捕えて恐怖に落とし込み、力ずくで奴隷にして売る侵入者たちが、大陸の奥地へ乗り込み始めた。侵入者たちへの恐怖のため、アフリカの村々では土地や長い間定着していた交易路などすべてがうち捨てられ、何千年もかけて築き上げてきたヒトと原虫とのこの上ないバランスが、突然ぶち壊された(31)。

この新たな労働力調達はヨーロッパ人にとっても損失の大きいものだと分かった。アフリカから西インド諸島へ奴隷を輸送し、奴隷たちが作った西インド諸島産の砂糖をヨーロッパへ持ち帰るには、大変な困難と長時間の輸送を要し、それゆえ病気の危険にさらされる時間が長かったのだ。奴隷狩りたちは室内に留まったから、捕虜を貿易商を通して海岸で待ち受ける船へ次から次へと送り込むことで、外国系の熱帯熱マラリア原虫その他の病気と接触することを免れた。しかし、奴隷運搬船に乗り組んだ船乗りたちは感染の危険と隣り合わせだった。[32]

オランダ人やイギリス人やフランス人は、奴隷貿易を独占しようと国家の後押しを受けて奮闘したが、病気を背負い込んだことでその努力は台無しになった。そこで、一時的に結成された商人グループが、ヨーロッパからアフリカを経て西インド諸島へ、そしてまた帰ってくるという危険な航海に資金を提供し、船乗りたちに無理やり仕事を押し付けたが、彼らが命がけの航海を生涯に二度もできるとは期待しなかった。結果として、日に二、三人ずつ集められて泣き叫んでいる捕われびとで檻がいっぱいになるまで、奴隷運搬船に乗り組む船乗りが何ヶ月も待たされるのが普通だった。奴隷運搬船のヨーロッパ系船乗りのうち四五パーセントは死んだが、これはこの時代のどの貿易におけるものよりも多い。[33] 死因は、この時代の奴隷運搬船のある外科医が言うところの「沼から立ち現れた有害蒸気」だった。その外科医は書いている。「この貿易は船員の墓場と呼ぶのがぴったりだろう」[34]

このような状態にあったにも関わらず、ヨーロッパの奴隷商人は一七〇〇年から一八〇〇年の間に、鎖に繋がれたおよそ六〇〇万人のアフリカ人をアメリカへ連れてきた。血管の中に熱帯熱マラリア原虫を宿しながらやって来た彼らは、アメリカの様相を永遠に変えてしまった。[35]

マラリアを経験したヨーロッパ人はマラリア熱の危険性やアフリカの熱病がとてつもな

く致命的なことを知っていたのだが、熱帯熱マラリアに支配されたアフリカ人をアメリカに殺到させたらどうなるかということまでは、まったく予測できなかった。

一六世紀の西洋人は、マラリアという疾患に対する具体的な定義を持っていなかった。この原虫やそれを運ぶ蚊について知らず、それゆえマラリアを経験すると、何よりもまずその地勢に内在する病気だと考えるようになった。当時の西洋医学の権威は、マラリアを含めた多くの病気の原因を、彼らが瘴気《しょうき》と呼ぶところの悪臭を放つ気体だとしていた。噂によれば、それは澱《よど》んだ水や腐った植物や動物の遺骸から立ち昇るものだ。瘴気説によれば、瘴気は温暖な気候ではより危険なものになるが、そこでは食物を傷ませたり植物を腐らせたりして、何もかもがたちまち悪臭を放つ。これがプリマス植民地〔一六二〇年、清教徒がマサチューセッツ州に建設〕のリーダー、ウィリアム・ブラッドフォードが「暑い地方は耐え難い病気に支配されている」と記した理由だ。[36] 一六世紀のヨーロッパ人は暑熱地方の病気をあまりにも恐れていた。彼らは、急に暑さに出会うと体内の脂肪が本当に溶けてしまうのだと考えたほどだ。[37]

瘴気説の潜在的な力は中世から一九世紀の終わりまで影響力を持ち続けたのだが、それはこの教えがマラリアをうまく説明し、防ぐ一助になったことに由来しているのかも知れない。一九世紀には瘴気説のおかげで公衆衛生の専門家が食品や水を排泄物といっしょにしなくなり、多くの感染症が克服されたが、それ以前には瘴気説はあまり有効ではなかった。澱んだ水や臭気を放つ気体を避けるようにという瘴気説の忠告では、手や食べ物を洗うことにはならなかった。手や食べ物を洗わなかったせいで赤痢やチフスにかかったのだ。それどころか、はしか、天然痘、結核、インフルエンザ、あるいは肺ペストなどの病気の患者が吐いた息に触れるのを避ける効果も持たなかった。瘴気説は、患者との長期で継続的な接触によってかかるハンセン病、シラミから感染する発疹チフス、性交渉によって伝播する梅毒などには役に立つことはなかった。

ところが、人々をマラリアから守るのには役に立った。瘴気説唱道者たちは気が付かなかったのかも知れないが、ハマダラカ属の多くの種の幼虫は澱んだ水中に棲み、腐った植物の陰で摂食し、またそこに潜《ひそ》んで捕食者を避けている。腐った植物には、沼や湿地に特有の硫黄臭《いおうしゅう》がある。瘴気説の忠告に従って沼地を避け、扉や窓を閉ざし、この悪臭を放つ空気に触れることを極力避ければ、間違いなく蚊に刺されるのを防ぐことになっただろう。実は、瘴気説によれば、毒性があるのは瘴気（ミアズマ）そのものではなく、「ミアズマータ」すなわち瘴気に含まれる破片なのだ。温暖な気候では病気がより悪質なものになるという、瘴気説による予言は特にマラリアに関しては事実だった。高温下では原虫はより速く発育し、より多くの感染した蚊が病気を媒介するだろうから。

瘴気説では、アフリカの熱帯性熱病が致命的であることと、湿気の多い低地に比べて冷涼な高地の方が健康に良いことが説明できた。しかし、この説が予見できなかったことは、マラリア原虫がアフリカ人奴隷のヘモグロビンをむさぼっていたことと、アメリカのハマダラカがアフリカ人の［マラリア原虫に］感染した血液をはじめて吸ったときに何が起こったかということだ。

一五〇〇年代までには、太平洋と大西洋の間のきわめて重要な陸橋――後にパナマとなる地峡――が、医学史家のジェイムズ・シモンズが記したように、有害な「悪疫の地」に変えられてしまった。(38) スペイン人は、信じられないような富をアメリカの植民地からスペインへ輸送するのにこの地峡を使った。奴隷たちに、徒歩でパナマを横切って戦利品を運ばせたが、その距離は太平洋とカリブ海の間のわずか六〇キロで、何週間もかけて南米先端を迂回する時間を節約できたのだ。

しかしこの六〇キロの行程は、深い雨林で覆われた、地上もっとも暑くもっとも湿度の高い土地を通っていた。二〇〇〇メートル以上の高さにそびえる急峻《きゅうしゅん》な山々の尾根が真ん中でそぎ落とされている。(39) 一年の四分の三は激しい雨が降り、その後には風がやって来て木々を根こそぎにし、熱気でむんむんしたジャングルを、蔦《つた》で覆われた静かな緑のプールに変えた。(40) 沿岸部ではマングローブが蜘蛛の脚のような根を湿った砂地に差し込み、岸辺に無秩序に広がる湿地を作った。それは海でもなければ陸でもない暗い冥界《めいかい》だった。このつらく危険だらけの旅では、アフリカ人奴隷に寄生する原虫とパナマの蚊とが絶え間なく接触したことは確実だろう。

ひとたびアメリカ大陸のハマダラカが熱帯熱マラリア原虫を伝播し始めると、スペイン人は自分たちには防御する術がまったくないことに気がついた。一五八四年には、地峡のカリブ海側にあるスペイン領の村、ノンブレ・デ・ディオスではこの熱病があまりにひどかったので、国王はそこを丸ごと放棄するよう命じた。新しく設置した村、ポルトベロがそれより良好だったわけではなく、まもなくスペイン人はそこもまたシモンズのいう「悪性熱病の繁殖地」であることを悟った。(41) 一六四二年にここを訪れたある人は、ポルトベロは「不健康なところで、とても暑く、熱病を産み出す、いやそれどころか死に支配されている」と書いた。有名な海洋探険家にして海賊であるフランシス・ドレイク卿《きょう》はここからそれほど離れていない場所で熱病で死に、鉛の棺《ひつぎ》に入れられてポルトベロの柔らかな土の下に埋葬された。(42)

一五三四年に、スペイン人は運河を建設しようとパナマの調査を行ったが、この地峡が熱帯熱マラリアに汚染されてからは、パナマの熱病の多いジャングルを、現地のクナ族およびクナ族にかくまわれた逃亡奴隷の一団に明け渡さざるを得なかった。(43) スペイン帝国は、その勢力の絶頂期にパナマのジャングルを通るぬかるんだラバ道たった一本と、その両端の熱病に苦しむ二つの村を建設したのだ。カリブ海をうろつく海賊たちと、この地峡にいる熱帯熱マラリアおよび黄熱病《おうねつびょう》の絶え間ない攻撃を受けて、パナマはスペイン帝国における悪評高き弱点となった。(44)

アフリカ人奴隷由来の熱帯熱マラリアは、西インド諸島や南北両カロライナにおけるヨーロッパ人の植民地にも変化を与えた。これらの地では、現地の蚊と気候が一年中マラリアを伝染させやすかったのだ。西インド諸島でアフリカ人奴隷の数が増えるに従って、そこに住んでいたヨーロッパ人の死者の数もまた同じように増えた。一六五〇年代には、西インド諸島のイギリス人農園主たちは、自分たちの新生児が洗礼を受けるよりも三倍も速い割合で死んでいった。[45]この島々における死者数を目の当たりにしてヨーロッパ系移民はなす術を知らず、可能だった者はできるだけ早く地位を得てそこから逃げ出した。

アフリカ人奴隷が大挙して上陸を始めた後から両カロライナへ入植した人たちが書いた、現在まで保存されている手紙や日記には、致命的な悪性の病気の到来を皆が恐れた様子が書かれている。一六八四年、入植するつもりの一団は、プリマスからカロライナへ運んだ三二人の頑健な人々のうち、一年目に生き残ったのはたった二人だけだという警告を、乗ってきた船の船長から受け、カロライナの汚染海岸へ一歩も踏み出すことなく引き返した。[46]

一六八五年には、アイルランド系の入植者の一団が、バルバドスへ持っていく木材を集めようとしてカロライナに到着した。全員熱病に侵され、二九人が死んだ。[47]スコットランド系の一五〇人からなる一行が一〇週間の旅を経てここに着いたが、彼らもまた入植しようというもくろみを放棄した。「私たちは途方もなく健康に悪いところへ来てしまったので、多くの仲間が病気で死んだ。実に多くが死んだため、残された者は落胆し、ここへ来る時に私たちを見捨てて逃げ出したほどだ」と、ある者は書いている。[48] 一六八七年にカロライナから逃れてボストンに着いた二人の若者が「見るも哀れな様子で…、あんな惨めな土地も、あんな不健康な大気も見たことがなかったと言っていた。熱病は年中はびこっており、かかった者はまず回復せず、もし治ったとしても顔色は黄褐色《おうかっしょく》になる」と、彼らに会ったあるフランス人が書いている。[49] この逃れて来た者たちが言うには、自分たちがカロライナを発つ前に、一三〇人を乗せた船がロンドンから着いたということだ。二人が発つ時点で一一五人の新来者が死んでいたが、「すべて、この人たちの間に蔓延した悪性の熱病によるものだった[50]」。カロライナの熱病が致命的なことはことわざにまでなった。「早く死にたい者はカロライナへ行く」とはイギリス人の言ったことだ。ドイツ人の評論家はこうつけ加えた。「カロライナは、春は天国、夏は地獄、そして秋は病院だ[51]」。

熱帯熱マラリア原虫の被害をこうむった地域の特徴は、子供の死亡率が急上昇することだった。サウスカロライナで生まれたヨーロッパ系アメリカ人の新生児は、その八六パーセントが二〇歳になる前に死亡した。ある教区では、ヨーロッパ系アメリカ人の子供の三分の一以上が五歳の誕生日を迎える前に死んだ。たいていは生まれて最初の年の八月から一一月の間に死んだ。マラリアを携《たずさ》えた蚊が人を刺す時季だ。一七五〇年に結婚した典型的なサウスカロライナのある夫婦は一六人の子供をもうけたが、成人するまで育ったのはたった六人だった。[52] 可能な者は、マラリアが猛威をふるう夏の終わりから秋の間には沿岸部や高地へ避難した。こうして、今でも人気のあるサマービル、ポーリー島、サリバン島その他のサウスカロライナの保養地域が設立された。権威ある医師たちは、激しい霜《しも》が降りてからでなければ戻らぬよう警告した。[53]

皮肉なことに、西インド諸島および北米南部の植民地におけるヨーロッパ人の熱帯熱マラリア原虫による死者数が極度に多くなると、入植者たちはますますアフリカ人奴隷の労働力に依存するようになった。叩かれ、こき使われ、十分な食糧を与えられず、惨めで汚い環境に収容されたアフリカ人奴隷は、それでもダフィー陰性の赤血球〔三七頁参照〕を持っていた。これはヨーロッパ人がかかる三日熱マラリアに対する完璧な免疫を与えるものだ。また三〇から四〇パーセントの者は鎌状《かまじょう》赤血球遺伝子あるいは抗マラリア性変形血球を持っていた。これらは熱帯熱マラリアによる最悪の惨事を免れるのに効き目があった。[54] ヨーロッパ人医師たちは、マラリア熱に対するアフリカ人奴隷の回復力に驚嘆した。たとえば、自分たち白人仲間を一掃してしまう、三日ごとに回帰する「三日周期熱」に対してだ。驚嘆した西インド諸島のある医師は「全診療経験を通して、奴隷たちの中に純粋な三日周期熱を一例も見なかった。四〇年の診療経験から言って、これは珍しい出来事だ」と書いている。[55] カロライナの医師は「白人は悪寒で震えているように見える。顔色は青ざめ、怒りっぽい気分になっている。しかし、黒人は肉付きが良く、つやつやしている。健康と活力をめいっぱい享受している」と記している。[56]（これは明らかに誇張だ。カロライナにいたアフリカ人奴隷のうち、鎌状赤血球遺伝子を持った世代の子供の熱帯熱マラリアによる死者数は、西アフリカのそれと同じように多かったのだ。[57]）

西インド諸島や南部植民地の農園主たちはアフリカから来た奴隷に喜んで最高の代価を支払った。西インド諸島の農園主はアフリカ人奴隷に対して、ヨーロッパ人年季労働者の三倍も払ったものだ。そして、地元のマラリアに「熟練した」奴隷は、たとえ値段が高くても新来者より魅力的だった。[58] 南部の農園主はアフリカ出身の奴隷には、先住民奴隷の二倍の代価を払った。[59] かくしてアフリカ人奴隷制度が繁栄したのだ。

涼しくて霧の深い北部高地にひっそりと佇《たたず》むスコットランドの歴史に、マラリアが大いに関係があるなどとは、誰も想像しないだろう。

だが、一七世紀末になると、こんな所にまで新世界の豊かさからのお誘いがあった。貧しさに苦しんでいた国、スコットランドは、強力な隣人であるイングランドの植民地と交易することを禁じられていた。[60] しかし、スコットランドの起業家でイングランド銀行の創立者、ウィリアム・ペータースンはパナマに夢を描いていた。

運河を検討していたスペイン人とは違って、ペータースンは地峡を通る道路を思い描いていた。「中国、日本ならびに香料群島〔モルッカ諸島の旧称〕へ航海するための、またそれよりはるかに多くを要する、東インド諸島へ向かう航海の時間と経費を半分以下に抑えられるだろう。そして、ヨーロッパ製の商品の消費と工場の数は…倍増するだろう…交易は交易を増やし、お金はお金を産むだろう」と思い巡らしていたのだ[61]。パナマを横断する道路を使えば、誰でも砂糖や奴隷や香辛料などの貿易の一端を担うことが出来るだろう。これらの商品はスペイン帝国やイギリスの東インド会社を信じられないくらい豊かにしたものだ。

ペータースンには、自身の経験に基づくパナマの知識はまったくなかった。だが航海日誌や書物を読み、海賊や宣教師や船長たちが描いた地図を研究した[62]。とくに若き海賊、ライオネル・ウェイファの航海日誌を読んで、成功を確信した。ウェイファはスコットランド高地の育ちで、一六歳の時船に乗り、最初は東インド諸島の商人の、後にはカリブ海の海賊の船医を務めた。彼は傷を負ったので、回復のためにパナマの地峡の東部地域、ダリエンに置いていかれた。そこはジャングルに覆われた険しい山々と、ヤシの木に縁取られた白い砂浜のカリブ海とがぶつかり合う所だった。数ヶ月の間、ウェイファはクナ族といっしょにジャングルで暮らした。クナ族はこのうす汚れた海賊の手当てをし、食べさせ、思うままにさせてくれた。ウェイファの体にペインティングをほどこし、プランテーンの葉を葺《ふ》いた小屋にあるハンモックで寝るのを許してくれた。

ウェイファは催眠術にかかった。緑の森いっぱいにいる肥えた美味なるサル、川に沿って並んでいるシナモンやサトウキビやトゲの多いナシ、甘い風味のカメやカニがいっぱいいる海などのことを日誌に書いている。木の中で膨れ上がったミツバチの巣からしたたる濃厚な蜜や蜜蠟は、針を持たぬ蜂たちから奪い放題だ。タバコ、プランテーン、ヤム芋、キャッサバ、それにパイナップルなどがたくさんあり、また信じられないほどの有用樹木も多いので、三〇〇人からなるヨーロッパ人の一団が来ても、六ヶ月もあればその遠征隊全員が元をとるのに十分なだけの木を伐採できるだろうとウェイファは夢想していた。(63)

ペータースンは夢中になった。スコットランドがスペインやイングランドと肩を並べるような強国になれるかもしれないと思った。このまことのエデンの園、この「大洋への扉」と「世界への鍵」が開けられさえすれば。

ウェイファは、パナマには雨が多いと日記に書きとめている。「実にじめじめしたところだ」と記した。しかし、スコットランド人にとって雨は馴染みのものだった。高地地方では毎年一五〇〇ミリ以上の雨が降り注ぐのだ。(64)都市の住民たちは病気のことをよく知っていた。エジンバラに住んでいたものなら誰だって不潔な病を生き延びてきたのだ。町中の通りはゆるんでネバネバした牛の糞だらけで、また至る所にシラミがいたので、上品な英国紳士は街中で寝るときには必ず手袋と靴下を身につけていた。(65)スコットランド系入植者は、すでに新世界へ向かう冒険の航海に何度も出ていたも同然なのだ。自分たちの丘陵地にある王国へもたらす富を安定して得た者はいなかったが、スコットランド系入植者はすでにニューイングランド、カナダおよびカロライナに植民地を設立していた。

だから、この地峡にスコットランド人の植民地を打ち立て、この陸橋に道路を建設するというペータースンの夢は、それほど空想的なものだとは思えなかった。最初に支援を依頼したイングランドのその道の権威たちが、スペインや自国の東インド会社の秩序を乱すのを恐れて参加を断ると、ペータースンはイングランドの北方の隣人、スコットランドに自分の提案を申し込んだ。ペータースンの計画はこの国をその気にさせ、何千人もがこの冒険に賭けて基金を出した。歴史家、ジョン・プレッベルは、「貧乏人、土地を持たない物、泥棒、売春婦、乞食までもが賭け、」掛け金は、この田舎の国で調達可能な資本のおよそ四分の一である四〇万ポンドに上ったと書いている。[66] トーマス・ベービントン・マコーレー卿は「王国全体が狂ってしまったようだ」と不満をぶちまけている。[67]

ペータースンは素晴らしいオーダーメイドの船を何艘《そう》も発注して、これに大砲、釘、留め金、ろうそく立て、タバコ、それに（ウェイファが書いていたパナマの木々を切り倒すための）鋸《のこ》と山刀《やまがたな》などを詰め込んだ。スコットランドの田舎は飢饉にあえいでいたが、ペータースンに従う入植者たちは塩漬け牛肉、干鱈《ひだら》、ラム酒、ブランデー、赤ワインなどをたっぷりと買い込んだ――自分たちの冒険用の一年分の食糧だ。カリブ海地方のほかの植民地に売るための、とても貴重な品々を丁寧に梱包した。何千枚ものかつら、タータンの毛織物、綿モスリン、キャラコ、喫煙用パイプ、錫《スズ》合金製のボタンなどだ。現地の先住民を改宗させるために、何千冊もの聖書と貝の真珠層で象嵌《ぞうがん》した櫛《くし》をも梱包した。旅立とうとする一二〇〇人の入植者たち――この中には高地地方出身の頑丈な体格をした、武人と農夫を兼ねる者二〇〇人もいた――はタータンのストッキング、ソックスおよびかつらを身につけていた。ペータースンはダリエンの上等な農地二〇〇〇アールを各自に約束し、船団に乗り込んで先導した。みんなの鞄にはライオネル・ウェイファの陽気な航海日誌が忍ばせてあった。(68)

飢餓に陥っていた納入業者と梱包業者が、なぜか約束どおり一年分の牛肉や鱈を供給せず、その半分しか積み込まなかったばかりか、それがすでに腐り始めていたことに気づいたのは、出帆《しゅっぱん》してしまった後だった。一ヶ月かけて大西洋を横断する間に、乗客一二〇〇人のうち四〇人が死んだが、これは一七世紀の航海では比較的少ない方だった。(69)（こういう航海では、この三倍の人が死んでも珍しいことではなかった。(70)）

北回帰線を過ぎると、それまで大洋を横切って船を運んでいた貿易風が弱くなった。空気は熱くなり、風は止まった。船はある植民地の島に立ち寄り、船客の何人かがそこの居酒屋を訪ねた。感染した蚊が、彼らを刺したかあるいは船に乗り込んで来たのは間違いない。まもなく恐るべき惨状が連日展開された。

黄熱病は船乗り特有の災厄《さいやく》だ。ヤブカ属の蚊がウイルスを媒介し、船内で人を襲うことがよくある。ウイルスは恐ろしい黄熱病を引き起こした後、すぐにその数が減少する。感染すると人によっては死亡するが、回復すれば完全な生涯免疫を得ることになる。このウイルスは獲るものを獲って、来た時と同じように速《すみ》やかに消え去る。

黄熱病はすさまじい勢いでスコットランドの船客たちを襲った。朝にはまったく健康だった入植者が夕方には黒い吐瀉物《としゃぶつ》を吐いて死んだのだ。遺体が水面に落とされる音を日に三度も聞いて、生き残った者たちは言葉を失っていた。

すさまじい災難もついにその支配を緩《ゆる》めた。うす汚れた船団は海に突き出た絶壁のある台地状の岬のそばを通りすぎた。絶壁が続いていたのは片側だけで、反対側のへりはマングローブ林の湿地になっていた。凪は追い風だった。湾口に潜んでいる岩礁《がんしょう》に注意しながら帆走《はんそう》し、船団は静かに狭い湾内へ入って行った。一行はパナマのダリエン海岸に到着したのだ。そして、この岩だらけの小高い半島に居留地を建設した。ニューカレドニアだ。

飢え、疲れきり、黄熱病のため気力を失った一行が上陸した。ペータースンは妻を埋葬し、ほかの者は地面の整備や小屋の設営に取り掛かった。ダリエンでの居留開始は幸先《さいさき》がよいとは言えなかったが、その実、見通しは悪くなかった。ニューカレドニアの人々は、船内で発生した発疹チフス、赤痢、チフス、それに黄熱病の災禍《さいか》をも免れて生き残った。今や一行は、ウェイファが書いた通りの魚、鳥、カメ、サルなどが豊富な、手付かずの土地にいるのだ。ここは、将来の母国に向かって偉大な一歩を踏み出す出発点なのだ。入植者の一団は、ほんの二、三日仕事をするだけで、何十匹ものカメを捕まえることが出来た
——千人以上を養うに十分な量だ。

それでも元気は出なかった。沼地のそばの、急場しのぎの虫のたかった小屋の中に入植者が哀れな姿で横たわり、カメにもサルにも手が付けられることはなかった。スコットランドから持ってきた乏しい腐った食糧を、可愛そうなほど当てにしていたのだ。日誌には何日間も雨のこと以外は記録されていない。「雷と稲妻と雨が多い……土砂降りの雨……莫大な量の雨……風も雨も多い……上述と同様の風と雨」。黄金を略奪するという悲しい夢と、ダリエンから逃げ出すという不名誉をしたためた日誌には、自分たちが桁外《けたはず》れな量のアルコールを飲んだと書いてある。そして、さらに一一人の入植者仲間を埋葬することになった。数ヶ月後には、土地を切り開くことはまったくなくなり、砦《とりで》も町も建設途中のままだった。スペイン人の小部隊がこの小さな入植地を襲った時には、入植者の四分の三は病気で戦うことが出来なかった(71)。

この時は黄熱病ではなかった。死亡や発症は様々な種類の感染によるもののようだった。熱帯熱マラリアも含めてだ。後の時代に同様の損害を受けた探検隊は――抗マラリア剤に対する感受性や顕微鏡による検査によって、マラリア原虫の存在が判別できるような時代に――明らかに熱帯熱マラリア原虫感染という苦痛をこうむっていた。この原虫がどこでスコットランド人入植者に接近したかについては、いろいろな候補が考えられる。スコットランド人がカリブ海の入植地に立ち寄り、居酒屋で一杯飲んだ際に、この原虫が船にヒッチハイクした可能性がある。あるいは、あっという間に、しかも定期的にニューカレドニアへやってくるクナ族の長老に付いてやって来たのかも知れない。クナ族の村で開かれた、徹夜の祝宴に招かれて出かけた入植者も何人かいた。そこには、血に飢えた蚊を遮《さえぎ》るものは何もなく、揺れるハンモックでは早口でしゃべるアフリカ人逃亡奴隷たちのざわめきが聞こえた。ダリエン沖で一六九〇年代に沈んだ銀運搬船を引き上げるために、英国から派遣されたリチャード・ロングは、「もと奴隷だったスペイン系黒人」とクナ族の長老たちとの遭遇のことを書いている。(72)

入植者たちは故郷への手紙で、じめじめした小さな草葺の小屋の中で夜も昼も自分たちを悩ませる蚊のことを書いて、苦しみを訴えている。(73) ある者は「空気は実に不快で、水は毒です」と書き送っている。(74) ペータースンは熱病の発作で狂乱して仕事ができなくなり、仲間の入植者が「日ごとに弱まり、健康を害しています」と書いている。ある入植者は「私は高熱と悪寒に苦しみ、ほとんど毎日うわごとを言っています。そのせいでとても衰弱し、自分の足で立てなくなりました……みんなやせ細りました……まるで骸骨がいっぱいいるようなものです」と書いている。一月から三月の間にほぼ四〇〇人の入植者が死んだ。日に一〇人から一二人も死んだのだ。(75)「入植者の半数は現時点ではすべて高熱を伴う病にかかっています……栄養の補給はなされていないし、今後一二ヶ月はなされないでしょう」とある旗手が家族に書き送っている。(76)

オートミールもチーズもブランデーも、いくらでも欲しかったので、スコットランドへ嘆願の手紙を送った。「今のところ、私は物乞いに違いありません。といってもそんなに長いこと続けるつもりはありませんが」と、ある旗手が父親への手紙に書いている。(77)しかしイングランドは、カリブ海において不快な空気や有毒な水によって衰弱した入植地に、自国臣民が援助を差し伸べてはならぬ、と法令で定めた。二、三の船がニューカレドニアを訪れたが、当然のことに、スコットランド製のウールやレースに興味を示すことはなかった。

六月になると、新たなスペイン人の攻撃があるという不気味な知らせが迫り、入植者たちはニューカレドニアを放棄した。ボートを作るだけの体力のなかった人々は、「哀れなばか者たち」と嘲《あざけ》られ、置き去りにされて死んだ。ある船は航行中一四〇人の命を失いながら、七週間かけてジャマイカに着いた。別の船は一〇五人を亡くしてニューイングランドに着いた。(78)ペータースンは身動きも出来ずに船室に横たわり、静かに夢を見ていた。

後世の歴史家は、廃墟となった入植地に捨てられていた夥《おびただ》しい数のブランデーの空きビンを見て、スコットランド人はいつまでもパーティを続けて入植地を飲みつぶしたのだろうと、冗談半分に言ったが、実際のところは、彼らはパナマのマラリアに対抗するのに――アヘンは別として――これ以上の薬品を持ち合わせていなかったということなのだ。

ダリエンへ行ってたった一艘《そう》だけ生き永らえることができたスコットランドの船が故郷

へ向かった時には、スコットランドはさらに飢饉に陥り、三〇〇人の飢えた入植者が、ライオネル・ウェイファが当時出版したばかりの航海日誌にけしかけられ、先遣隊《せんけんたい》に加わろうとして、すでにダリエンへ向けて出帆していた。金細工職人、アルコール蒸留業者、聖職者やこれら入植者の妻たちが、ニューカレドニアを文明化するという希望を抱いて、パナマへ向けて出帆した。風を受けられず、ビュート島〔スコットランド・グラスゴー近くの小島〕のあたりで立ち往生していた時に、先に行った入植者が入植地を放棄したという知らせが耳に入ったが、意地の悪いイングランド人の噂話だと無視した。スコットランド人があらゆる美点とともに天から与えられたこの勇敢な魂を取り上げることなど、誰が出来ただろうか。

この知らせがまぎれもない事実だと分かった時——恐怖にかられたカレドニアの人たちから手紙が届き始めた——この遠征隊の指導者たちは不屈の姿勢を崩さなかった。先の入植者は「恥ずべき逃亡」をした。今度の遠征隊は「武器をとって「ニューカレドニアを」自分で取り戻すつもりだ」。最初の入植者は間違いなく南のライバルたちと共謀し、スコットランド人を裏切ったのだ。しかし、イングランド人より悪質で、はるかに小さい敵がいようなどとは誰にも想像できなかった。

第二波の入植者がダリエンに着いてみると、廃墟となった入植地や墓石が群がる悲しい光景が目に入った。新規の入植者たちもまず飢餓に見舞われた。船内で誰かがブランデーを少しいただこうとした時にろうそくの上に転倒して、船が火事になり食糧全部といっしょに沈んでしまったので、配給を切り詰めざるを得なくなった。この人たちもやはり病気になり始めた。間もなく、第二波スコットランド人入植者の三分の二は熱病にかかった。(79)「私は死の入り口までつれて来られた」とある牧師がスコットランドへ送った、これも哀れを催《もよお》す手紙の中で書いている。

長患《わずら》いの重い熱病で……一五〇人が死んでいなくなり、死んでいった者たちの傍《かたわ》らにあるのは、望んでいた快適な入植地ではなく……茫漠として荒涼たる、もうまことに文字通りの荒れ野が残されているのみです……ここでは周りの森を通り抜けることはできません、人類が足しげく通うことは絶対にない巨大な廃墟で、人目につかない隠《いん》遁所《とんじょ》です。トラやバファローやサルやその他の野生動物の休憩所で、あらゆる種類の危険と困難がある場所です……私たちは情けなくも見苦しく、無能で、元気のない集団で、ありとあらゆる支障をかかえて苦しんでいるのです。船内にも森の木陰にも寝る場所がなく、小枝で作った小さな小屋ひとつありません。食糧はなく、スコットランドから持ってきたものは今やかび臭く、腐敗し、古くて塩辛く、じきに底をつきそうです。スコットランドからすぐにも補給を受けなければ、私たちは極度の難局に陥ることになります。(80)

スペインの兵士たちが――自分たちで熱病の発生を撃退しながら――衰弱した入植地をゆっくりと取り囲んだ。[81] 以前の人々と同じように、今度のニューカレドニアの指導者たちも防衛隊を組織しようともしなかった。何百人もが病にかかっており、また不慮の火災が起こって多くの小屋が焼けていた。[82] スペイン人は、ニューカレドニア入植者の三分の一に当たる、病が重くて立つことも出来ず、日に一六人の割合で墓に入る人々をも対象として、明け渡しを要求した――「砦はまさに病人と死に掛かっている者の病院のようだ」と、あとで書いた者がいる――スペイン人は明け渡しに応じさせた。

ニューカレドニアの人々は水の漏れる船に詰め込まれて、その上「悪性の熱病や赤痢に倒れたが、これらは大変な数の仲間を一掃していった。八人の遺体を海に葬《ほうむ》った朝もあった……これらの病気にかかると、気が狂ったような様子で死ぬことがあった。とても悲しげで怯《おび》えた様子だった」と、ある生き残った者が書いている。

一七世紀の終わりにダリエンへ向かった四〇〇〇人のスコットランド人入植者のうち、二〇〇〇人が死んだ。生き残った者はニューイングランドや西インド諸島へ少しずつ流れ込んだ。ごくわずかだが、スコットランドへ帰った者もいた。故郷の親戚や隣人たちはがっかりして、これら勇敢な魂の持ち主たち――チフスや発疹チフス、黄熱病、マラリア、さらにはスペイン人の攻撃をもしのいできた人々――を敬愛すべからざる人々と見なした。怒り狂った暴徒がこの人たちを取り囲み、ひ弱な臆病者だと言って嘲った。父親たちは恥じて会ってもくれなかった。「彼らは、自分たちを送り出した国の人々にとって嘆かわしい面汚《つらよご》しだったのだ」と、スコットランド教会の牧師、フランシス・ボーランドが書いている。[83]

何千人ものスコットランド人が、ダリエンの不運な一件で破産した。[84] ウィリアム・ペータースンは、貧乏人の子供たちに数学を教えるという不名誉な隠遁《いんとん》生活のうちに、その人生を終えた。[85] イングランドは、スコットランドが国家の自治を放棄し新しい大英帝国に組み込まれることと引き換えに負債を肩代わりする、と提案してきた。スコットランド人はこれを受け入れ、これ以後独立国家としてのスコットランドはなくなってしまった。

押し寄せるマラリアの暴力は、今日に至るも轟音《ごうおん》を響かせている。ダリエンの襲撃で受けたスコットランド人の災厄についての記録、再調査、遺物などの資料はイギリス各所の図書館や博物館に満ちあふれている。マラリアは今でも外国人をアフリカに寄せ付けないでいる。カメルーンの岸辺に立つと、水平線の彼方にかすかに光る灰色のしみが見える。ギニア湾に浮かぶビオコ島だ。二〇〇〇年代の初めに、オハイオ州に本拠を置くマラソン石油会社が巨大な天然ガス液化施設をビオコ島に建設した。この時いっしょに、テキサスでよく見られるタイプの小ぎれいなランチハウス〔屋根の傾斜のゆるい平屋建ての家〕を何百棟も建てた。ランチハウスはアメリカの石油会社の社員やその家族でいっぱいになるはずだったが、すべて空き家になっている。「マラリアのチクショウめが多すぎるんです」と、マラソン社の顧問をしているマラリア研究者は言う。(86) ここへやって来て蚊に刺される危険を冒そうという者は誰もいないのだ。

マラリアが北アメリカへ侵出したことを書いた記録を見つけるのは、容易なことではない。もっとも広範な実地調査資料のいくつかは公刊されていない。アーウィン・アッカーネクトのミシシッピー川流域上流部における一九四五年の分析や、一九四〇年出版のサンジュリアン・ラブネル・チャイルズによる開拓期カロライナのマラリアに関する本、あるいは、ゴードン・ハリスンの一九七八年の素晴らしい研究書、『蚊、マラリア、ヒト』などは、どこの本屋へ行っても手に入らないのだ。地元の図書館へ行っても見つからない。私は稀覯書《きこうしょ》を扱う「アリブリス」でおんぼろのアッカーネクトの本を一冊手に入れた。ポール・ラッセルやルイス・ハケットのような、アメリカのマラリアに取り組んだ研究者による重要な業績を見つけるのは、さらにむずかしい。未発見の最後の数冊にしたところで、恐らく大学の医学図書館の、まず読まれることのない一角で、埃《ほこり》をかぶっているのだろう。

私はハリスンの本をeベイのネットオークションで手に入れた。落札の競争者はあまりいなかったようだ。多分、値をつけたのは私一人だったのだろう。届いた本はビニールでカバーした図書館版で、背表紙には図書整理番号があり、表紙にはデニー中学校という文字のスタンプが押してあった。シアトルの公立学校、デニー中学校の図書館員は、この国の一二歳の子供がこの行き届いたマラリアの歴史書を借り出すようなことはないだろうと思って、この本を追放したに違いない。著者忘却の企みのこれ以上明白な証拠もまたとないだろう。

しかし、アメリカ人がマラリア理解にあたって先人から受け継いだことは、地図ほどには書物を欲しがらないということだ。この病気が合衆国の文化と人口統計学に刻印を記したからだ。マラリアによる被害が民族によって違っていたので、深刻な文化的偏見や、入植地および人口の偏在パターンが出来上がった。これは今日でも続いている。

地域的な偏《かたよ》りが生じた。比較的軽いマラリアにかかった北部人は、地方特有のマラリアにかかった南部人を「快楽にふける」、「怠惰な」、「身持ちの悪い」、「気の荒い」人たちだと見なした。トーマス・ジェファーソンが一七八五年の手紙に書いているように。（北部人は対照的に、冷静で、まじめで、働き者で、辛抱強いのだと思われた。）[87] 人種的偏りもまた生じた。一八世紀の終わりに、熱帯熱マラリア原虫がヨーロッパ系の人口の伸びを抑え、アフリカ人の子孫たちは南部の植民地にいる多数派やそれに近い者たちと連合した。[88] アフリカ系はチェサピーク植民地の四〇パーセントならびにカロライナ植民地の大多数を占めた。[89] 初めから、奴隷たちはその所有者であるヨーロッパ系農園主よりも数が多かったので、奴隷の反乱という脅威がのしかかった。そして、新しく奇妙な、皮膚の色に基づいた連帯という観念が生じ、階級や民族的背景の異なる白人農園主たちが、不気味な多数派の黒人に対抗して同盟を結んだ。[90]

ルイジアナの著名な医師が一八五一年に書いたように、黒人の体は、「広がり続ける暗闇の陰を帯びている」。[91] そして、アラバマの医師、ジョシア・クラーク・ノットが書いたように、「黒人は人類の最下位の等級にいる」とみなされた。[92] マラリアは黒人にとっては耐えられるものだが、白人には耐えられない。アメリカのマラリア学者であるルイス・ハケットは一九三七年に、「黒人は下等動物であり」、マラリアに抵抗性があるが、「白色の人類」はまったくマラリアに抵抗性がないのだと書いている。[93] こういう見解は、部分的には熱帯熱マラリアに対するヨーロッパ人およびアフリカ人の、免疫反応についての誤解に基づいている。この人たちはまた、人種差別文化が流布した出まかせの現実無視を合理化したのだ。

今日では北部優位と白人優越とは若干和らげられた。しかし南部に比べて、北部の人口密度の高さと相対的繁栄の度合いはかつてのままだ。今日、北東部のいくつかの州では、人口密度でインドや日本に匹敵する。[94] 私たちは、食糧のほとんどすべてを輸入し、ピッタリくっつき合って生活している。対照的に、アラバマでは一平方キロにたった三〇人がいるだけで、これはいわばニュージャージーよりもマダガスカルに近い人口分布だ。マラリアが猛威をふるい支配した時期に確立したことだが、アラバマにおける今日のアフリカ系アメリカ人の人口は合衆国全体の平均よりも多く、相対的に貧困である。[95]

戻って来る時、アラバマ北部を車で通った。深い森や音を立てて流れる小川のそばを通りすぎた。まさに豊かさと暮らしやすさを絵に描いたようだ。しかも道には走る車もいない。宿泊したモーテルは空いており、レストランもふさがっていない。ウォルマート〔スーパーマーケット・チェーン〕の開放的な駐車場だけが少し使われている。何時間走って見ても、人間が住んでいる証しといえば手書きの標語だけで、そこには、人里から遠く離れ、不意に聞こえてくる偏執狂的な叫びとも取れる言葉が読める。「教会へ行け。行かずば悪魔に魅入られる！」

4 マラリアの生態学

マラリアは、たとえば喘息《ぜんそく》やある種の癌《がん》がそうだという意味で、環境に起因する病気ではない。とはいえ、感染は環境条件に厳密に依存している。この寄生性原生動物は、すれっからしで狡猾《こうかつ》な謀略家のくせに、自立した捕食者というよりも植物の種子に似ている。風に乗った種子のように、肥沃《ひよく》な苗床《なえどこ》に舞い降り、適量の水分に包まれ、適切な量の日光を浴びる必要がある。マラリア原虫におあつらえ向きの蚊が、適切な時期に、妥当な頻度で他の生物を刺してくれなければならない。もし、その地の蚊が刺す宿主を間違えたり、蚊の体温が低すぎたり高すぎたり、あるいは、原虫が蚊の体内で十分に発育する前に蚊が死んだり刺すのがうまくいかなかったりすると、世界でもっとも致死的な病原体の一つ、プラスモジウムは不活性ガスと変わらないものとなってしまうかも知れない。

マラリアの運命を左右する条件は、やはりこの原虫自身には制御できない色々な別の条件に依存している。たとえば、蚊が刺すという行動は、一つにはその蚊がどの種であるかに、一つには血液をたっぷり湛《たた》えた宿主に出会うかどうかにかかっている。ある種の蚊、たとえばA・ガンビイは、マラリアの宿主であるヒトと深く関わっている。そうした種類の蚊でなければそんなに選り好みをせず、手に入りさえすればウシやウマの血を吸って満足する。蚊の寿命も多くの要因に依存している。たとえば、蚊の習性やどこで血を吸うかなどである。雌の蚊はご馳走をいただいた直後に休憩する必要がある。よけいな水分を体内から排出するためだ。この昼寝は近くの安全で快適な場所でできるだろうか、それとも手でピシャリと打たれたり、捕食者が襲いかかったりする危険な通路を飛行してからでなければできないのか。たらふく血を吸ったこの昆虫が出会うのはどんな気候か。たとえば、乾燥していたら致命的だ。

マラリアに作用する、あらゆるミクロの地理的影響力および気象的影響力のうち唯一の最重要因子は、その地域に生息する蚊の種である。地球上に存在する四三〇種のハマダラカ属の蚊のうち、およそ七〇種がマラリアを媒介する。あるものは温帯アメリカに、またあるものは熱帯アジアにと、それぞれ特有の地理的ならびに気象的区域に適応している。たとえば、熱帯アフリカのハマダラカを北ヨーロッパで見かけることはまずないだろう。しかし、各区域内では多分ハマダラカ属の別の種を少々見かけるだろう。そのうちのあるものはマラリア媒介者としては怪しいものだし、他のものは想像上の媒介者にすぎない。

その土地のハマダラカ属の種類が、地形構成因子のうちの不変部分で決まるものだったら結構なことだ。私たちが最悪の蚊の生息地を避けさえすればよいのだ。ちょうどワニやハイイログマの居るところに住まないように。残念ながら、その場所特有の蚊群の構成は、地形構成因子のうちの変化しやすい部分に依存するのだ。妊娠した雌の蚊は水中に産卵しなければならない。卵は孵化《ふか》して、浮かんでいる何かクズのようなものを食べて育つ。幼虫は、産みつけられる場所が、その種がそれまでに適応を果たした好適な場所であれば生き延びることができる。海水中でよく育つものもいれば、淡水でなければならないものもいる。日陰が必要なものもいれば、日なたでなければならないものもいる。流水が必要なものも、止水を要するものもいる。

厄介なのは、水たまりや流れや池の水のあり方が、環境中ではかなり不安定なものの一つだということだ。これは安定を乱す、数多くの影響をこうむりやすいからだ。愚かなことに、木を少し切り倒したり穴を少し掘ったりすることで、私たちは蚊のミクロの生息環境を日常的に自分たちの手で作り変えている。そういうことをして、水たまりや、流れや、池のほとりの気温、流れの速さ、化学組成に変化を与えている。私たちにとっては、こういうわずかな変化は無いに等しいものに思える。しかし、蚊にとっては生死を分ける違いなのだ。

環境が静的《スタティック》であれば、各種幼虫に与えられる生息地は今あるだけであり、その地に生息するハマダラカ属各種相互の混成は比較的安定したものになる。他の条件に変化がなければ、優勢な種の幼虫は侵入者を撃退し、その種に属する個体が次第にその生態的地位《ニッチ》に適応して行くだろう。一旦マラリアの伝染が確立すると、その地の人々もまた次第にその寄生原虫に慣れ、部分的に免疫を持つようになる。比較的安定したマラリアの生態系が確立し、死亡率は低下する。

しかし、その地のマラリアの生態系がかき乱されると、マラリア原虫にとって新たなチャンスが生まれることになる。ひょっとすると媒介者の生息地が広がって、原虫が新たな人間集団に手を伸ばすかも知れない。あるいは、その地の媒介者がうまく生存できなくなり、新規のもっと効率的なハマダラカの集団が根を下ろし、原虫がより荒々しくヒト集団に浸透するようになるかも知れない。寄生原虫の利益は地元民の損失なのだ。というのは、原虫は変化した環境にヒトよりもはるかに速く適応できるからだ。マラリアの新たな感染様式に曝されることと、ヒトがその免疫を獲得することの間にタイムラグがあるため、ヒトの死亡率は上昇する。

たとえばローマ帝国だ。紀元前七五三年にティベル川のほとりに古代ローマ市が建設されると、このことがヨーロッパマラリアの媒介者であるアノフェレス・アトロパーヴス *Anopheres atroparvus* のすばらしい生息地を産み出すことになった。絶えず川筋を変えて流れるティベル川はしょっちゅう両岸に氾濫し、水たまりや池をたくさん作ったが、そこはＡ・アトロパーヴスの幼生の生育地になった。[1] ローマ人は庭園や噴水やインプルウィウム〔中庭のまん中の雨水だめ〕を好んだので、ますます蚊の発育の場を提供することになった。幼虫のための用地がふんだんにあり、ご馳走用のローマ人がいっぱいいたので、Ａ・アトロパーヴスはローマ中に充満した。[2] 紀元前二〇〇年までに、マラリアの安定した生態系ができあがった。こうしてＡ・アトロパーヴスは常時三日熱マラリア原虫を現地の人々に伝染させていたのだ。[3]

ローマ人にとって幸いなことに、Ａ・アトロパーヴスは三日熱マラリア原虫を易々と媒介したが、熱帯熱マラリア原虫を媒介したかどうかは疑わしい。三日熱マラリア原虫と違って、熱帯熱マラリア原虫の生存の可否は、宿主の体内に閉じ込められて死なずに常に伝染し続けられるかどうかにかかっている。熱帯熱マラリア原虫は、奴隷商人と奴隷の体に入ってアフリカからイタリア半島へ徐々に恒常的に流入した。しかし、Ａ・アトロパーヴスは、この原虫を成功裏に彼の地に根づかせることはできなかった。一つには、Ａ・アトロパーヴスがヒトの血と同じように、動物の血にも関心を示し、おかげで適切な宿主へマラリアを運ぶことに確かな信頼を置けないからだ。熱帯熱マラリアに感染したＡ・アトロパーヴスがウシやウマの体内へ原虫を産みつけることは、その都度確実に原虫の死を意味した。もっと悪いことに、Ａ・アトロパーヴスは冬眠するのだ。一たび寒冷な季節が到来すると、吸血行動を停止してどこか暗くて暖かい片隅で何週間も静養し続ける。三日熱マラリア原虫は休眠できるので、何の問題もなかった。だが熱帯熱マラリア原虫にとっては、一時停止は契約違反なのだ。ヒトの体内であれ昆虫の体内であれ、新鮮な血液がなければ、熱帯熱マラリア原虫の細胞は崩壊してしまう。[4]

［マラリア原虫からして］もっと信頼の置ける、冬眠をしない、アノフェレス・ラブランキイ *Anopheles labranchiae* のような蚊が地中海の対岸、北アフリカを飛び回っている。二世紀以来、古代ローマは次第に輸入穀物に依存するようになった。北アフリカからの穀物輸送船で密航してきたA・ラブランキイが頻繁にローマに到来したはずだ。事実、この蚊には旅をする能力があった。貿易商が荷を積んでいるうちににわか雨が降って、割れた粘土製の壷に水が溜まり、通りかかった雌のA・ラブランキイがそこへ卵を産み落としたことだってあるだろう。装飾のついたこの小さな壷には、毛羽立ったビロードのようなコーティングが施され、空気を入れた扇型の浮きが二つ両側についていて、水面に浮かんでバランスをとることができた。[5]

条件がよければ、ローマに着く頃には巨大な目と尖った口ひげを持ったウジムシのような幼虫が孵化したことだろう。[6]彼らが内気で禁欲的なサナギになったことには誰も気づかなかったことだろう。サナギは何も食べない。口がないのだ。頭上を人影がよぎっても、尻尾をはじいて視界から逃れ、再び水面へ上がってくるのは呼吸する時だけだ。サナギから出てきたばかりの成体のA・ラブランキイの体はまだ柔らかく、不安定だ。だが三〇分後にはクチクラ〔表皮細胞の最外層の薄い膜。角皮〕が硬化して、どこか風の無い暗い片隅へ飛んでゆく。雌の蚊は食べ物を探して一三キロも遠くへ飛ぶことができるのだ。強風に助けられれば、一六〇キロの彼方まで飛ぶことになる。(7)

だがローマのA・アトロパーヴスはこの侵入者を手もなく撃退した。捕食魚のいない水場という、蚊にとって最高の育児室を占有してしまっていたからだ。もしA・ラブランキイがどこかに少し産卵することに成功したとしても、卵はたちまち魚の餌となったことだろう。もしA・アトロパーヴスの縄張りに産卵しようものなら、悲惨な結果を招いたことだろう。ハマダラカ属は、ライバル種が自分の縄張りを侵略すれば徹底的に防衛する。(8)幼虫は致死的な化学物質を分泌して、容認できない新来者をことごとく殺してしまう。

古代ローマにおけるマラリアの生態系は、こうして安定かつ弾力性が保たれていた。このことがローマ帝国の強大化に力を貸した。というのは、ローマ人はこれら寄生生物との共生に適応し、共生の叶わぬ侵入外来者と違って、免疫学的優位を保つ機会に恵まれたからだ。全イタリア半島および地中海沿岸の人々は、この寄生生物による最悪の惨事に対して、遺伝的防御能《ぼうぎょのう》をきわめて強力に発達させた。赤血球の正常な機能に必要なG6PDという酵素を破壊する遺伝子が出現して人々の間に広まった。この欠陥は酸素による損傷を修復する人体の能力を弱めたため、その結果マラリアに感染した細胞は自己破壊に至るのだった。（この変異遺伝子が引き起こす不都合は、よく知られたイタリア半島のソラマメによって、G6PD欠損のイタリア人が溶血性貧血に陥る可能性があることだ。ソラマメ中毒と呼ばれる。）[9]〔G6PDすなわちグルコース6燐酸脱水素酵素を欠損した人の赤血球はマラリア原虫の感染を免れ、マラリア耐性を持つ。しかし、この人はソラマメに含まれる糖質の作り出す活性酸素を処理できないので、赤血球が破壊されて溶血性貧血となり、場合によっては死に至る〕

ローマ人は文化的にも順応した。マラリアの原因と症状を理解し、マラリアとの接触を最小限に留めた。古代ローマの学者、たとえば紀元前一世紀の著述家、マルクス・テレンティウス・バッロは、目に見えないほどの小さな動物（彼はこれをベスティオレと呼んだ）が口や鼻の穴から入って、恐ろしい病気を引き起こすのだと言って、警鐘を鳴らした。[10]バッロは、風が微小動物を吹き飛ばすと考え、ローマでは家屋を高地に建てるよう勧めた。実際、ローマのエリートたちは、蚊のいない丘の上に豪華な邸宅を建てた。邸宅の下方にある、虫だらけの土地で働く小百姓でさえ、健康に悪い風を避けて、風を受ける外向きではなく、中庭に窓を向けて家を建てることを知っていた。[11]もっともひどく蚊に苦しめられた地域、ポンティノ湿地やローマ平野の豊かな湿地帯が大都市を取り囲んでいたのだが、そうした地域は見捨てられ、山賊や、追いはぎや、わずかな数のしょぼくれた小百姓たちのなすがままになっていた。これらの土地は都市部に至近の最適農地だったのだが、マラリアを媒介する蚊を避けるために、ローマ人は（開発期を過ぎてからは）あまり定住しないようになった。[12]

感染は避けようもなかったので、ローマ人は想像上のマラリア治療法をいろいろ考え出して大混乱に陥っていた。マラリア患者はスイカズラをワインに溶かして飲めば膨れ上がった脾臓《ひぞう》に効くとか、七歳のマウスの肝臓を服用するのがよいだろうという具合だ。(13)カラカラ帝の侍医《じい》、セレウス・サモニクスが推奨したように、霊験あらたかな呪文——アブラカダブラ——を書いたパピルスを首の周りに巻いてお守りにしてもよかった。度胸のある者は、サモニクスが勧めるもう一つの治療法を試してみてもよい。トコジラミを卵およびワインといっしょに飲むというものだ。(14)三日間連続して、夜明け時に窓に向かって目覚め、お祈りを唱えながらいきなり窓を閉めるのもよいし、患者が男性だったら、生理が始まったばかりの女性と性交するのもよい。(15)有名なローマの医師ガレノスと、医学者ケルススは勢いよく瀉血《しゃけつ》することを推奨した。結局、何をやってもうまくいかなかったので、ローマ人は町の周りに専用に作られた三軒の寺へ行って、マラリアの邪悪な女神フェブリスに、苦痛を取り除いてもらうよう祈った。(16)

ちょうどマラリアに対する免疫が、バンツー族の広範囲な分布を助け、ヨーロッパ人がマラリアに侵されたアフリカに侵入するのを断念させたように、ローマ人の慢性三日熱マラリアへの文化的、生物学的適応はこの都市の能力を高め、外来者を撃退した。マラリアのいない北ヨーロッパから来た軍隊が首都へ入るには、町を取り囲むマラリアだらけの湿地帯で、マラリアに感染したハマダラカに刺されながら、何日か過ごさなければならなかっただろう。日頃から感染した蚊に刺されているローマ人と違って北ヨーロッパ人は、マラリアの宴会を最小限にとどめる巧みな方策を体内に持ち合わせていなかった。外国軍は幾たびもローマのマラリアの餌食になった。ビテルボの詩人ゴッドフリーは、「ローマは剣によっておのれを守れなかった時には、熱病によって防衛することができた」と書き留めている。(17)

だから、ユリウス・カエサルがマラリアで臥《ふ》せっていた時でさえ、彼の軍隊が遠隔かつ広大な土地を征服し、戦利品や奴隷を運び込み、ローマの富を築いた。(18)古代ローマはマラリアを敬遠し最良の農地を見放していたので、国内で食糧をまかなうことはできなかったが、征服がもたらした富が、北アフリカから輸入した穀物、オリーブ、魚醬《ぎょしょう》、および油類などの代金をまかなった。また、精巧な水道橋建設費もここから出費され、蚊だらけの水辺からローマ人富裕層は立ち去ることができた。(19)ローマにおける、マラリアの安定した生態系を維持した環境条件が変化するまで、ローマ帝国はマラリアを内在させたまま繁栄したのである。

しかし、帝国建設には天然資源が必要であり、ローマのオーク〔ナラ、カシ、カシワなど〕の森が災難をこうむった。イタリア半島から森がなくなると、お決まりの変化が起こった。土地の侵食が激しくなったのだ。激しく降った雨水が伐採された丘を洗って下の谷へ流れ込み、地下水面が上昇した。川は氾濫しやすくなり、平原は湿原に変わった。[20]

と言うことは、それまで定着できずにいた新参者の蚊が、次第にローマに生育地を見出し始め、場所によっては、北アフリカから密航して来たA・ラブランキイがA・アトロパーヴスの攻撃を受けない良好な環境を見出し、ただちに産卵するようになった、ということだ。[21]冬眠しない昆虫がローマの寒冷な冬に適応するには、簡単な調整で足りた——冬の間は屋内、たとえば暖かく薄暗いローマの家屋の内部で過ごすのだ。そこなら一年中吸血できる。[22]これはそれほど大きな生活様式の変更ではなかった。ハマダラカ属の行動はそんなに融通のきかないものではない。いつ定着し始めたか正確には分からないが、A・ラブランキイがローマに定着したことは間違いない。結局は、この蚊は半島のみならずシチリア島やサルデーニャ島にも足場を固めた。A・アトロパーヴスはこれらの島には定着できなかったというのに。[23]

五世紀には、ローマの村々は熱帯熱マラリアの爆発的流行による凄まじい被害を受けていた。この病気は、過去に経験したことがない災難だと思われ、人々は恐怖に陥っていた。一九八八年から一九九二年の間に、アリゾナ大学の考古学者デイビッド・ソーレンがチームを率いてやって来て、ローマ近郊のルグナノという五世紀の村からおよそ五〇体の小児の遺骸を掘り起こした。子供たちはばたばたと死に、大急ぎで埋葬されていた。ありあわせのゴミの山に、異教徒の神に捧げる神秘的な供物と共に埋葬されていた。村人は、死んだ赤ん坊の遺体のそばに、切り取った六ヶ月齢の仔犬の顎と、体の真ん中で真っ直ぐに裂いたイヌの死骸を埋めていた。オオガラスの爪と焦がしたスイカズラの小枝も埋めてあった。二歳の子供の遺体の手足は、巨大な石とレンガで押さえつけられていた。[24]

発掘した遺骸の体内から、分子生物学者が熱帯熱マラリア原虫のDNAを検出したことで、この大量死の原因が分かってきた。[25] 熱帯熱マラリア原虫が繁殖のために餌食にするのは、赤ん坊や小さな子供がほとんどである。だからその場に赤ん坊の死体が多かったのだろう。熱帯熱マラリアは、先ず若干の感染が起こった後、あっという間に広がる――罹病者一人は、一〇〇〇人の感染を引き起こす。かくしてあわただしい埋葬が次々と行われた。スイカズラは、ローマではマラリア症状用の軟膏《なんこう》になると思われていた。四肢《しし》を切断したイヌと同様に――。さて、赤ん坊が熱帯熱マラリア原虫のせいで死んだとすれば、感染爆発は夏の炎熱の時期に起こったのだろう。村のほとりを流れていたティベル川の水が引いて行き、そのあとに水たまりや沼地がごちゃごちゃと残される時期にだ。ローマ時代の、この長い夏の日々はカニクラレス・ディエス、すなわちイヌの日々と言われていた。おおいぬ座の主星であるシリウスが太陽の赤熱《しゃくねつ》に隠れる時だ。そしてローマ神話によれば、子供たちの魂の保護者は女神ヘカテであり、彼女は地獄のイヌが引く二輪戦車に乗って天空を進むのだとされていた。[26]

夏、小児を殺戮する病原体の急増を目の当たりにすれば、怒れるヘカテをなだめるための供物《くもつ》を捧げるのは筋が通っていた。中世初期のローマ人には、一時にかくも多数に突然襲い掛かる病気を説明する術はなかった。医学の権威たちは、この病気は特異な体質が体内で均衡を失ったせいで起こるのだと考えた。感染性病原体という概念はなかった。異教徒の先祖伝来の神々がかけた呪いというのが、もっとも筋の通った説明だった。中でも最も疑わしいのが女神へカテだった。(27)

しかし、イヌの屠殺《とさつ》もまた、村人たちが感じたに違いない恐怖をまざまざと示している。当時、異教徒の儀式を行うことは、恐ろしい政治的結末を迎える危険性があった。五世紀と言えば、キリスト教がローマ帝国の公認宗教となっておよそ二〇〇年が経っていた。(28)教会は女神フェブリスの信者をとりわけ憎悪しており、魔よけのお守りを身につけている者は誰でも処刑された。(29)

子供の死亡が原因でローマの人口が減ったというのは事実ではなかっただろう。一般的に言って、中世初期のローマ、ルグナノのような村では、子供から大人に成長できたのは半数以下だったし、たとえ大人でも二〇歳を超えて生きることが当然だとは思われていなかった。(30)恐らく、この致死的な伝染病は新奇のもの、それまで見たことのないものであったただろう。熱帯熱マラリアの感染が進むにつれて、村人には馴染みの三日熱マラリアと違って、発熱と悪寒の訴えがはるかに多くなった。患者によっては目を開けたまま昏睡状態に陥り、ひきつけを起こす者もあった。これらの症状は、あの世を思わせる強烈な印象を村人たちに与えただろう。それが、死んだ子供の体を石やレンガで押さえつけている――まるで遺体に憑依した悪霊の再来を恐れるかのようだ――理由なのかもしれない。

もし、五世紀ルグナノにおける熱帯熱マラリアの感染爆発が、事実、最初のものだとすると、ローマにおけるこの病気の出現は、帝国の全版図に及ぶ衰退と時期的に合致する。五世紀は外部からの攻撃と飢饉による消耗のため、帝国が弱体化した時期だ。紀元四〇一年、それまで八世紀間保たれてきたローマの名高い防衛力が、アラリック率いる西ゴート族の軍勢に破られた。[31] 五世紀のローマは北アフリカから搬送される食糧に依存しなければならなかった。その細い糸は北からの軍勢が海上で穀物運搬船を強奪するだけで断ち切られてしまう。その結果ローマは飢餓に陥った。[32] ルグナノなどの村を見下ろして建つ、手の込んだ豪華な邸宅は廃墟となった。村人たちはその瓦礫の中に無断で住まうようになった。[33]

歴史家たちは、ローマ帝国崩壊の契機が何だったか、現在も議論を続けている。帝国内部の矛盾だろうか、対抗勢力の優れた技術革新だろうか、貿易赤字、あるいはさまざまな伝染病だろうか。さまざまな失調が生じていたのは確実である。しかし、ローマ帝国が崩壊に瀕していた頃、かつてローマを外敵から守っていたはずのマラリアという病が、ローマ人の命を奪うものへと姿を変えた。それが、ローマ人が如実に志気を挫かれ、弱体化していったことに深く関与している。

熱帯熱マラリアの伝染が定着すると、厄介だが穏やかなマラリアの季節というものがなくなり、年間を通じた災厄がこれにとって代わった。これには外国人もローマ人も同じ程度に罹患した。熱帯熱マラリア原虫は、ローマの医学や神話が役に立たないことを白日の下にさらした。お守りや祈禱《きとう》は、一定の経過をたどる三日熱マラリアには有効だと思われたかもしれない。確率に頼るだけだが、こういうものを使う時期が三日熱マラリア原虫の自然中断期と一致することがあるからだ。熱帯熱マラリア原虫ではこんなことは起こらない。生態系の崩壊がゆっくり進んだことに感謝しなければならないが、熱帯熱マラリアの到来があらゆる過去の確信を粉砕したのだ。

紀元四七六年にはローマ帝国はもはや存在せず、運河は瓦礫で埋まり、水道橋は崩れ落ちた。(34)

ナポリ、シチリアおよびサルデーニャは外国勢力が支配した。A・ラブランキイが分布しない北部の都市国家だけが繁栄した。それ以外のところでは、熱帯熱マラリア原虫があまりにも多くの命を奪ったので、アフリカの地で成しとげられた生存をかけたぎりぎりの妥協――鎌状赤血球遺伝子――が出現し、地中海沿岸一帯に広まった。(35) 詩人ダンテ・アリギエーリのようなローマの名士でさえ、「四日ごとの震え」に苦しんだ。(36) ダンテは一三二一年にマラリアで亡くなっている。(37)

バチカンはティベル川のほとりに壮大な病院、サント・スピリトを創設したが、いつも収容能力の三倍以上の熱病患者があふれていた。[38] だが、患者を救うために出来ることはあまりなかった。この寄生生物は一四九二年に法王インノケンティウス八世、一五〇三年に法王アレクサンデル六世、一五二三年に法王ハドリアヌス六世、一五九〇年に法王シクストゥス五世の命を奪った。[39]

ローマの人々はもはやこの熱病を理解できなくなっていた。悪い空気に関係があるらしいというので、マラリア mal'aria〔悪い空気〕と呼んだ。[40] 空気、水および土の悪魔が寒冷の悪魔と渡り合っているのだと、六世紀の歴史家ジョン・ライダスは推測した。[41] いや、町の地下にある洞穴に棲む邪悪なドラゴンが悪い空気を吐き出しているのだと言う人々もいた。[42] 詩人ポリツィアーノが言うには、ライオンが引っぱる二輪戦車に乗って空を飛んでくる復讐に燃えた女神フェブリスのせいだ。戦車のあとには怪物どもが従っている。女神はたいまつの炎と、毒を混ぜ込んだ冷たい雪とを、犠牲者の死骸に注ぎ込んだのだ。[43]

ローマ時代にマラリアを理解できなかったことから、今日もなお生き続ける恐怖のイメージが生じた。霧や湿地にはそれ自体で死を思わせるようなものはない。それにも関わらず、書き手がこうした環境を死の世界として描写することがまま生じるのだ。「煌《きら》めくシリウス星が気味の悪いオリオン座の足元から今にも上りそうだ」と、ローマに壊滅的なマラリア流行の夏が訪れることを予見した、中世の司教は書いている。

近くの沼や洞窟、それに町の周りにある廃墟から立ち昇る霧のような蒸気によって、周囲の空気はすっかり密度を増した。人間が吸い込めば死をもたらす空気……おおいぬ座、シリウス〔おおいぬ座の主星〕の怒り……はさらに熱くなり、逆巻《さかま》く熱風と有害な空気にやられ、衰弱しない者はいなかった。(44)

健康そのものの北部人が、マラリアに席捲《せっけん》されたバチカンやローマの廃墟へやって来ては、嫌悪感を露《あら》わにした。一七四〇年にホレイス・ウォルポールが「マラリアと呼ばれる背筋も凍るものがいて、夏ごとにローマへやって来て人々を殺すのだ」と手紙に書き、マラリアという言葉がここにようやく英語に導入された。(45)「町全体を覆《おお》う、見たこともない恐怖があった。これはあらゆるものに取り憑き、浸み込む死の影だ……この熱病にかかると、あらゆる美の幻影に魅入られた芸術家になったような気がするが、その美しいものすべてに熱病の恐怖が混入されているのだ」と、英国の評論家ジョン・ラスキンが一八四〇年に書いている。(46)

「死の影の谷」〔旧約聖書「詩篇」二三篇四節〕——これは、免疫を持たない村人たちが、小麦を収穫するために夏の間に付近の丘から下りてくる、ローマの静かでタイムの生い茂るカンパーニャ平野のことを、フローレンス・ナイチンゲールが一八四七年に描写したものだ。(47)小麦はマラリアシーズン絶頂期に実り、この畑で働く赤貧《せきひん》の農民たちは洞穴や馬小屋や星空のもとで夜を過ごし、あっさりと蚊の餌食になった。[48]フランスの作家スタンダールは一八二九年にこう書いている。彼らはイタリアで「もっとも不幸でもっとも諦めに打ちひしがれた人々だ。素朴な身なりで、顔つきにはマラリアの名残をとどめ、日曜日ごとにローマへやって来た[49]」。「弱々しく、肌は黄色く、不健康そうだった」と、ハンス・クリスチャン・アンデルセンが一八四五年に書いている。[50]二〇世紀前半、夫をカンパーニャの熱病で亡くした女性が三人以上山村に残っているのは、珍しいことではなかった。[51]結果として、耕作可能な二〇〇万ヘクタールの土地が使われないままになり、さらに二〇〇万ヘクタールが「いいかげんに耕作された」と、歴史家フランク・スノーデンが書いている。[52]

地球の地軸は七一年ごとに約一度ずつ振れるので、おおいぬ座のシリウス星と太陽が一つになって夏の空へ昇ることはなくなった。イヌの日々〔一〇五頁参照〕は厳密にはなくなってしまったのだ。しかし、帝国衰退期のローマおよび中世初期に降りかかった、カニクラレス・ディエス〔同前〕の熱帯熱マラリア原虫による疫病は、一〇〇〇年以上もの間居座った。

もちろん、より悪性度の高いマラリアを媒介する蚊が、どんな環境破壊によってその分布を拡大するのかは、土地によってそれぞれ異なる。合衆国東北部で問題が発生したのは、ダムの建設を始めた時だった。

植民地時代のニューイングランドに見られた無数の小川や支流は、アノフェレス・プンクティペニスにあり余るほどの生息地を提供していた。これは陽の射さない流水の中で育つ、森林性の小さな蚊だ。A・プンクティペニスは人間以外の動物だけを選択するので、あちこちで拾い集めたわずかなマラリア原虫を媒介するような能力を特に持っていなかった。夏は暑く、三日熱マラリアの原虫が繰り返し持ち込まれたけれども、米国北東部におけるマラリアの支配は、弱く散発的なものだった。[53]

しかし一八世紀の終わりに、ニューイングランドの産業界は、この地方の岩だらけの急流の力を、羊毛を漉《す》いたり、粉を挽いたり、材木を切ったりするのに利用できることに気づいた。ダムを建設するだけでよかった。そのおかげで、水の力を水車の回転に利用することができた。[54]

そうなればダムの上流では、暴れまわっていた川は停滞し、流れのない、陽をいっぱい浴びた池に変わった。A・プンクティペニスはこのような環境では不活性化するが、アノフェレス・クアドリマキュラートゥスはよく生育する。A・プンクティペニスと違って、血を求めて人家へ入って来るのが大好きなA・クアドリマキュラートゥスは、南部諸州ではマラリアの最大の媒介者だった。これが北へ向かって移動を始めたのだ。ニューイングランドの小川が植物でいっぱいの池に変わると、A・クアドリマキュラートゥスの個体数は増え、A・プンクティペニスの個体数は減った。[55]

この生態学的変化は、独立戦争の開始と重なり合う。この戦争中、約半数の連隊がマラリア原虫に感染した。感染した兵士が故郷のニューイングランドに帰還し、この寄生生物を、ダムによって風景が変わったこの土地へ、密《ひそ》かにしかし効率よく持ち込んだ。(56)

そういう兵士の一人がコネティカット州ニューミルフォード出身のイライジャ・ボードマンである。ボードマンは戦争中、何週間も熱病にかかっていた。ロングアイランドの湿地帯で野営《やえい》していた時に、四〇日間ものあいだ汗をかいたり悪寒に震えたりしていた。この経験で「少なからぬ苦しみに耐えたことが脳裏に焼きつき、それ以後はマスケット銃の弾丸や剣……による創傷《そうしょう》などは気にも留めなかった」と、後になってある子孫が書き残している。(57)

ボードマンの父は手紙で「具合が良くないのなら、家のことはあまり考えるな」と忠告した。(58) 申し分のない忠告だったが、ボードマンはじめ、マラリアにかかった数え切れない数の兵士たちにとっては、これに従うのは不可能なことだった。ニュージャージーへの撤退を勧告する上官の指示に従わず、馬車や馬に乗ってふるさとへ逃げ帰った。血管の中のマラリア原虫は兵士たちの体を焼き焦がしていた。(59)

コネティカット州ニューミルフォードは、ぬかるんで牛馬の糞が散らかった町有の草地に周りを囲まれていた。ボードマンは、マラリア——恐らく戦時中に感染した、三日熱マラリアの再発に間違いないだろう——の定期的発作に見舞われていたが、この町で成功を収めた。弟といっしょに雑貨屋を開き、レースやワインや輸入紅茶を売り、農場をいくつかと、漁業権を手に入れた。[60] 一七八九年に、画家ラルフ・アールがボードマンの肖像を描くためにやって来たが、その絵はやがて評価され、メトロポリタン美術館に収蔵された（今でも展示されている）。ある郷土史家が書いているように、ニューミルフォードの町でボードマンの名前を出せば「格別の敬意を得られる」までになった。[61] そして、大方の憧れを一身に集めていた美女が結婚を承諾した時には、ニューミルフォードでは見たこともなかった壮大な家を建て始めた。巨大なジョージ王朝様式〔英国で一七一四年から一八一一年に流行した建築様式〕の邸宅で、現在も見ることができる。[62] フーサトニック川がこの家の裏側をゆるやかに流れ、ダムでせき止められ、粉挽きと製材のための二基の水車を回していたことはほぼ間違いない。[63]

一七九六年の夏、このダムは新しくオーナーになったジョーゼフ・ラッグルズによって二五センチ嵩《かさ》上げされた。以前のダムの高さを超えたフーサトニック川の水は低い土手の上から溢れ出し、ボードマン家の裏手に広がる二〇万平方メートル以上の土地を水浸しにした。水はそこに居座って、大きな浅い池を作った。[64]

ボードマンのように原虫の保菌者となった地元の人々は、たとえジョージ王朝様式の邸宅の中にいても、血に飢えたA・クアドリマキュラートゥスに無防備だった。この昆虫は真夜中に音も立てずにこっそりやって来るので、まず人に気づかれることはなかった。そうなると、戦争中、A・プンクティペニスがたまたま刺し、その結果、ボードマンの血管内に閉じ込められていた原虫が休眠状態から目覚め、〔蚊の体内に入り蚊と共に〕夜のニューミルフォードへ飛び発った。

数週間のうちに、マラリアは町中に広まった。ニューミルフォードの町民三〇〇人が熱病に倒れた。(65)「町の中心部近くに住んでいるほとんどの人間は、多かれ少なかれこの病気に苦しんだ」と、ボードマンは義弟に宛てた手紙に書いている。ボードマンの使用人三人がこの熱病にかかり、町民二人が死んだ。「あんまり多くの人間が病気になったので、満足に病人の世話を手伝ってもらうことは、まず不可能だった」とも書いている。(66)

八月の最終週には、ボードマンの邸宅では事態が更に悪化した。土曜日に妻の体温が上がった。「家内は相当参っている。これがいつまで続くのか、どこまで悪化するのか、今のところ分からない」と書いている。月曜日に二歳の息子ウィリアムも倒れた。水曜日、妻は憔悴《しょうすい》しベッドに横たわり、息子は痙攣を起こした。義弟宛の、殴り書きされた一通の手紙が残っている。息子は「すっかり具合が悪くなり、もうぼろぼろだ」と、震える手で書いている。ボードマンの唯一の希望は、誰か、恐らく医者か義父か――ふだんは達筆なのだが、さすがにこの箇所は判読ができない――がニューミルフォードへやって来て、みんなを助けてくれることだった。(67)

一八世紀最後の数年間に、マラリアはニューイングランド南部全域の、水車用ダム設備があるところならどこででも大発生した。一七九五年にニューミルフォードから六〇キロほど離れた、ダム建設に伴って沼地ができたマサチューセッツ州シェフィールドの町をマラリアが襲った。地元の医師ビュエル博士は次のように回想している。「北の池の周りの住人多数が熱病に苦しんだ。最初に襲われたのは、池の一番近くに住んでいた人たちだった。この人たちは、家族全員がいっぺんに倒れた」。秋までに、池から一・二キロ以内の住人の三分の二が重症のマラリアにかかった。「頭、四肢、背中の痛みはまったくとんでもないものだった」。恐ろしいことに、顔と目の色は黄色に変わっていた。それは熱帯熱マラリア原虫の活動を示唆していた。(68) マサチューセッツ州ノーザンプトンは、サウスハドリーのダム建設によって、一六キロにわたって牧草地に氾濫を起こした町だ。ここは長い間この辺りでは「もっとも健康的な町の一つ」だった。しかし、この町もまた「ダム建設が発端となって」「発熱と悪寒で極限まで痛めつけられることになってしまった」(69)。

二年後にもう一度マラリアの流行がニューミルフォードを襲い、その一年後またしても大発生が町を襲った。(70) 一年間の流行期間中にほぼ一〇〇人が死んだ。ボードマンの妻は、息子に宛てた手紙の中で次のように諭《さと》している。「お前はたしかにまだ若い。それでも命を落とすかもしれない。覚悟が必要だ(71)」。

南北戦争の後、同じような経緯をたどって、マラリア流行の別の一波が合衆国東北部を襲った。戦争それ自体がマラリアの巨大な饗宴に手を貸したのだ。北軍では一三〇万人がマラリアにかかり、一万人が死んだ。(72) 一八六四年に、ルイジアナやアラバマで活動していた北軍連邦同盟の兵士であれば誰でも、少なくとも一度はマラリアにかかった。(73) 北方に展開した兵士の半数以上がこの災難に見舞われた。(74)

戦争用の工事――塹壕《ざんごう》掘り、ダムの破壊、道路建設――は、広く環境に傷害を与えるが、その傷害をマラリアがよく利用するのだ。塹壕は水で満杯になり、砲弾による弾孔は水溜りになり、前には自然のままだった谷には轍《わだち》ができて悪臭を放つようになる。同時に、戦争は、それまで各種のマラリア原虫や免疫におよそ不案内なきわめて多数の人々を、蚊の大生息地の真っ只中へ連れてくる。戦闘よりもマラリアで多くの兵士が命を落とした戦争は数知れない。さらに、戦時にマラリアが猖獗《しょうけつ》を極めることから、平時にもその影響は持ちこされる。帰還した兵士が、マラリアのいなかった土地へ新たに獲得したマラリア原虫を導入し、さらなるマラリアの流行を引き起こすからだ。

南北戦争の従軍兵士の帰還と共にマラリアは感染爆発を起こした。ニュージャージーからニューイングランドまで、北へ向かって波のように押し寄せた。『ニューヨーク・タイムズ』紙の見出しによれば、マンハッタンのマディソンスクエア、ワシントンスクエア、ならびにトムキンズスクエアは、「病気と死の危険な温床」だった。(75) 一八七七年、同紙の記者は、ロングアイランドのダッチキルズとレーベンスウッド近くに住む者は誰でも、女も子供もマラリアに冒されていると見なしている。「マラリア患者がきわめて多く、その数から言ってこれは伝染病の蔓延だといってほぼ間違いない」と同紙は伝えている。学校に生徒はおらず、警官の半分は「任務を果たせない」。住人はまとまって逃げ出し、放棄された家には「貸家」の張り紙が風に舞っていた。[76]

ニュージャージー州バウンドブルックでは、マラリアの感染を免れた家族は一軒たりともなかった。ある材木商人が新聞記者に語ったことには、「ここに住んで三三年になるけど、一八七八年になるまで、自分の家族にキニーネを飲めなんて強制されたり、自分で飲んだりすることはなかったよ。今じゃ、俺たちはみんなおそろしく大量に飲んでいるが、誰しもなんらかのマラリアにかかったことがあるんだ」。

ニューイングランド全域でも状況は同じだった。バークシャーの丘の麓《ふもと》に至るまで、悪寒と発熱が流行していると伝えられた。[77]

マラリアにかかった人たちは、自分たちの苦難は地勢の変化、ことに最近増えてきた淀《よど》んだ水と関係があることに気づいた。それまでの間何年もかけて、ニューヨーク市がこの国最大の都市に発展してきた結果、マンハッタン島の牧歌的なせせらぎ、小川、沼地は完全に舗装で覆われてしまった。この島の自然の排水を堰き止めて通りの勾配を緩めれば、熱病が大発生するのではないかと懸念し、批判する意見も出された。[78] しかし、さらに悪いことに、民間の建設業者たちが見放した、この島で一番の湿地帯の上に、市の役人たちが市営の広場を建設したのだ。「体に悪い蒸気」が足元の「澱《よど》んで悪臭を放つ」水から立ち上っている、とまたしても非難が寄せられた。[79]

「自治体が存在する地域社会でマラリアを原因とする死者が出たとしたら、いかなる場合だろうとそれは当局の罪だ。排水して衛生状態を維持するという、絶対必要不可欠な予防策をおろそかにすることは、トルコ人がロシアの病院を焼き討ちしたのと同様、人類に対する犯罪だと考える」。『ニューヨークタイムズ』紙の読者が怒りをこめてこう投書している。[80] ニューヨーク市の地下にある水流をこのまま放置することは「自殺に等しい政策だ」と、同紙は論評した。[81]

「どこで生じたものであれ、この社会的苦難の根本的な解決法が一つだけある」と、ニューヨーク公衆衛生局長のエグバート・L・ビエルは公に宣言した。ビエルの主張はダムを破壊することだった。彼は説明した。「水車用ダムは……准州全域にわたって植物を腐らせる。この植物の腐ったものを取り除かなければならないし、水車用ダムはそもそも最初からそうあるべきだった姿に変えなければならない……純粋で安全な水以外何も入っていないダムに」。[82]

しかし、骨の髄までしみ込んだ経済的利害優先の前では、このような議論は馬の耳に念仏となった。国家レベルで躍進中の工業分野の命運は、溜め込まれた水のパワーをダムが供給するかどうかにかかっていたのである。一八〇〇年に、コネティカット州の製造業者たちは州内でおよそ一五〇〇の水車用ダムを稼動させた。[83] また一八六九年には、合衆国の工業に用いられる動力の五〇パーセント近くを水力が供給していた。[84] 水車用ダムと操縦技師とを守るために、立法府議員は「水車法」を可決した。この法律は、洪水や熱病を引き起こしたダムのオーナーたちに対して、地方の人々が要求できたはずの損害賠償金を大幅に削減することになった。[85] 一八〇五年に、マサチューセッツ州の法廷は「水車維持のために必要なあらゆること」の前では、財産権はそれ自体が無効で意味がないとまで声明し、水車維持を「公益事業の明白かつ重要な目的」だと述べている。[86]

一七九九年、イライジャー・ボードマンは、ニューミルフォードのダムに抗議していきり立つ町の人々を統率する役目を負った。このグループはラッグルズの悪臭ふんぷんたる水車用ため池へ向かい、ある者は道具を使って、ある者は素手で、ダムを少しずつ解体し始め、浅瀬にわずかな瓦礫を残すだけにした。[87] 解放された水は浅瀬に殺到し、何百万というA・クアドリマキュラートゥスのちっぽけな黒い卵は下流へ押し流された。[88]

水力が表舞台から消えていくことになって、水車用ダムに対して批判的な人たちに、南北戦争以来はじめて運が回ってきた。一八三〇年代に、鉱山業者がこの国に石炭の豊富な鉱脈があることを発見し、石炭で稼動する産業が呪われた水力稼動産業をあっという間に凌《しの》いでしまった。一九〇九年には水力は合衆国の産業用動力の一〇パーセント以下だと計上され、一九一九年にはたった六パーセントになった。[89]

水車オーナーの経済力は衰退し、公衆衛生の専門家が水車用ダムに対する攻撃を加速した。「専門家としての私自身の働きで、水車用ダムがたくさん壊されるのをみて、この上ない満足を感じた。私の知るところでは、水車用ダム一基は間違いなく二〇人以上の死亡の原因になっていた」と、ビエルは得意顔で語る。人間が引き起こしたマラリア発生から五〇年経って、多くの水車用ダムが破壊され、水車のオーナーは、自分たちのダムが引き起こした市民生活の破壊のかどで起訴された。(90)

合衆国東北部にまで及んだ、独立戦争および南北戦争時のマラリア大発生は、戦時におけるマラリアとしては、まだ最悪と言えるほどのものではなかった。生態系の崩壊と戦時下の人員移動を伴う、もっとも悪名高いマラリアの流行は、第一次大戦中、マケドニアの戦線で起こった。

舞台はストゥルマ川の谷間だった。この川はブルガリアからギリシアへ、南に向かって流れている。ベランダに洗濯物が花綵《はなづな》〔色とりどりの綾（あや）模様〕のように干してある、みすぼらしくちっぽけな家々のかたまりが丘の斜面に点在し、そのそばを小川の流れが駆け下りている。その流れにはアノフェレス・スーパーピクトゥス *Anopheles superpictus* が巣食っていたが、その下にある、木漏れ日がまだらにかかった水浸しの谷底からはアノフェレス・マキュリペニス *Anopheles maculipennis* が舞い上がった。ここの昆虫たちの食性が不安定だったにも関わらず、三日熱マラリア、四日熱マラリアおよび熱帯熱マラリアの原虫はまともに成育した。寛大なことに、村人は家の中の下の階に家畜を住まわせていたので、結局はグルメの蚊どもがそれぞれ相応《ふさわ》しい宿主に寄生生物を産みつけ、格段に効率を上げることになった。この谷では年に六ヶ月はマラリアがはびこった。(91)

一九一五年、フランスの将軍モーリス・サレイユの指揮のもと、イギリス、フランスおよびイタリアの六〇万人の部隊がストゥルマの谷へ下った。部隊の目的はブルガリア軍をかわして進むセルビア軍を援護することだったが、部隊が到着した時には、すでにブルガリア軍がセルビア軍を打ち破った後だった。そこで、来たるべきより大掛かりな戦闘に備えて、スポンジのように水を含んだ土地に幕舎《ばくしゃ》を設営し、谷の地形を改造し始めた。(92)自動車用の道路が必要だったので、何千人もの地元の人を谷に散開させてシャベルを持たせ、藪《やぶ》を切り払わせ、石切り場から石を掘らせた。そこはこの地域に降る豪雨でたちまち「土石流が駆け下りる巨人の階段」と化すところだった。(93)

現地の蚊がすでに広大な縄張りを広げていたので、兵士たちが毎晩宿泊するテントはこの昆虫の侵入を防ぐ障壁とはならず、自分たちの身を蚊に捧げることになった。ある兵士が数えたところ、自分のテントの中だけで蚊が一〇〇匹いた。(94)ほんのわずかのマラリア原虫がいれば、流行を引き起こすのはたやすいことだった。だがそれどころか実際には、兵士たちも住民たちも共に、世界中から来た多数の原虫を体内に宿していた。兵士がテント当たり三人宿泊していたが、多くの者は別のマラリア流行戦線から直接やって来たのだ。この地の蚊は、在来系統のマラリアが広げていた分布域などを気にせず、インド、東アフリカあるいはパレスチナ由来のマラリア原虫を拾い上げることができた。(95)

ある生存者は次のように回顧している。「マラリアは、わが軍の兵士を大鎌で草を刈るようになぎ倒した。どの大隊においても一〇〇人からの兵士が倒れ、もとは定員がそろっていた大隊だったが、将官が一人か二人、兵士が二〜三人しか残らなかったという例がいくつかあった」。罹患者をあり合わせの荷馬車に乗せ、ラバに曳《ひ》かせていまだに道もないこの谷の泥濘地からギリシアのテッサロニキ——みんなはサロニカと呼んでいた——まで連れて行かなければならなかった。毎日午後には、護送された傷病兵《しょうびょうへい》輸送用の荷馬車が、何十台もゴロゴロ音をたてながらサロニカの通りを陸軍病院へ向かった。「暑くて混み合った通りを荷馬車が転がって行くのを後ろから見ると、荷車ごとに横になっている四人分の足が見えた」と、イギリスのジャーナリスト、H・コリスン・オーウェンが一九一九年に書いている。この夏、マラリアは約三万人の兵士をサロニカの病院へ送り込んだ。患者はあふれかえり、その数は設置ベッド数のほぼ三倍にもなった。(96)

伝染病が流行していることを知らない連合国の指揮官は、戦闘のために部隊結集を、サレイユ将軍に命じた。(97) サレイユは返信電報を打った。「遺憾《いかん》ながら、わが兵員はマラリアにより入院中なり」。

ブルガリア軍はマケドニアのデミールヒサールのあちこちで鉄道を分断し、ギリシアの港、カバラを占領したので[98]、連合国の兵士たちは熱病にかかったまま何もできなかった。病院へ向かわなかった者とて、それほど条件が良かった訳ではない。サロニカの部隊は「疲れ果て、弱々しい、落ち込んだ血色の悪い兵士でいっぱいだった。兵士たちの命は彼ら自身にとっては肉体的重荷であり、部隊にとっては物質的重荷だった」と、オーウェンは書いている。一九一七年には、サロニカの病院はマラリアを患《わずら》った六万五〇〇〇人以上の兵士を受け入れた[99]。「ヨーロッパの三大強国の軍隊が、仕事もしないうちに事実上麻痺してしまった」と、マラリア学者のルイス・ハケットが後に述べている[100]。そして傷病兵はそこに留め置かれた。ドイツ軍の潜水艦が病院船を爆破する恐れがあったので、マルタ島への撤退計画が破棄されたのだ[101]。

蚊は刺し続けた。マラリア問題の及ぶ範囲が明らかになった後で、軍は対蚊パトロール隊を組織し、水たまりに油を撒《ま》き、植物を刈り取った。しかし、ストゥルマの谷の流れや沼地は常時敵軍の監視と砲撃のもとにあり、パトロールの範囲を超えた前線のすぐ向こうに、蚊の生息地が多数広がっていた[102]。だから、衛生将校が病院の窓に網戸を据え付けるよう進言しても、ギリシアの病院の管理官がこれを却下すると、院内の感染兵士が他の兵士と自分とに再感染させ続けることになった[103]。

終戦の月になって、ついにドイツのUボートの攻撃を受けない、陸路の撤退ルートが開かれた。将校たちはもっとも重症の感染兵士たちを本国へ送り返した。マケドニアの伝染病流行を、ヨーロッパ各地へ効率よく再配置したことになる。[104] はるか北方のドイツ海岸や、北極圏に位置するロシアのアルハンゲリスクで五〇〇〇人が病で倒れた。[105] イギリスの古きマラリアの州である、ケントおよびエセックスではおよそ五〇〇〇人が罹病《りびょう》した。[106]

しかし、第一次大戦におけるマラリアの暴威は、誰の記憶にも長くは留まらなかった。一九一八年に襲ったインフルエンザの世界的大流行の影に霞《かす》んでしまったのだ。連合国の兵士たちの墓を表わす、サロニカの墓地に点在する白く小ぎれいな十字架の列だけが、第一次大戦下のマラリアによる犠牲を証明している。サロニカの兵士たちを追悼して設立された「サロニカ従軍協会」の人々が今でも毎年ここを訪れている。

現代では、コレラを引き起こすビブリオが船で伝播されることはもうない。黄熱病もそうだ。医師が命にかかわる細菌を患者に感染させることは、そうあることではない。まず財源の十分な社会なら、排泄物の病原体が調理を通して広まることはもうない。公共の建物が結核菌を撒き散らすこともない。

しかし、私たちが行う採掘や木材伐採《ばっさい》や農業といった事業は、環境の状態をかき乱し続け、今日に至るもマラリアを発生させ、また広めている。一九九〇年代初期になってさえ、世界保健機関（ＷＨＯ）は「農業および鉱業における経済的発展」はマラリア伝播の主要な媒介者であり続けていると、訴えている。[107]

問題のひとつは、最も必要とされる天然資源が、おもなマラリアの根城の地下に眠っていることだ。中央アフリカのコンゴ川と、ザンベジのいくつかの川との間に横たわる、ルアンシャ川の下に埋まっている銅の堆積物を例に挙げてみよう。地元民も外来者も共に、マラリアに対する恐怖からそこへは何年間も近づけなかった。地元民は、季節ごとにそこら一帯を覆うように出現する沼沢《しょうたく》を「蛇」と呼んでいた。背の高い草やスゲやイグサが、浅くて曲がりくねった水路と、そこに隠れている病原体を伝播する昆虫を覆い隠していた。[108]

だが、産業革命に火がつくと、恐るべき微生物がいるにも関わらず、銅の採掘は次第に人を惹きつけるものになっていった。鉱業会の大物、アルフレッド・チェスター・ビーティーは、一九二〇年代に一万トンの銅鉱石をルアンシャから採掘しようと決意した。北ローデシアの植民地政府は、「蛇」の周囲に小屋を建て始めた。ほとんどの小屋は、皆が恐れる湿地から八〇〇メートル以内にあった。[109] 会社は無料の部屋と食事を提供すると提示したのに、必要な数の労働者を勧誘できなかった。一週間働いたすえに消えてしまった者もいたが、給料のことで不平を言った訳ではなかった。ジョーゼフ・ズガンボというある労働者が、測量技師の助手をしていて、濁った川に落ちたことがあったが、それ以来彼の同僚の労働者たちは仕事をするのを断った。「彼らが集まって座り込み、「蛇」が労働者仲間を捕まえたのだと囁《ささや》きあった」と、この会社の募集係、C・F・スペアポイントが回顧している。同僚たちは翌朝には去ってしまった。「もしここに残れば間違いなく死ぬだろうと思って怯《おび》えていた」と、スペアポイントは書いている。数ヶ月以内に、一一〇〇人の応募労働者のうち、四〇〇人が消え去った。(110)

留まった者は厄介な事態に見舞われた。鉱山施設や居住区の建設が、日ごとに現地の蚊の幼虫用の新しい住み処《か》を作ることになったと、マラリア学者のマルコム・ワトソン卿は書いている。(111) そして鉱山会社は、現地の神霊治療家に頼るのを躍起になってやめさせた。神霊治療家は、地域に昔からあるこの病気に対して何らかの経験を持っているかも知れなかったのだが(112)――。鉱山へ行くのに往復切符を買うなど、無駄遣いだと言われたものだ。泣きっ面にハチだが、運送用に輸入したウシ五〇〇頭のうち、四九八頭が眠り病で死んだ。持ちこたえていたイヌもほぼ全頭死んだ。(113)

もっと最近の事例を探すのもむずかしくはない。一九七〇年から一九九六年にかけて、ブラジル政府は世界銀行の援助を受けて、アマゾンの人跡未踏《じんせきみとう》のジャングルに、大規模開発プロジェクトを展開した。この農業および鉱物採掘プロジェクトはジャングルの環境を崩壊させ、マラリア媒介蚊の新たな生息地を作り上げた。出稼ぎ労働者などがこの地域に溢れかえり、粗末な住居に住み込んだが、そこは蚊の刺咬《しこう》を防ぎようのないところだった。(114)昔からジャングルに住んでゴム樹液採集をしていた少数の人たち（政府はその存在を知らなかった）から、たちまちマラリア原虫が新来者に感染を開始した。(115) 一九七〇年から一九九九年の間に、ブラジル、アマゾン域の病院におけるマラリアの取り扱い件数は、三万から六〇万へと急増した[116]。

一九八三年から一九九五年の間に、道路建設や農業などのために、ペルーの四〇〇〇ヘクタール以上の雨林が裸にされた。新設の道路や養魚場は、現地のハマダラカ属の生息域を広げ、新しく来たマラリア未経験の居住者のすぐそばまで蚊を連れて来た。ペルーでは一九九〇年代の終わりに、一二万人以上の人々が熱帯熱マラリアの餌食となって倒れた。一〇年と経たない以前には年間一五〇例以下だったというのに[117]。

一九九〇年代中期にエチオピアの農民が、地方自治体と国際非政府組織の支援を受けて、従来の作物をやめて高収量のハイブリッド・トウモロコシを導入した。トウモロコシを植えるには地面に深い溝を掘る必要がある。溝には水がたまり、その中ではハマダラカの幼虫がのたくっていた。水を湛《たた》えた溝に落ちてきたトウモロコシの花粉を餌にして、幼虫は普通よりも大きく育って予想よりも寿命を延ばし、そのことでさらに確実なマラリア媒介者となった。また、高収量トウモロコシができたので、家の周りの塀で囲った庭園が要らなくなってしまった。これは従来は住居と畑との間に設けられていたものだ。そうしないで、家に隣接して作物を植えることで、ハマダラカの群生するトウモロコシ畑からすぐ飛来できるところにわが身を置くことになった。従来マラリアのなかったエチオピア高地で、一九九八年から一九九九年にかけての空前のマラリア流行の引き金を引いたのは、この農業‐環境関係の変化だと、研究者たちは推測している[118]。

インド経済の急速な成長によって、新千年紀の最初の一〇年間に、ムンバイで建築ブームがおこった。澱んだ水が建設現場の真ん中に集まり、あらゆる地域出身の建築作業員がここへ新型原虫を導入し、マラリアが蔓延《まんえん》し始めた。都市の周年性モンスーン関連マラリアが定着した[119]。二〇〇六年のうちに、この都市におけるマラリアの件数は五〇パーセント上がった[120]。二〇〇八年の六月から八月の間に、一万四〇〇〇件の症例が記録された。疫学者のキショール・ハルゴリは「これはとんでもない数字だ」と言い、建築ブームを正面切って非難している[121]。


環境崩壊のすべてが、マラリア流行の引き金になるという訳ではない。この病気を持続させている生態学的条件は場所によってさまざまである。しかし少なくとも、ダムの建設や森林の伐採そのものによる環境への影響ははっきりしている。水は澱む。木は切り倒される。何にも増して最大の環境崩壊だと明らかになるはずのもの――大気中の過剰炭素による全地球気候の変化――の事例では、どんな混乱が打撃を与えるのかはあまりはっきりせず、それゆえ、それがマラリアに与える影響を予測することはよりむずかしい。

それでも、気候変化に誘導されたマラリアは――日常の産業活動が引き起こしたマラリアと違って――すでに社会全体に多大な恐怖を抱かせている。「刺すぞ。殺すぞ。エセックスへ来るぞ。マラリア／研究者の多くは、地球温暖化でこの病気が復活すると信じている」と、ロンドンの新聞、『インデペンデント』の最近の見出しにあった。[122]「気候の変化でマラリアが復活する。イタリアは最前線だ」と、イタリアのウェブサイト、ANSAの投稿者が警告した。[123]これに加えて、「地球が温暖化すれば、マラリアは世界中に行きわたる」と、シンガポールの『ストレイツタイムズ』紙の記者が書いている。[124]

だが、気候変動は仕方がないとしても、その変化が何の影響も及ぼさないことが望ましい。あるところでは暑く、あるところでは涼しく、湿気の多いところもあれば乾燥したところもある。どの要素を取り上げても、マラリアの伝播との間にわかりやすい等式がある訳ではない。最適な気候が最適な蚊や、最適な原虫や、最適な人間集団の招来を意味する訳ではない。

たとえ地球温暖化に由来する変化が予測できたとしても、それがもたらす影響までは予測できないだろう。雨が多いということは、マラリアが多いということかも知れない。でも、雨が蚊の幼虫を洗い流したり、またたとえば、水かさが増して蚊の幼虫を食べる魚が住み付いたりすれば、そうはならないかも知れない。暖かくなるとマラリアが多くなるのかも知れない。高温になるとマラリア媒介蚊はより吸血するようになるし、成長も速くなる。蚊の体内のマラリア原虫はより速く発育し、その結果、蚊は生きている間に人間に十分感染させることができる。しかし繰り返すが、イングランドでは小氷期にもっともマラリアがはびこっていたのであり、温暖化の時期にヨーロッパから減少していったのだ。ほかの要素のほうが天候よりも影響力があったのだ(125)。

気象専門家の多くは、地球温暖化にはいく分か影響力があるということを認めている。幼な子イエスという意味の名を付けられた温暖な海流、エル・ニーニョは、通常はペルーの海岸へ三年から六年の間、毎年次々と押し寄せる。そのあと、正反対の現象であるラ・ニーニャ、つまり寒冷な海流が流れ込んで来る。この交互にやって来る海流が、貿易風やジェット気流や暴風の進路などに影響を与える。これらは地球全体の気候を決定するものだ。ブラジル北東部、南アフリカ、南アジア、インドネシアおよびオーストラリア北部では、エル・ニーニョの年には旱魃《かんばつ》になり、ペルー、コロンビア、エクアドル、およびボリビアでは激しい雨が降る(126)。

エル・ニーニョの年と、マラリアの患者やその死者の発生とが相関していることは分かっている。海抜一〇〇〇メートル以上のケニアの高地では、人々はマラリアなしの生活を謳歌《おうか》してきた。ここではマラリア媒介蚊が生存できなかったのだ。だが、一九九八年にエル・ニーニョが豪雨をもたらし、この地域に蚊が侵入した。免疫を持たない村人たちにとって、蚊の吸血に続くマラリアの惨事は理解を超えていた。「二〇人位と思われる人々が集まっていたが、どうしてマラリアが蔓延したのか、どうやれば予防できるか正確に言える者はいなかった」と『ニューヨークタイムズ』紙の記者は語った。「あなたがかかれば、自分で説明できるかも知れないわね」と、ある少女が記者に言った。[127]

何百人も死んだ。次の年、三ヶ月にわたる大発生でさらに命が奪われた。マラリアのこの猛烈な復活の引き金となったのは一体何だったのか、専門家たちの意見はさまざまだった。だが現地の診療医たちには、答えは明らかだった。「マラリアがいなくなったと思うと、また雨が降る。澱んだ水がさらに増え、蚊が孵化《ふか》し、また問題が起こることになる」と、ある診療医は言った。[128] 今日、ケニア高地の一五地点が常時マラリア流行の脅威にさらされている。一九八八年にはたった三ヶ所だったのだ。[129] ベネズエラでは、エル・ニーニョとマラリアによる死亡数の三六パーセント増とには相関関係があった。スリランカでは、エル・ニーニョが発生すると、マラリア流行の危険性が四〇〇パーセント増加する。インドのパンジャブ地方北東部では、この危険性は五〇〇パーセント増える。[130]

二〇〇六年に研究者たちが、ケニア山の斜面でマラリア媒介蚊のアノフェレス・アラビエンシスを見つけた。そこではかつて溶けたことのない万年雪が溶け始めていた。ケニア高地には、毎年およそ一万五〇〇〇人の旅行者が訪れていて、常にこの地域にマラリア原虫を導入している。研究者たちは、マラリアの罹病率が八〇パーセントまで上がるだろうと予測している。[131]

数学のモデルを使うと、ほかにも予測できることがある。たとえばあるモデルに従えば、気候が変化すると、オーストラリア北端の過疎地域から、六〇〇キロ以上南へ行ったクイーンズランドの人口稠密《ちゅうみつ》で旅行者が大勢集まるところに至るまで、アノフェレス・ファラウティ *Anopheles farauti* にとって棲みやすい条件ができあがる可能性がある。オーストラリアで現地の蚊が媒介したマラリアの最後の発生が、一九六二年にノーザンテリトリーで起きたことが分かっている。ここでは住人が少なすぎて、時が経つとマラリア原虫が生き続けられなくなっていた。わずかに南へ行ったところへ、マラリアに汚染されたパプア・ニューギニアやトレス海峡諸島から常時人々が流入しているが、このことがマラリア原虫の供給をたっぷりと保証することになるだろう。今までのところ、クイーンズランドでは、他の蚊媒介性疾患、たとえばデング熱やロス川熱などが制御できていない。もし、A・ファラウティがクイーンズランドでマラリア原虫を伝播し始めたら、その結果ははるか北方の過疎地とはまったく違うものになるだろう[132]。

今や私たちはマラリアの生育環境が簡単に乱されることを知っているが、蚊の支配する水路や沼地、それに本来の止水にある微小生息域に手を加えないでおくことはできるだろうか。ガラスのような水面に小石一つのさざ波も立てずに、地表を抜き足差し足で歩きながらだ。想像することすらむずかしい。こういうでしゃばらない生き方は、かつては可能だった。サバンナを歩き続けるお腹を空かせたハンターの集団のいくつかが地上の全人口であった太古の時代だ。今では、我々はとにかく人口が多すぎるのだ。たとえ機械類を返上し、鋸《のこ》の歯を鈍らせ、鉱山の穴を埋めても、空腹をかかえて増えてゆくわれらが種族は、地面を傷つけ続けることだろう。私たちは土地から邪魔者を取り除き、土を耕し、暖かい泥を踏みならすだろう——そして、そうすることでマラリアの紗《しゃ》のように薄い生育環境を引き裂くというリスクを冒すのだ。

気候の変化と、私たちが始めた何らかの生態学的崩壊とのどちらがマラリアを悪化させたのか、今のところは推測するしかない。しかし一つだけ明らかなことがある。私たちは、ビーバーがダムを作るように確実に環境に働きかけ、絶え間なく流れる川を新しい別の状態に作り変えた。蚊と原虫が利用できる状態にだ。そうなると、マラリアの衝撃波ははるか遠くまで広がるのだ。

5 薬物療法のつまずき

私の薬品保管庫には、マラリア用錠剤が入ったオレンジ色のビンでいっぱいになった棚がある。みんなかかりつけの医師から手に入れたものだ。私がマラリア発生地へ出かけると言うと、彼女は処方箋を書いてくれる。それを地元の薬局で調剤してもらうのだ。費用の大半は保険会社が支払ってくれる。私はわずかな分担金を払う。負担の少ないやり方だ。

毎日服用しなければならないという人もいたし、週一回だという人もいた。いずれにせよ、マラリア発生地へ行くときには、私はプラスチックのふたをこじ開けて、ほとんど宗教的な確信をもって錠剤を胃に流し込む。私は熱帯用食器戸棚にいつも用意しているチョコレートの箱をいくつか荷物の中へ詰め込む。錠剤を半分溶けたスイーツの中に入れて、うちの子供たちに飲ませるためだ。子供たちは本気で薬の効果を期待している。

もちろん、薬に対する信頼の程度は人それぞれである。カメルーンで出会ったあるアメリカ人昆虫学者のように、私と同様に超用心深い人も少しいる。この人がマラリア発生圏へ行くときには、二、三種類の薬を交代で飲み、さらにトニック入りのジンを飲む――トニックには抗マラリア剤のキニーネが加えてある――格別の安全のためだ。「僕はベルトをつけた上にサスペンダーをつけるタイプの人間さ」と彼は言う。[1] また、気にかけない人もいる。私が会ったマラリア学者の中には、薬を飲む人と同じくらい、飲まない人も大勢いた。テリー・テイラーは一年間薬を一切飲まなかったが、あっという間にマラウイで感染した。彼女は数日間重症に陥ったと語り、暖炉の前で横になって、横向きに寝るのと仰向けに寝るのでは「どちらがより苦痛か」ということについて三〇分ばかり討論した。今では常時薬を飲んでいる。病気になると「不便だから」という理由だけで。彼女に言わせると、最悪のことは、無性にオレンジ・ファンタ〔日本国内販売のファンタ・オレンジとは別味のファンタ〕が欲しくなることだ。「オレンジ・ファンタ！」と叫ぶのだ。

本質とは関係のない気まぐれによってものを選ぶ人もいる。私の知っているある詩人は古くなった薬が好きだが、そういう薬には鮮明な夢を引き起こすという副作用がある。彼はほのかな向精神効果が好きなのだ。「詩を作るのにいいんだ」と言っている。

言いたいのは、抗マラリア剤には効能があり、治療もできるし予防もできて、そのことを誰でも知っている、ということだけだ。すべきことは、口を開けることだけ。そうすれば、選《よ》りすぐった化学暗殺者が、体内に巣食うマラリア原虫を見つけ出して撲滅《ぼくめつ》してくれる。抗マラリア剤は、予防薬として使えば、マラリア感染予防効果が九八パーセントまである。[2] 治療薬としては決定的に有効だ。抗マラリア剤は、血中の原虫濃度を激減させて、熱帯熱マラリア感染による死亡リスクを五〇分の一に減らす。たとえ命にかかわるような重症のマラリアにかかったとしても、まずまずの抗マラリア剤を服用すれば、死亡リスクを五分の一に減らすことができる。[3]

だから、今日西洋人がマラリアにかかったり、マラリアで死んだりすると、当然次の疑問が湧いてくる。「なぜ薬を使わなかったのか?」と。その逆に――貧困層が死ぬのは薬剤を入手できないからだ――と、当然のことのように考える。だが本当のところ、これはまったく事実に反する。抗マラリア剤はマラリア発生地域ならどこでも、その地の物売りから手に入れることができる。二〇世紀半ば以来入手可能になった合成抗マラリア薬剤は、世界中どこでも安く買える。また、野草のように育ついくつかの植物が抗マラリア化合物を産生するが、中には驚異の薬剤だと一般に考えられているものもある。人類がマラリアに悩まされて以来ずっと、いつもたいてい、この種のものを知ってはいたのだ。

優良な薬剤――半分ほど効果があり、二倍値が張り、三倍手に入れにくい薬――がマラリア以外の数え切れないほどの災厄を消し去ってくれた。ハンセン病からリウマチ熱までだ。しかし、私たちの兵器庫には原虫殺傷に有効な薬剤があるにも関わらず、また、世界中に抗マラリア薬剤が溢れているにも関わらず、マラリアは繁栄している。ホモ・サピエンス対プラスモジウムの戦いでは、原虫側が勝っている。彼らは薬を使って捕えようとする人間の企てを、その都度すり抜けてきたのだ。

マラリア治療用の薬物使用は、人類史の始まりにまで遡《さかのぼ》る。蚊がはじめてヒトを刺した時よりはるか以前から、植物は有毒な化学物質を作って、昆虫や微生物やライバルの植物に対する、ゆっくりした無言の戦いを行っていた。(4) 葉や茎や根や樹皮で有毒物質を作り、切られたり攻撃されたりすると、内部からこれを染み出させる。液体を滴《したた》らせ、化学物質の悪臭を放つ、無言の、原始的な緑の戦いがそこら中で続けられているのだ。

太古の昔から、私たちはそこに含まれている化学物質の薬効を利用する目的で植物を使ってきた(これらの化学物質は、植物が基本的な生存目的のために作用する一次化合物と区別して、二次化合物と呼ばれる)。ベラドンナ、ケシ、ジギタリスなどの植物由来の二次化合物――アトロピン、アヘン、ジギタリン――は、体内の生化学的反応に強力に作用して、ヒトを魅惑する働きもある。

ものごとが普通に運べば、昆虫や哺乳類や鳥類の体内に棲むマラリア原虫が、これら植物性生物兵器に出会うことはない。しかし、葉や枝から滴り落ちるこういう化合物の一部は、マラリア原虫に重大な危害を加えることができる。おそらく副作用にすぎないのだろう。思い出してほしいのだが、この原虫の五〇〇〇のタンパクのうちの一〇パーセントが藻類《そうるい》型の化学反応と葉緑体の名残を留めている。プラスモジウムの先祖も光合成をしていたのだ。

灌木《かんぼく》性のムルルザも、マラリアの苦痛を取り除く二次化合物を持つ多くの植物の一つだ。アフリカにいた私たちの先祖と同様、チンパンジーもこの植物の苦い葉っぱを噛んでいる。これを見ると、植物性マラリア治療薬に対する私たちの知識――マラリアそれ自体に対する知識と同様に――が、類人猿からヒトへの進化的飛躍が起こる際にいっしょについて来たのではないかという、奇妙な考えが浮かんでくる。(5) クローブ、ナツメグ、シナモン、およびタマネギは、みな一様にフリーラディカル――ヘモグロビンから解放された酸素分子――による体の損傷の回復を妨害しながら、プラスモジウムの食欲を満たす。逆説的だが、これがマラリア原虫を駆除するのに役立つ。感染を受けた細胞を、マラリア感染によって放出されたフリーラディカルに曝《さら》すことで原虫を駆除するのだ。そして、人々がどうして何千年もの間これら栄養的には価値のないものを選んで食品に加えていたのか、ということを説明できそうだ。(6)

マラリアに対する最高の薬剤の一つが、アフリカのマラリア誕生地から何千キロも離れたところにある。アンデスの斜面にしがみついて生えている木、キナの木の樹皮に含まれているのだ。ムルルザやバジルと同じように、キナの木の樹皮は、最初は様々な体調不良を治す伝統的薬物として地元民が用いていた。その体調不良の中には発熱や悪寒も含まれていた。[7] 樹皮には複合アルカロイド類が多量に含まれている。木が病原体や草食動物から身を守るためにこれを用いるのは間違いないだろう。[8] そのうちの一つ、キニーネはマラリア原虫に驚くべき効果がある。原虫のヘモグロビン消化を妨げるのだ。その結果、食事中の原虫は自分の食物の中にある未消化の有毒残渣《ざんさ》によって毒殺される。[9] キニーネで感染を防ぐことはできないが、体内を巡っているキニーネは発病を防いだり、軽減したりすることができる。

キニーネは、乾いたスポンジに雨を注ぐように、マラリアに悩む地域に注ぎ込まれた。ミシガン出身の一九世紀のある典型的なキニーネの熱狂的ファンが次のように書いている。「パンに事欠《ことか》いても、井戸や川が干上がっても耐えることはできる。でも、便秘薬とキニーネのない生活は……パンや水がないより悪い」[10]。この薬剤は「君主の療法」[11]、「神授《しんじゅ》の薬物」[12]と考えられていた。そしてついに一九世紀になってキニーネが広く入手できるようになり、とうとうイギリス人がマラリアのはびこるアフリカへ入って行けるようになった。歴史家は、濾過《ろか》水と共にこの薬剤の功績をたたえている。というのは、イギリスが一八七四年にガーナでアシャンティ帝国を攻撃して勝利し、[13] アフリカ大陸におけるヨーロッパ人の植民地化の先駆けとなり、植民地化は短期間で行われたのだが、それは長い間待たされ続けた末のものだったからである。[14]

ところが、キニーネはマラリアに対する驚異の薬剤であり、五〇〇年も使われ続けていたというのに、世界中のマラリアの苦痛を軽減することはほとんどなかった。

カトリックの一宗派であるイエズス会の伝道師たちは、南アメリカのこの病気にキナの木が有効であることに気がついていたので、マラリアに悩んでいた一六三〇年代のヨーロッパにこれを導入した。[15] ヨーロッパではマラリアが猛威を振るい、キナの木は知られる限り最良で、もっとも効果のある薬物だろうと思われていた。たとえばアヘンのような、当時入手できた他の薬物は、病気に対しては漠然とした一般的な効果しかなかった。これに比べて、キナの木には確かな効き目があり、まるで外科手術をしたようにマラリアをしっかり治した。[16]

これが正当な名声を得るまでに五〇年かかった。イエズス会によって導入されたので、キナは反カトリック的心証から疑惑を持たれていたのだ。プロテスタントの英国人はキナの木を嘲《あざけ》り、これを「イエズス会の粉末」だと言ってバカにした。流血によって英国の君主制の打倒をなしとげたオリバー・クロムウェルのようなエリートたちは、あからさまにキナの使用を避けた。クロムウェルは一六五八年、マラリアで死んだ。イエズス会派がキナをヨーロッパへもたらしてから二〇年後のことだった。[17] しかしヨーロッパのエリートたちは「タルボアの素晴らしき秘薬」と呼ばれる治療薬を、ルイ十四世の息子からスペインの女王に至るまでみんなが受け入れた。秘密の治療薬が、イエズス会の粉末としてバカにされていたキナの木によるものだということが判明したのは一六八二年のことだった。[18]

問題は、原料がきわめてわずかずつしか入手できないことだった。一九世紀の終わりまでに、キナの木を手に入れたいという要求が世界中で激しくなり、はるか遠方の危険なアンデスの野生のキナの森から、どんな樹皮でも引き剥がして代用品にしなければならないほどになっていた。[19] この地域の政治家たちは、キナの木を排他的所有物であると考えた。ヨーロッパの企業家や探検家はそれをものともせず、金儲けになるキナの木の生えた土地を激しく求め、繰り返しアンデスから種子を略奪しようとしたが、それはまるで災難が次々におこる連続漫画のようだった。[20] この木およびその実生《みしょう》〔株分けや挿し木によらず種子から発芽することまたは発芽した植物〕は、森に包まれた険しい山間に適応しており、長い時間をかけて大西洋を渡る、湿気の多い航海には耐えられないことが分かった。高温や略奪や盗みに会わなくても、火災や嵐のおかげでもくろみは失敗した。

　キナの木の不足は絶対的だった。もっとも豊かな基金を与えられた事業——アメリカの対英戦費募金運動やアフリカの奴隷貿易廃止を訴える英国の運動——でさえ、キニーネの制限をしなければならなかった。アメリカの独立戦争中、大陸会議はわずか三〇〇ポンドのキナの木を獲得しようと躍起になっていた。ジョージ・ワシントンがマラリアの発作を起こした時には八回分のキナを使ったが、兵士たち——ニューミルフォードのイライジャ・ボードマン〔一一三頁参照〕もその一人だが——は自分たちの指揮官が貴重なキナの木の供給を始めてくれるまでは、腸を空っぽにするアンチモンと感覚を麻痺させるアヘンで間に合わせなければならなかった（ボードマンたちが戦地や帰還行路で病に陥り、そこら中の土地に病原体をばらまいたもう一つの理由がこれだ[21]）。

英国の国会議員で奴隷廃止論者のトーマス・ファウエル・バクストンは、指導者たちに奴隷貿易をやめさせるよう圧力をかけるべくアフリカへ赴《おもむ》いた、一八四一年のニジェール川上流探検において、健康保持のために「人類の創意によって考えられるかぎりの予防策」をとった[22]。だがこの探検隊もキニーネを制限しなければならなかった。ワインの中に数滴落とすキニーネを節約し、マラリアを防ぐためにはおもに大量のコーヒーに依存した[23]。（医師たちはコーヒーの抗マラリア効果については長い間怪しいものだと思っていたが、コーヒー飲みのフランス人入植者の方がお茶飲みのイギリス人入植者よりもマラリアにかからないことの説明になるように思えた。またこのことが、アメリカのお茶好きたちが嗜《し》好《こう》を切り替えるのに一役買ったのかも知れない[24]。）コーヒーは役に立たず、あまりに病気と死亡がはびこったため、探検隊は呼び戻された。

一八二〇年にフランスの化学者、ジョゼフ・カヴァントゥとピエール・ペルティエがキナの木からキニーネを抽出する方法を見つけ出したが[25]、こうして得られたキニーネの一日分の価格は、一八三〇年から一八八四年まではおよそ三ドルだった。二〇〇六年の価格に換算すると六〇ドル以上になる[26]。財産家や権力者は貴重な薬粒を若干買い溜めすることだけはできた。しかし一般民衆は市場を汚す安物のコピー商品で間に合わせるしかなかった。すなわち、キニーネ入りの錠剤や飲み薬や冷たい炭酸水などだが、これらは格安で治療効果があると謳《うた》っていた。多くは、大量のアルコールに溶かしたほんの少量のキニーネを含んでいるだけだった。マラリア治療には特に効果がなかったが、少なくとも庶民たちは禁じられていた飲み物を一、二杯味わえることになった。(27)

一方ボリビアでは、マヌエル・インクラ・ママーニという名のキナ収穫業者が、大量のキニーネを生産できるという噂の、珍しいキナの木の種を採るために山地を歩いていた。ごくわずかの種を集めるのに五年を要した。彼は死の危険に曝されながら、一八六五年に、チャールズ・レジャーというイギリスの商人にそれをこっそり渡した。レジャーはそれを密かに国外へ持ち出した。

結局、略奪された種子はわけてもオランダ人の手にわたることになった。オランダ人は今日のインドネシアに当たるジャワに、豊かな土壌の苗床《なえどこ》を愛情を込めて用意していた。彼らは苗木のために何千エーカーという山岳ジャングルを切り払い、(28)奪ってきたキナの木に惜しみなく園芸技術を注いだ。(29)だが、キナの木はどうにも扱いにくい客人だった。自生地であるアンデスの海抜千二百から二千七百メートルの高地がお好みだった。海に近いと木は枯れてしまい、高地では萎《な》えて灌木サイズになった。急峻《きゅうしゅん》な山の斜面では枯れたり灌木サイズになったりはしなかったが、山すその柔らかで肥沃《ひよく》な土に植えるとそうなった。繊細な葉には絶え間なく散水してやらねばならなかった。三〇度以上、あるいは四度以下の気温には耐えられず、降霜《こうそう》が一回あっただけでキナの木の若い苗木はすぐに枯れてしまった。最低五年経つまでは一滴もキニーネを作らず、少なくとも一五年経たないと樹皮の収穫に耐えられなかった。(30) ジャワサイがうろついていつも新芽を踏みつけるのを避けることもできなかった。(31)

オランダ人は、キナの木のプランテーションは「金食いの愚行」(32)だという非難を受けつつも、細心の注意を払ってこれら厄介な条件のことごとくを満たした。もしすべてがうまく行けば、一〇年以内にキナの木の収穫ができたことだろう。この時点で樹齢は六年であり、樹皮の中には五パーセントのキニーネが流れていた。(33) そして一〇年目になれば木は花開き、かおり豊かで柔らかな花は小さな果実となり、それは次世代のキナの木を保証してくれるはずの種子を生み出すのだ。ところが、あいにくオランダ人は仕事に打ち込んでいた割には、異種交配をするハチの存在に気づいていなかった。このハチはジャワ中に蔓延している役立たずのキナの木――初期のキナ栽培の生き残り(34)――の花粉を、キニーネを豊富に含む、すぐれたレジャーの系統の花へと運んだのだ。オランダ人は大変な思いをして、植栽地周辺に生えている何千本という非レジャー系のキナの木の花をもぎ取り、農民たちには二度とこの木を栽培しないよう禁止し、(35) もともとの種子に由来する純粋な種子の系統を政府の地所で厳密に維持し、保護管理した。[36] アメリカの園芸家、ノーマン・テイラーは「どんな木も、たとえゴムの木だって、こんなに辛抱強く理性的な保護を注がれはしなかった」と、感慨深げだった。[37] ジャワでキナの木の栽培が軌道に乗るには、三〇年を要したのだ。

キナの木栽培に対する園芸上の障害は克服されたが、これは広く行き渡ったキニーネ使用に対する一連の障害のうちの最初のものにすぎなかった。一九〇〇年には、オランダ人は年間五〇〇万キログラムのキニーネを生産した。[38] しかし、キニーネはまだ一般大衆には行き渡らなかった。

最初、オランダ人はキナの木の樹皮をキニーネに調製する工場を牛耳っていたドイツ人と、キニーネ取引を分け合った。しかし第一次大戦後、戦勝連合国は敵である同盟国〔ドイツ、オーストリア＝ハンガリー、トルコ、ブルガリア〕にキナの木を売るのをやめるようオランダに強要し、その結果、対戦相手であったドイツのキニーネ産業は崩壊した。[39]

もしキナの木の育成がわずかでも易しかったなら、対抗する有力者や企業家が現れて、各自のキナの木のプランテーションを打ち立て、オランダのキニーネと競合したことだろう。しかしながら、キナの木の栽培はオランダが今までやってきた通りキニーネ市場を完全に支配していて、すべてのブランド品の特許と同様守りは鉄壁だった。彼らは精力的に専売権を守り抜いた。

　ことを公平にすべく、スペイン人が自分たちでもキナの木（および南米のもっと一般的な天然資源）を確保しようとした。スペインの統治中はスペイン国王の許可なしでは誰も南米へ行くことすらできず、「まず検閲を受けなければ、南米に関する出版は一切できなかった」と、キニーネ史家のフィアメッタ・ロッコが書いている。(40)（したがって、一六九八年の、マラリアに苦しむダリエン在住のスコットランド人は、危険だとはいえ近くにその樹皮があるにも関わらず、キナの木を噛むかわりにウィスキーを飲んだ。他に方法がなかったのだ。）一八二四年にスペインから独立を勝ち取るペルーの登場はまだ先のことに属する。スペインはキナの木を国家の紋章に書きつけ、種子の輸出を禁止した。(41)ママーニが略奪したキナの種子をアンデスの外へ密かに持ち出した時には、政府当局は彼を二〇日間拘留し、拷問にかけた。(42)

　オランダ人は喜んで世界中にキニーネを販売したが、キナの木栽培の経費を考え、それに相応《ふさわ》しい高値をつけた。そもそもキニーネの価格が下れば、キナの木を栽培しているジャワの農民が、採算の取れないこの木を引き倒して替わりに茶の木を植えるだろう、と彼らは言ったのだ。(43)彼らはアムステルダムにキナ事務局という代理機関を設置した。この機関は、マラリアにかかった大衆に一方的な薬価を押し付けた。(44)キニーネの価格が下れば、キナ局がキナプランテーションを破壊するように命じて、キニーネは市場にやって来ないか、あるいは植栽したものの輸出が禁じられることになっただろう。[45]

これについては、一般のマラリア患者は言うまでもなく、政府も何もできなかった。一九二七年に米国司法省は、米国の独占禁止法に違反しているとして、キナ局を起訴し、[46]キナ局のキニーネ五トンを保有しているニューヨークの倉庫の手入れをすべく、ドラマチックな計画を立てて実行した。キニーネは当局が押収し、ブルックリンにある軍の基地に収容した。キナ局[47]および起訴された数人のオランダ人責任者[48]の告発を論議するために、連邦大陪審《ばいしん》が召集された。しかし、これらはすべて虚仮威《こけおど》しにすぎなかった。いかなる法的手続きにおいてもキナ局が有罪だという主張は現れなかったし、パリのアメリカ大使館で行われた合衆国の専門家たちの会議においてもそれは見られなかった。[49]『フォーチュン』誌の一九三四年号は辛辣《しんらつ》な記事を載せている。「このパーティを華やかにするのに不可欠なキナ局の代表は、アメリカ大使館でケーキを食べるのを丁重に辞退した」と。会議は屈辱のうちに解散し、司法省はキナ局を「同意判決〔当事者間の同意による判決〕」にファイルすることを認めたが、『フォーチュン』誌が指摘しているように、「誰が、何を同意しているのかは、誰にとっても意味のないことだった[50]」。キニーネ史家、M・J・デュラン＝レイノルズが書いているように、キナ局は「何一つ影響を受けることはなかった[51]」。

『フォーチュン』誌の一九三四年の調査報告によれば、オランダのキナ植栽家たちが三六パーセントの利益を得る[52]一方、発熱と悪寒に苦しむマラリア患者の一〇人に九人はキニーネの苦い味を気にも止めなかったが、キナ局の定めた価格通りの代価を支払うには、彼らの蓄えはあまりに乏しかったのである。[53]

念のために言っておくと、オランダ人が取り立てて何か狡猾なことをしたわけではない。イギリス人は自分たちが育てたキニーネをオランダ人のように十分に流通させることに失敗したのだ。

イギリスのインド統治府は、独自に略奪したキナの木を植民下インドのニルギリ丘陵で栽培した。手に入れたキナの木の種子はキニーネ含有量が比較的少ない系統のものだったので、決してこのプランテーションで大量のキニーネを産出することはなかった。[54] 生産された少量の製品は小さな包みに分けて、現地の街頭物売りに卸した。物売りはそれをマラリアにかかった大衆に売るのだ。[55] そして、そこでもやはり需要は満たされなかった。一九〇七年にカルカッタ医学校の研究者たちは、政府由来の市販キニーネの二五パーセントもが効力不足であることを発見したが、これは小売業者が品質を下げたからに違いなかった。[56] 買手危険負担（Caveat emptor）〔買主が商品の品質や目的適合性について判断する責任を負うものとする法原則〕だ。

最終的には、イギリス統治下のどの州においても一人当たり年間六五〇ミリグラム以上を供給されることはなかったが、これはマラリアの発作一回の治療に必要な量のほぼ三分の一だ。[57] 北西部のパンジャブ州のように一人当たり年間たった七〇ミリグラムというところもあった。同様にインドのシケきった私営キニーネ市場では、年間一人当たりおよそ一〇〇ミリグラムを販売した[58]。インドだけで年間ざっと二〇〇万人を死亡させるプラスモジウムを引き受けるには、はるかに大量のキニーネが必要だった[59]。

価格、供給、流通――こうしたことだけが対マラリアキニーネ作戦の効果的展開に対する障害になっていたのではない。何世紀もの間、医師にも患者にもキニーネの有効な量の供給は行われなかった。フランスの化学者、ペルティエとカヴァントゥがキナの樹皮からキニーネを抽出する方法を見つけるまでは、人々は木から剝がした樹皮そのものを砕いて粉末にし、（時には）液に溶かして飲んでいたのだ。このやり方では治療に用いるキニーネの量が極めて変動しやすいことになる。適切な種類のキナの木で、適切な樹齢のものであったなら、その粉末にはいくらかキニーネが含有されていたことだろう。しかし不適切な種類だったり、あるいは適切な種類でも樹齢が不適切だったりしたら、キニーネはまったく含まれていなかっただろう。驚くに当たらないが、樹皮は有効なこともあったが、効かないこともあった――キナの木を摂取したにも関わらず一六八五年にマラリアで死んだイギリスのチャールズⅡ世の場合のように[60]。

比較的標準的な量のキニーネで治療ができるようになってからでさえ、どのような投与法が有効かという問題が残った。ヨーロッパや合衆国の臨床医の中には、病気が進行するまでキニーネの投与を控えるべきだと考える者がいたし、微量の投与量を推薦する者もいた。一方、それよりも瀉血《しゃけつ》が良いとする者もいまだにいた。[61] 一八五〇年代に推奨された予防用キニーネの用量は——おそらく薬学というよりも経済的根拠によるものだろうが——一日当たりたった二粒、つまり一二〇ミリグラム程度に留まっていた。[62] これは後にマラリア予防に有効だと明らかになった量の三分の一だろう。[63]

伝道医師であるデイビッド・リビングストンは一八五〇年から一八七〇年代にかけて、中央アフリカを旅していた。意外なことではないが、少量をきちんと服用していたのに熱病で倒れる者が隊の中で出たことに彼は気がついた。今日南部モザンビークと呼ばれているところで、リビングストンは昏睡《こんすい》状態に陥ったポルトガルの将校を診ることになった時、普通とは違うことを洒落でやってみた。三〇粒、すなわち一・八グラムの大量投与を試してみたのだ。このことが診療団仲間にどう見られたかは想像するしかない。向こう見ずだと思われたことだろう、多分。実際にはこのキニーネの量は、おおよそ今日熱帯熱マラリアの成人患者の治療に必要だと考えられる量なのだ。リビングストンは自分が何かを発見したことを自覚した。

アフリカにおける偉業に対する国民的名声——人々はサインを求めてロンドン中を追いかけた——のおかげで、リビングストンはある種の威風を身につけるようになり、ために硬直した医学界における権威筋の関心を惹くようになった。[64] 彼の妻、メアリーはザンベジ川のほとりに立てたテントの中でマラリアにかかって死にかけていた。彼は自分を英雄たらしめたのと同量のキニーネを用いたにも関わらず愛妻の蘇生に失敗したのだが、その後でも、心痛めつつも、高用量薬剤投与の唱道《しょうどう》を続けた。(65) とうとう、英国と合衆国、両国の軍が、自軍の基本療法として高用量キニーネ治療を取り入れることになった。(66)

キニーネの販売業者がこの薬を十分に普及させることができず、また、科学者や医師たちが専門家として適切に投与できないことが頻発したとしても、患者もまたきちんとできなかったことを指摘しておかないと公平とは言えない。あまりにもしばしば、人々は薬剤の摂取をいとも簡単に拒んだ。たとえ有効投与量を無料で与えられてもだ。

拒否するにはそれなりの理由があった。キニーネは、有効量を摂取するとなると穏やかな薬剤ではない。不快な副作用がありすぎるので、医師たちは早いうちからシンコナ中毒〔キニーネ中毒〕という名前をつけていた。シンコナ中毒の中には耳鳴り、聾《ろう》、吐き気、それに視覚障害さえある。それに、これらは予見可能な副作用にすぎない。(リビングストンは「耳がなり響くまで」キニーネを摂取することを推奨した。) キニーネはまた、まれではあるがひどい出血、白血球の劇的な減少、異常な血液凝固《ぎょうこ》、腎不全などを引き起こすが、これらはいずれも死をもたらす。(67)

さらに黒水熱《こくすいねつ》という問題があった。これはキニーネ治療に伴う不可解かつ致死的な病気で、キニーネ服用患者が下痢、嘔吐、腹痛に見舞われ、最後には真っ黒な尿を排出して死ぬというものだ(68)。黒水熱は「熱帯のマラリア流行地域でヨーロッパ人がかかる病気の中では、おそらく医学的にも経済的にも、もっとも重要なものだろう」と、二〇世紀初期のイギリスのマラリア学者、ジョン・ウィリアム・ワトソン・スティーブンスが記している(69)。キニーネと黒水熱との間にはっきりした関わりを確認した科学者はいないが、これがキニーネのせいだと言って非難しても不公平ではないだろう――一九五〇年代に長期にわたるキニーネによる予防法が流行らなくなると、この症候群が消え去ったのだから(70)。

しかしマラリアにかかるのはいずれにしても楽なことではない。この病気にかかった人にとって薬の副作用は、些細《ささい》なものと言わないまでも、少なくとも耐えられるものと思われるかも知れない。それでも、二〇世紀を通して軍の司令官たちは、努力したにも関わらず多くの兵に予防用キニーネを処方通りに摂らせることはまずできなかった。実際のところ、第一次大戦中には、兵士たちが処方通りの用量の予防用キニーネを摂らないことがあまりに多かったので、兵が戦闘地域から撤退するために病気になりたがっているのだと、上官たちが疑い始めたものだ。彼らはこれを「マラリア敗北主義」と呼んだ(71)。

無料のキニーネを配布しようというイタリアの野心的国家計画は、必須用量を下げようとする抵抗があったため妨げられた。一九〇二年に始まり、第一次大戦が始まるまで続いたこの計画の裏にある意図は、大量のキニーネを大衆に浴びせて、マラリア原虫それ自体の生存が持ちこたえられなくすることだった。有名なドイツの細菌学者、ロベルト・コッホは、この方法を使えばわずか九ヶ月以内にマラリアを撲滅《ぼくめつ》できると考えた。[72]

しかしこの「神の医薬」は地方の人々をそんなに喜ばせはしなかったようだ。[73] あまりにも長い間、キニーネは金持ちのぜいたく品だったので、イタリアの村人たちは突然この薬が簡単に手に入ったことに何か胡散臭いものを感じたのだ。「田舎には悪魔の計画についての無知な噂が山ほどある」と、歴史家、フランク・スノーデンはその著作（イタリアにおけるマラリア史）に書いている。政府は「国民を過剰人口から解放したがっているのだ」と考えた者がいた。また、もっと税金を取るためのトリックだと思った者もいた。[74]

イタリアにおける厖大なマラリア被害と、それを封じ込める有効な対策があったにも関わらず、イタリアの無料配布キニーネの大半は使われることはなかった。[75] 少なくともホモ・サピエンスには。怖がりで疑り深い多くの農民は、この薬をブタに食わせた。[76]

キニーネは使われ方がまずく、誤解を受け、あまり流布しなかったけれども、一九四〇年代までは（地方の伝統的治療法を別にすれば）世界で唯一のマラリア薬だった。だから、第二次大戦下の悲劇的なキニーネ不足を補えなかったにも関わらず、その医療上の地位が揺るがなかったのだろう。

初めのうちは、太平洋で戦争を遂行中のアメリカの将官たちにとって、マラリアはさしたる関心事ではなかった。何十という免疫のない部隊が、ニューギニアやフィリピンなどのマラリアが多発するジャングルや沼沢地深く進軍していたにも関わらずだ。マラリア学者のポール・ラッセルは悲惨なマラリアの流行が多発することを予見し、ニューギニアの米軍の指導者たちを訪問して、マラリア予防にもっと注意を払うよう訴えた。将官たちは彼の懸念を一蹴《いっしゅう》した。一人がこう言った。「戦時中に蚊と遊びたいなら、俺をわずらわせないでワシントンへ帰れ。こっちはジャップと戦う準備で忙しいんだ(77)」。

ワシントンでは合衆国政府の準備が整いつつあった。この国が戦争に参加する時点で、一九〇トンの硫酸《りゅうさん》キニーネが備蓄されており、また、キナ局からも、合衆国支配下のフィリピンなどにある、カルテル以外の新規のキナプランテーションから新たな錠剤の船積みを受けて、合衆国への供給を強化する計画が整っていた。一九二一年に、フィリピンの総督はキニーネを大量に含むレジャー系統の木からとったキナの木の種子を一瓶、オランダ人から四〇〇〇ドルで買って、フィリピン南部のミンダナオ島に植えていた(78)。一九四一年までには、ミンダナオのプランテーションは年間二〇〇〇ポンドのキニーネを生産していた(79)。

だが、戦争が本格化し、ドイツはオランダに侵入した。彼らの最初の課題はアムステルダムの商店からキニーネを強奪し、それをベルリンへ送ることだった(80)。キニーネの女王蜂的存在が壊滅したことは、文句なしに不吉なことだった。一九四二年には日本がインドネシアに侵入し、ジャワにおけるキナの木のプランテーション（ならびに錫《すず》、ゴム、およびその他の熱帯産の天然資源）の支配権を手に入れた。(81) わずか数ヶ月で世界のキニーネの九五パーセントが敵の手に落ちた。(82)

キニーネの供給が減少すると、免疫を持たない兵士たちにプラスモジウムがはびこった。パプア・ニューギニアでは、明らかにマラリアが原因で、悲惨な戦闘の四倍もの犠牲者を出すことになり、オーストラリアの兵士の七〇パーセント以上がマラリアで倒れたのだ。(83) 一九四二年の終わり頃にソロモン諸島のガダルカナルへ送られた合衆国連隊の兵士はことごとくマラリアにかかったが、中にはそれが一回ですまない者もいた。マッカーサー元帥《げんすい》がポール・ラッセルに語ったところによると、「戦闘員の三分の一はマラリアに苦しんでおり、三分の一は回復中で、残りの三分の一だけが本当に戦闘可能だった」。(84) 総じて、東南アジアでは連合軍の六〇パーセントがマラリアにかかった。

アメリカの商店にあったキニーネの在庫は完全に干上がった。『ハーパーズマガジン』誌は「昨今では、キニーネが欲しかったら医師の処方箋が必要だが、たとえ処方箋があったとしても、多分樹皮の粉末を溶かしたものしか手に入らないだろう」といって嘆いた。(85) インドにおけるマラリアの患者数は急激に上昇し、一九四二年末までに一億人に達したと、この年の『ニューヨークタイムズ』紙が報じた。(86)

しかしもっとも悲惨なことで知られたマラリアの流行は、フィリピンのバターン島で起こった。そこはアメリカおよびフィリピンの部隊が日本軍の侵攻から逃げ延びてきたところだった。部隊の八五パーセントがマラリアにかかり、患者に一連の治療を施すだけのキニーネがなく、予防的に服薬させるだけであった。[87] 週末のことだった。砲火を浴びて、やつれ果てた部隊は――それまで自分たちの馬を食べていた――日本軍に降伏した。これはアメリカおよびフィリピンの軍史では最大の降伏だった。日本軍はアメリカ兵一万五千以上およびフィリピン兵六万という人員を捕虜とし、収容キャンプまでの一〇〇キロに及ぶ悲惨な行軍を強制した。[88]

これは目に余る非道《ひどう》だと、アメリカの国会議員たちがいきり立った。[89] バターンが奪われたのは「砲弾が尽きたからではなく、キニーネの錠剤が払底《ふってい》したからだ」と、『ニューヨークタイムズ』紙は指摘した。[90] 命を救う医薬品を、唯一の厳重な管理下に置かれた資源《リソース》のみに頼ってきた何年にもわたる施策は、今や無定見で馬鹿げたものだと思われた。キナ局はキニーネ市場の競争相手の「息の根を冷酷に止めた」。あるカリフォルニアの議員は「予防的購入、地下政治活動および間接的経済圧力」などを使ってキニーネ獲得のためのレールを敷いた。[91] 一方、日本はオランダの専売会社を支配して、「望むだけの樹皮を手に入れることができた」と、キニーネ史家のデュラン＝レイノルズは述べているが、このおかげで日本軍は蚊のはびこる中国をマラリアに悩まされることなく征服できたのだ。[92] マラリア対策という点での優越性に加えて、日本軍は年配の女性を雇い、蚊帳が確実に機能するよう、兵士たちが就寝したあとで「蚊帳の裾《すそ》を布団の下にしまいこむ」仕事をさせたのだ。[93]

連合国各国政府はキニーネ以外の他の方法でマラリアに歯止めをかけるよう、速やかに活動を推進した。マッカーサー元帥は、ポール・ラッセルを合衆国軍の主任マラリア研究員に指名し、[94]ラッセルはマラリア発生地域にいるすべての戦闘部隊に、マラリア予防と調査のためのチームを配属した――チームの数はざっと二〇〇を超え、それぞれには一〇人ほどが所属した。彼らの糧食ならびに士官たちは優先順位を一〇位から一位に格上げされて、海外向け発送便で送られた。[95]合衆国軍の新聞は、袖《そで》を下ろして蚊に刺されないようにと各部隊に念を押した。米軍ラジオ放送局がマラリアにかからないための通達をあまりに沢山流したので、兵士たちはこの放送局をモスキート・ネットワーク〔蚊放送網。また、「モスキートネット」には蚊帳の意味がある〕と呼んだ。[96]有名な作家のセオドア・スース・ガイゼル、別名ドクター・スースは、ある一コマ漫画を描いてその才能でマラリア問題に貢献したが、一九四三年に合衆国陸軍がこれを頒布《はんぷ》した。スースはハマダラカ属の蚊を表わした漫画の下に「これがアンだ」と書いた。

彼女は血を飲むのだ！　アンは夜中にうろつき回って（まさにパーティギャル）喉が渇いた。アンはウィスキーもジンもビールもラム・コークもいらない。飲むのは

GIの血だ……彼女にチャンスを与えるな。彼女は君に山火事と真冬の地吹雪と、それに使い古した皿洗いモップとがいっしょくたになったような気分を味わわせるぞ。血を吸った後も君をずっしりしたサンドバッグみたいに元気いっぱいなままにしておくけれど、時には本気で殴り倒すこともできるのだ。アンが住むところで水浴びしたり泳いだりすればひどい目に遭う。網帽をかぶり、袖を下ろし、ゲートルや手袋を付ければ女々しく見えるし、快適ではないかもしれない——しかし、マラリアで意識を失った奴は飛んできた鉄の塊《かたまり》を受け止めたみたいにカチカチに硬直するのだ。ところで、もし確実に災難に遭いたかったら——すぐそばの現地人の村へ夕暮れ時に立ち寄るだけでよい。そこには肥えた小さなアンたちがいっぱい、腹の中にたんまりと病原菌をかかえて君が来るのを待っている。連中は居住地域の子供たちからマラリアの病原体を補充していて、結構なカモを新たにみつけると、その男に一つ残らず分け与えるのだ。(97)

兵士たちがこの教訓によって知恵を授かる一方、本国の科学者たちは、自分たちが失くした「神の医薬」に代わる薬品を求めて、何万種類もの化合物をスクリーニングした。この壮大かつ長期の取り組みによって、人類のマラリアに対する戦いが新たな章へ導かれることになった。マラリア媒介蚊とそれが宿すマラリア原虫とを撃滅《げきめつ》する、強力で生産が容易な合成化合物を開発したのだ。

皮肉なことに、連合国各国が大変な緊急課題としてキニーネの代用品を探していたのに、I・G・ファルベン〔第二次大戦までドイツ化学産業界を独占したトラスト〕の研究者たちが抗マラリア剤であるキナクリンとクロロキンの最初の発見者となった。アメリカの科学者たちは後になってやっと、失敗を重ねながらこれらを開発し、進展させた。

キナクリンは血中に一週間留まる。このことは効果的なのだが、この薬は皮膚を黄変させ、時には神経性の反応を引き起こす。また、三日熱マラリアにはキニーネほど効果がなかった。戦争末期にキニーネが不足して、キナクリンの服用を強制されたアメリカ兵はとても嫌がったという(98)。

クロロキンは別物だった。これはキニーネのように、赤血球中のヘムという鉄化合物を代謝させなくしてマラリア原虫を殺害する(99)。ところがクロロキンはその従兄弟であるキニーネとはあらゆる点で薬効が違っていた。キニーネがうまく行かなかったところでクロロキンの働きが際立っていた。血中滞留はより長かった。副作用は無視できた。何よりも素晴らしかったのは、この薬剤は工場で簡単な部品を作るように確実に製造できたことだ。

世界中の製薬会社が低コストで製造したクロロキンは戦後のグローバルな商業界へ爆発的に広がった(100)。エリートたちはクロロキンのビンをディナーテーブルの香辛料の隣に目立つように置いた。部隊が集まって「クロロキンパレード」をした(101)。一九四七年にクロロキンの宣伝販売を開始したアメリカの製薬会社は、これにはキニーネの八倍から三二倍効力があると言い[102]、大衆もその言葉を受け入れたようだった。アフリカでは、発熱や、時にはうずきや痛みに対する時も、薬選びではクロロキンがアスピリンの上を行った。これはマラリアの専門家たちがけしかけたことだったと、WHOのホセ・ナヘラは回顧する。「クロロキンは薬品ではなく、商品として扱われるべきだと言われていた[103]」。クロロキンを服用する前にどうして煩《わずら》わしい診断なんかするのだ。専門家は次のように勧めた。熱が出たらただちに患者が自宅で「予測治療」としてクロロキンの錠剤を飲めばよいのだと[104]。

神の医薬であり、一風変わった植物学的運命を持っていたキニーネは、マイナーな薬へと格下げされた。ジャワのキナの木プランテーションは、戦後は放置され、衰退していった[105]。キニーネの抽出という英雄的業績を記念してパリに建てられたペルティエとカヴァントゥの立派な彫像は、ドイツ軍が引き倒して溶かし、武器製造の原料とした[106]。

包囲下にあったキナ局の方策は次第に混乱していった。キナ局は、新聞社連合の記者たちに金を渡してキニーネの宣伝をさせた。協力者たちは「年間八本ないし九本以上の記事を書くことはしなかった」が、それは「度々キニーネの特集を組みすぎるといって疑われないためだった[107]」。たとえ「医学界の権威からの攻撃に身をさらすことになろうとも[108]」キナ局は危険なキニーネの自己治療を奨励したと、あるキナ局の促進係が書いている。彼らは医学界の反キニーネ派権威に対する非難をも企んだ。「最良の攻撃方法は、この国の誰か傑出した人物が自発的に抗議するかたちでなければならない。私がそういった人物にあらゆる材料を提供するのは事実だが」と書いた者がいる。哀れな話だが、彼らはキニーネ化学者のペルティエとカヴァントゥの彫像の再建用の資金を増額しようという悪乗りさえした[109]。しかし何にもならなかった。目のくらむようなクロロキンへの賞賛の中、世界のキニーネに対する渇望は着実に減退していった。

プラスモジウムは、何か殺し屋にぴったりな天性、つまり免疫の銃眼から狙われながら確実に住み処へ戻って来たり、獲物の体内に秘密の隠れ家をもっていたり、という利点のおかげで何千年も生き延びてきた訳ではない。宿主を上回る適応能力のゆえに生き残ったのだ。マラリア病原体のそれぞれの種にとっては、自分たちが遺伝的に異なる多くの系統を持っていることが自慢だ。それぞれの種は強い系統や弱い系統を含めた独特の組み合わせからなっている。あるものは、たとえば蚊の体内で速やかに繁殖するというように、特別な適応をしているかも知れない。またあるものは、免疫細胞の捕捉作用から逃れる術が巧《たく》みなのかもしれない。色々な種の原虫が感染し、私たちの体内にいっしょに住みつき、互いに対立したり協調したりしているのだろう。宿主としてのヒトはつらい思いをしながらも、彼らに対する若干の防衛策を立てる。だが、私たちは一人ひとり別々の個体であり、相対的にいえば能力に限度がある。ところが私たちにたかっている原虫の方は、急速に再生するミニ人口密集地を形成するのだ。たとえ、私たちの防衛手段の犠牲になるものがあったとしても、残りのものは生き延び——その子孫がたちまち私たちの体を征服するだろう。

キニーネ時代の、この薬剤の打撃力がまだ弱く、広くいきわたっていなかった時期には、この寄生生物のすさまじい適応能力は見逃されたに違いない。クロロキンの服用が開始された一九五〇年代にも、この適応能力は隠れたままだったのだろう。しかし、原虫群は世界中の、薬剤を投与された人間の体内で激しい攻撃にさらされることになった。このような条件下で、この被害に耐えうるわずかばかりの頑丈な原虫が、その他大勢の中から突然選び出された。

マラリア原虫が合成剤に抵抗できるという最初の兆候は、第二次大戦の最終段階で、嫌われもののキナクリンを連合軍の兵士たちに投薬した時に現れた。

この薬剤に対する不信と嫌悪が広く行き渡っていたので、マッカーサー元帥はオーストラリア陸軍の衛生局長、ニール・ハミルトン・フェアリに指示して、キナクリンの有効性を示す確証、ことにこの薬剤が用いられた戦時条件下におけるそれを提出させた。

フェアリは一連の胸の痛む人体実験を、こんな実験に相応しくないケアンズ西部の緑豊かなオーストラリア高地で実行して、これに応えた[110]。彼は何百人という志願者をかき集めた。中には亡命ユダヤ人や傷病兵もいたが、これは彼らを故意にマラリアに感染させてから徹底してキナクリンを投与し、この薬剤がいかに疾病防止に有用であるかを証明するための実験であった。ところがフェアリはそこでやめはしなかった。彼はマラリアに感染した蚊に志願者を何百回も刺させ、最低限の休息と食事のための中断を与えるだけで、二、三日間かけて二〇〇キロ以上を行進させた上、アドレナリンとインスリンを注射して、地元の食肉工場の冷凍庫の中へ追い込んだ。それでも、キナクリンはこの実験的に誘導したマラリアを抑えることができた。換言すれば、この薬は効いたのだ[111]。（この試練から生還したある被験者は当時のことを思い出して言う。「何も教えてはくれなかった」。別の一人が思い起こす。「最初は危険なことだとは分からなかった……何か冒険をすることだと思ったんだ。だから俺は行ったんだ[112]」。）

一九四四年、フェアリはクイーンズランド州アサートンにおける高級軍事委員会で結果を発表した。このオーストラリア陸軍の衛生局長はこう宣言した。「この疾患の制御如何《いかん》が貴官らの手中にあることは今や十分明らかであります。ことはあらゆる抗マラリア対策、とくにアテブリン〔キナクリンの商品名〕処置における訓練と修養の問題以外の何ものでもありません……如何ほどの躊躇《ちゅうちょ》もなく、断固として申し上げます。ご聴講の各位、今や対応は貴官ら次第なのであります[113]」。

この二、三ヶ月後に、一万七〇〇〇人を超えるオーストラリア軍兵士がニューギニア北岸に上陸した。マラリア防御のためにすべきことは分かりきっていた。キナクリンは最高権威たちがはっきりと承認していた。ニューギニアにマラリアが猖獗《しょうけつ》していることは誰でも知っていて、キナクリンには十分な信頼性があるのに、兵士たちがきちんと服用しないなんてことは考えられないことだ。しかし念を入れて、服用しなかった場合には小隊長は罷免《ひめん》されることになっていた。これは功を奏した。マラリアをかかえた蚊が跋扈《ばっこ》する沼地にいたのに、何ヶ月も兵たちは病気にかからなかった。

しかし、部隊が海岸に沿って進軍を始め、軍事行動に入っておよそ三ヶ月経ったころ、どういう訳か、キナクリンという抗マラリア用甲冑《かっちゅう》にほころびが見えてきた。三五〇人の兵士がマラリアで倒れた[114]。

このニュースは部隊に雷光《らいこう》のようなショックを与えたに違いない。キナクリンを飲むのがとりわけ好きな者など誰もいなかったから、この感染の発生はまさに薬の裏切り行為以外の何ものでもないと見られたに違いない。嫌われ者のこの薬はみんなを見捨てたのだ！しかし、フェアリの信念を受け容れたばかりの指導者たちは、まったく逆の疑念を抱いた。キナクリン普及のためにかくも汗を流したのだ。ほかに考えようがあろうか。この人たちにとっては、間違いは薬のせいであるはずがなかった。そうではなく、兵たちがちゃんと薬を飲まなかったのだ。

熱病で死んだ三五〇人に関する議論の最中に、この部隊の指揮官、J・E・S・スティーブンス少将は、大げさな追従《ついしょう》を述べた。「フェアリ准将《じゅんしょう》は……世界一すぐれたマラリア研究者です」と宣言したのだ。

彼はこの病気の研究に人生を捧げてきたのです。史上もっとも広域な調査・研究をなしとげましたが、それによって以下の明々白々たる宣言をなしたのです。すなわち、アテブリンを一日一錠飲めば、マラリアを抑制できると。当局が絶対に正しい訳ではないなどと言うことは、おこがましいことです。この学説に対する我々の信念が揺らぐことなどありえません。さもなければ、抗マラリア処方の骨組み全体が崩壊してしまうでしょう。[115]

薬の評判をもち直し、自分が信じている防御効果を回復するために、スティーブンスは弱りきった兵たちをさらに厳しく取り締まった。錠剤を受け取るために兵士を整列させるのみか、指揮官みずから兵員一人一人の口中に錠剤を投与するよう、布告したのだ。兵士は水を飲み下したあと、「大声で」自分の姓名を名乗らされ、最後に、錠剤が実際に喉を下ったということに一点の疑いもないことを証明するために、口を開けて徹底的な検査を受けなければならなかった。[116]さらに、兵たちは長袖シャツ、ズボン、長靴を脱ぐことを禁じられた。たとえ「体を洗うため」だったとしてもだ。夕暮れ時からは二時間おきに号笛《ごうてき》が鳴ったが、それは汚れた衣類を着た汚れた体に、蚊の忌避剤《きひざい》〔昆虫や鳥獣を化学的刺激で遠ざけるもの〕というもう一着の衣類を着けさせられる合図だった[117]。

だが、屈辱的な錠剤投与や臭い忌避剤の塗布にも関わらず、マラリアは猛威を振るった。毎週新たに七〇人の兵士がこの病気にかかった。ある准将が訪れる前日に、熱帯熱マラリアに感染した一人の中佐の病気があまりに重かったので、彼を後送せざるをえなかった[118]。指揮官たちにとっては、ニューギニア部隊の兵士の苦痛がある種わがままな反抗と映ったに違いない。キナクリン服用の指示は明快そのものだ。かかる危険な秩序の崩壊はまさに恥ずべき事態だ。しかし上官たちが調査結果を見て分かったことは、それにも増して不穏当なことだっただろう。

すっかり脅《おど》かされて、兵士たちはただ薬を飲むだけではなく、薬におぼれ、指示された以上の量を飲んだ。推奨量の二倍飲んだ。マラリア防止のためだけではなく、あらゆる種類の痛みの処方として飲んだ。「ある戦闘指揮官は、兵士たちは頭痛になるとアスピリンよりも［キナクリン］の方を飲みたがった、と言った[119]」。

結局フェアリは現場にやって来て、感染を受けた幾部隊かを、調査のためにケアンズへ撤退させた。おそらくキナクリンはうまく吸収されなかったのだろう、とフェアリは考えた。あるいは、何か新型でより毒性の強いマラリアにかかったのかも知れない。それとも、マラリアには全然かかっていないで、まったく別の病気にかかっているのかも知れない。

彼は兵士たちの血液を検査して、十分な量の薬剤を摂取していたかどうかを調べ、兵士たちを襲った病原体に照準を合わせた。

ケアンズへ戻って調べてみると、マラリア病原体は兵士九人のうち少なくとも七人に感染していることが分かった。しかし、信じられないことに、その全員の血管内にキナクリンが流れていた。後に、あるマラリア研究者が書いているが、これは「人類のマラリアに対する戦いの歴史の中で、先例のない」発見だった。[120]

明快な結論はこうだった。すなわち、マラリア原虫はキナクリンの殺作用を出し抜く能力を手に入れたのだ。おそらく、ある系統が突然変異を起こしたのだろう。[121]兵士のほとんどは熱帯熱マラリアに対して獲得免疫〔ワクチン接種や感染によって、生後獲得した免疫。後天免疫〕を持っていないから、体内の原虫は桁《けた》外れに増殖し、突然変異が起こるのに十分な機会ができたのだ。突然変異は一〇億個に一個の割合で起こる。[122]あるいは、薬剤耐性原虫が初めからいっしょにいて、キナクリンに出会うまで、その隠れた能力に気づかなかったのかも知れない。

この原虫がどこからやって来たのであれ、速やかに蔓延《まんえん》したのだが、それはキナクリンを大量に使用したオーストラリア軍だけでなく、その近傍《きんぼう》に位置して同じようにマラリアに苦しんでいた敵軍部隊のおかげでもある。そして、よりきちんとキナクリンを摂取すればするほど、薬の効かない原虫が育ったのだ。

しかしフェアリは、この発見が意味するものに適切に対応できなかった。みじめな失敗に触れないでキナクリンを摂るように言うのは、とてもむずかしいことだった。彼はそれでも兵士――キナクリンではなく――が、薬剤の殺作用を薄める何らかの役割を果たしているのではないかと、疑った。なにしろ指揮官で感染した者は兵士の半数だけだったからだ。この原虫がどうして、ほかのどこでもなくニューギニアでこの薬剤を無害化したのだろう。フェアリはこの薬の名声を守るためにベストを尽くした。その名声を上げるためにこれまで一心不乱に研究してきたのだ。自分の結論を書き上げた時には、若干の原虫がキナクリンを出し抜いたことを認めたが、ほとんどのマラリア発症は「訓練」の不足によるものだったと書いた[123]。

公平を期すために言っておくが、ニューギニアで潜伏増殖しているこのキナクリン耐性原虫が、どうやって世界のどこかで、あるいは時を経てニューギニアで生きてきたかなど、フェアリには知るよしもなかったのだ。これは一回限りの出来事だったに違いない。二度とお目にかかれない変わった突然変異体の出現という出来事だ。ことによると、薬剤耐性能力に伴って起きた別の突然変異による毒性で自滅した可能性もあったのだ。殺作用を持つ薬剤を出し抜くのは容易なことではないに違いない。確かに、この寄生生物が補償と引き換えに何か重荷を負わされた時にできる能力など、いわば、オリンピックの水泳選手が競走が得意でないようなものだ。もし、蚊が普通のマラリア原虫をいっぱいかかえていて、薬剤耐性原虫が普通の原虫と血液をめぐって張り合わねばならないとしたら、その足取りはおぼつかないものになるだろう。世界的アスリートが町内の喧嘩のただ中にいるようなものだ。薬剤耐性原虫がはるか遠方まで伝播することはできないだろう。[124]

第二次大戦後、世界的に公衆衛生を監視する団体、世界保健機関（WHO）が組織されたにも関わらず、国際社会がクロロキン耐性マラリアの報告をあいまいにしている理由もこれだ。

マラリアがクロロキンに報復を始めた最初の兆候は、コロンビアとタイ‐カンボジア国境で一九五七年に起こった。この薬剤が導入されてちょうど一二年目のことだった。ある日、コロンビアの石油会社で働く地質学者が二人、ふらふらしながらダラスの病院へやって来た。二人は熱帯熱マラリアにかかっていた。だが、抗マラリア薬の王者たるクロロキンで治すことはできなかった。その後間もなくベゼスダの医師たちが、タイで熱帯熱マラリア原虫にかかったある患者を治療した。クロロキンはこの患者にも効かなかった。「なんということだ。またしてもか」マラリア専門家のロバート・G・コートネイはこの時の記憶を思い起こしている。[125]

クロロキンは食胞《しょくほう》内に蓄積することでマラリア原虫を殺す。食胞というのは原虫が餌を消化するところだ。原虫はこの薬剤を吐き出そうとするが、普通はそんなに速く吐き出せない。だが、pfmdrl と呼ばれる遺伝子を持った原虫は、通常のものより五倍速く食胞からクロロキンを吐き出すことができる。[126] 疾患制御本部のピーター・ブロランドによれば、こういう原虫は「ランチにクロロキンを食べる」のかも知れない。[127] クロロキンだけではない。pfmdr1 遺伝子を授かった原虫は他の合成抗マラリア剤にも耐えられるのだ。その中には一九五〇年代初めに導入されたアモディアキン、[128] 一九七〇年代中期に導入されたメフロキン、[129] ならびに一九八〇年代初期に導入されたハロファントリン[130]やキニディン[131]などがある。[132]

マラリア原虫は投入された各薬剤を一つ一つ自分に対して無害なものにしていった。その薬剤が有効で広く用いられれば用いられるほど、原虫は速やかに征服した。抗マラリア剤のプログアニルからはピリメタミンという薬剤ができる。原虫は両剤に耐性になった。ピリメタジンはスルファドキシンという薬剤と結合してSPすなわち商品名ファンジダールという、おなじみの結合体になる。これがタイに導入されたその年に、耐性原虫が出現した。[133] ホフマン＝ラ・ロシュ社は一九五七年に抗マラリア剤メフロキンを発売したが、この薬剤に耐性の原虫は一年後に出現した。[134]

一九六一年にWHOは専門家を招集してこの問題を検討した。専門家たちは、マラリアの耐性が意味するものがまことに「深刻」であるということに納得した。まず、WHOの専門家たちは、耐性出現という事例が「申し立てられた」状況すべてを知ろうとした。彼らは問題の薬剤が実際に、適切に飲まれ、吸収されたかということを確認したいと思った。

耐性を持っていると申し立てられた原虫を捕まえて、未感染で免疫のない人間の体内に導入して観察したいと思った。

薬剤を受け付けないマラリアの静かなる蔓延も深刻なものだったが、口の堅さが必要だと考えられたこちらのほうがさらに深刻だった。「本報および他の同様な記録は、もっとも完全にしてもっとも厳密なる精査をした上で配布あるいは出版することを要求するのは当然である」と、最終報告は勧告している。

結局マラリアの薬剤耐性は、すべての薬剤が、誰にでも、あらゆる場所でいっせいに役立たなくなるような、同調的攻撃としては出現しなかった。これはゲリラ戦のようなもので、反乱軍側が時と場所を決めるのだ。旧来の薬が少なくとも少しは、ある人々に、ある場所で、ある時に、今でも効いている。だからマラリアに対する薬剤による闘いは続いている。生態学的、人口統計的、さらに政治的に例外的な状況ができて始めて、マラリア原虫の反乱に対して直接挑戦できる新たな化学兵器の発達が促されるのだろう。

WHOが考えたように、東南アジアの湿潤なジャングルでの状況はいっそう悪くなった。そこではクロロキン耐性の熱帯熱マラリア原虫が、偶然発生した思いもかけない幸運を堪《たん》能《のう》した。この原虫の威力が他の原虫を凌駕《りょうが》するのは、クロロキンを投与した人体内に限られるわけではなく、他の原虫がすでに行き渡っている蚊の体内においてもそうなのだ。二種類のマラリア媒介生物、東南アジアの蚊、アノフェレス・スティーブンシイ *Anopheles stephensi* および西太平洋諸島由来のアノフェレス・ディルス *Anopheles dirus* の体内で、薬剤耐性原虫は薬剤感受性原虫よりも効率よく発育することができた。

　そのオッズはどのくらいだったのだろう。だがこれこそまさに薬剤耐性原虫が求めた威力だった。一九六〇年代初頭までに、一様にクロロキンをはねつける力を持った子孫の数はライバルたちの数に追いついていた。これは単なる厄介なゲリラ種族というだけではなく、東南アジアの一部および西部オセアニアにおける主要系統になっていた。[135]

　薬剤耐性熱帯熱マラリア原虫と東南アジアのマラリア媒介蚊との間にありそうもない提携が起こったが、これは共産北ベトナム軍と、アメリカの支援を受けた南ベトナム軍との間の、一九五九年から一九七五年にかけての戦争における政治的および地理的分裂と同じ場所で起こったのだ。ちょうど薬剤耐性原虫が覇権を握った時、何十万という事情もわからず免疫もない人々が、北ベトナムのマラリアが蔓延する小さな丘に殺到した。戦争拡大のための兵站《へいたん》支援をするために、北ベトナム政府が強制移動させたのだ。ベトナムの環境史研究家のパメラ・マッケルウィーによれば、五年から一〇年の間、この人たちは「限りない飢餓状態、かつ恒常的病的状態」に苦しんだ。[136] その一方で、マラリア未経験のこの人たちの体は、薬剤耐性マラリア原虫にたっぷりと餌を与えてもてなしたのだ。ベトナムのジャングルはたちまち世界でも有数の薬剤耐性マラリアの培養器となった。

差し迫った病気の流行は強制移住させられた村人に限定されていたので、ベトナムの軍事当局はこれについて必ずしも多くをなさなかったのだろう。だが戦闘の必要性から、マラリアの蔓延するジャングルが戦争遂行のまさに生命線となったのだ。アメリカの空爆は一九六五年に始まった。アメリカ海軍が海上輸送路を封鎖したので、北ベトナム軍は、二万キロの日の当たらない蚊だらけの小路を補給路として使い始め、部隊を送って一まとめにしてジャングルの中を行進させたが、これをホーチミン・ルートと呼んだ。[137] これは命がけのルートだった。蚊に刺されるままに、またマラリアにかかった現地人に食糧を貰い、部隊は薬剤耐性マラリア原虫にたっぷりと接触した。このルートを通った一ヶ月後には、一二〇〇名のベトコン兵士からなる連隊で、戦闘可能だったのはたった一二〇名だった。あるベトナムの野戦医が回顧している。「ある言い習わしがあってね。[138] アメリカ帝国主義者は怖くない。怖いのはマラリアだけだ、と言うんですよ」。一二一の共同墓地は、このルートで死んだ人たちの遺体でいっぱいだ。[139]

クロロキン耐性熱帯熱マラリア原虫は、ベトナムで戦っている一八〇〇人以上のアメリカ軍兵士にも同じように感染した。死んだのはたった一二人だった。古風な薬、キニーネの援《たす》けのおかげだ。[140] しかし、ベトナム人が入手できるキニーネは香港の闇市から来るものだけなのだ。文化大革命を領導していた中国の国家主席、毛沢東にとって、このことは国家の最高レベルの科学者たちの再教育が必要だということを意味した。毛は極秘プロジェクト五二三に着手した。これはマラリアの新しい治療法を見つける突貫的研究であった。軍の科学者、周義清《チョウ・イーチン》が回顧して言う。「多くの場合、私たちは［科学者たちを］紅衛兵や武装党派から二、三日「借り出さ」なければならなりませんでした。科学者たちも喜んでこのプロジェクトに参加しましたよ」。

科学者たちは一九六七年五月に北京のレストランに集まり、抗マラリア薬の手がかりを見つけるために、伝統医薬と古代中国の医薬書を徹底的に捜査する計画を立てた[141]。彼らは、紀元前一六八年付けの「五二の処方箋」と呼ばれる古代の医学文書の中にアーテミシア・アヌア *Artemisia annua* すなわちクソニンジンの木の医学的特性の記載があるのを見つけた[142]。これはヤマヨモギやタラゴンの仲間の地味で小さな灌木[143]で、どんなに過酷な環境でも雑草のように生育する[144]。アーテミシアの内部にはアーテミシニンという変性しやすい化合物が多量に含まれているが、この化合物は微生物の細胞膜に酸化力を働かせて漂白作用によってこれを殺す、という方法でマラリア原虫を殺すことができる[145]。古代人もこのことを知っていて、紀元三四〇年に医師の葛洪《グァ・ホン》は、アーテミシアで作った苦い茶の解熱効果を記載していた（それ以前は、これは痔の薬として記載されていた[146]）。

アーテミシニンは、プロジェクト五二三の科学者たちが古代中国の医薬品の中から最初に選別した一〇〇種の化合物に含まれていた。しかし科学者たちは葛洪の指示に注意を払わなかった。彼はこう書いていた。新鮮な植物全体を水に浸して絞り、その液分を使うべきだと。このレシピを使えば恐らくデリケートなアーテミシニシンが保持できるのだろう。これは水にもエーテルにも溶けず、熱には極端に弱いのだ。[147] プロジェクト五二三の科学者たちはこの指示に従わず、選別作業の過程で乾燥葉体を使い、あるいは植物に熱を加え、アーテミシニンを破壊したに違いない。

抗マラリア活性を持つものを何一つ見つけられないまま時が過ぎた。[148]

何年か経って、プロジェクト五二三の科学者たちがアーテミシアにもう一度注目した。今度は古代の人の勧告をまじめに受け取り、一九七二年にはアーテミシニンの分離に成功した。[149] アーテミシニンはキニーネやクロロキンに比べてより速やかに、少ない毒性で、また完全に別の方法でマラリア原虫を殺した。たとえマラリア原虫がクロロキンを吐き出すことができたとしても、アーテミシニンの薬効には依然として感受性であった。[150] キニーネやクロロキンがまったく効かない段階である配偶子《はいぐうし》〔有性生殖で合体や接合に関与する生殖細胞〕をも、この薬剤は殺すことができる。[151] ベトナム戦争の最終段階でアーテミシニンを兵士たちに処方した結果、マラリアによる死亡数が三〇パーセント減少した。[152]

プロジェクト五二三に参加していて、現在広州大学中医学教授である李国橋《リー・グゥオチァオ》および現在中国陸軍士官学校医学部教授である周義清《ヂョウ・イーチン》は、いつまでも毛主席の秘密の指令に縛られてはいない。二人はいっしょにアーテミシニンン発見の経緯を開示したが、そこには暗号名、古書の内容、激しい戦争、報道記者を捕縛《ほばく》したことなどが満載である。『ファーイースタン・エコノミックレビュー』誌はこれを、「科学のおとぎ話」と呼んだ。[153]

薬剤発見の後で、いささか魅惑的とは言いがたい話が起こった。混乱やら無視やら誤解やらが起こって、アーテミシニンの広範な流布が何十年も遅れたのだ。薬剤耐性原虫によって多くの人々が死んでいたというのに。

始めの二、三年間は、アーテミシニンは外部へ出ることはなかった。戦争のおかげだ。中国人はこの薬剤の抗マラリア能力を軍事機密だと考えたと、李国橋は言った。[154]薬剤分離の七年後となる一九七九年まで、この薬剤に関する英字新聞の記事は見られなかった。

猛威を振るうマラリア原虫に対して、アーテミシニンには並々ならぬ力があるという報道があったものの、中国とベトナム以外の地では、依然としてよく知られていなかった。[155]西洋の科学者たちは、正統的ではない抽出方法に難色を示した。あるドイツ人翻訳者が、抽出の指示を誤訳した。編集者たちが――恐らくミスを疑ったのだろう――それを学術論文から削除するよう勧めた。[156]科学解説者たちは、中国の科学者は西洋の基準では「原始的」で「時代遅れ」といえる装置を用いたのだと言った。[157]WHOは製造手段が合衆国へもたらされない限り、この薬を採用しないとした。中国の科学者たちは、この要求を拒否する。[158]アーテミシニンは、中国科学と西洋科学の相互不信という溝の中の渦に吸い込まれた。

一九八〇年から一九九〇年の間に、中国のマラリア取り扱い件数がアーテミシニンによって二〇〇万から九万に減った。[159] しかし一九九四年になってはじめて、中国のこの薬の開発者たちは、第一級の製薬業者にこの第一級の薬品製造への関心を抱かせることができた。[160] この年巨大製薬会社であるノバルティス社が、アーテメテールというアーテミシニン誘導体を含む錠剤と、ルミファントリンという別の抗マラリア剤との販売権を買った。これらは中国の研究チームがマラリアの耐性発達能力に対抗して開発したものだ。[161]（別の破壊方法を持った二種類の薬剤の砲撃を受けると、原虫が双方に対してともに耐性を発達させるのが非常に困難になる。）五年後の一九九九年、ノバルティス社は併用薬剤の販売を開始した。[162]

安くて旧式の予備薬であるクロロキン、商品名ファンジダールは、一クール〔特定の治療を続ける一定の期間〕分が二五セント以下である。サファリ旅行なんかに出かける裕福なヨーロッパ人をターゲットにした、ノバルティス社のアーテミニシン剤であるライアメットは、一クールあたり四五米ドルだ。[163]

第二次大戦後、下痢や肺炎などの致死的疾患がホモ・サピエンスを捕える力は世界中で次第に弱まり、これらが奪う命も年を追うごとに少なくなってきた。一方、マラリアによる死者は着実に増えてきた。[164] 一九八二年から一九九七年にかけての年間平均マラリア発症例数は、一九六二年から一九八一年のそれの四倍だった。[165] これは家庭でのクロロキン治療がうまく行かず、患者が病院へ殺到したおかげで集計しやすくなったから、という訳ではない。実際に耐性原虫がより多くの人々の命を奪い、クロロキンによって得た生存者数増加を後退させていることが、長期調査によって分かった。一九九〇年代中期には、セネガルでの死亡率はそのちょうど一〇年前の二倍になった。[166] 幼少期にマラリアによって死ぬ危険性は一一倍に増えた。[167] ガーナ大学の疫学研究者、フレッド・ビンカは「わが国のような貧困国家では、子供たちにはたった一回しかチャンスがないのです。子供たちが苦労して公共医療施設を訪れても、初めに不適切な薬を与えられれば、死んでしまうことになるのです」と言う。[168]

ノバルティス社がアーテメテール＝ルミファントリンの販売を始めた後、国際的マラリア政策を具体化する多国籍の関係者たちが、薬剤の背後にあるもろもろの重圧を撥《は》ね退《の》けるまでにさらに五年かかった。抗マラリア剤使用に関するＷＨＯのガイドラインを、全発展途上国の保健衛生省や診療所が遵守した。二〇〇一年、ＷＨＯはガイドラインを修正し、アーテミシニン併用治療（ＡＣＴ）をマラリア患者にまず処方すべき薬剤療法だとして推奨した。[169] 圧力を受けたノバルティス社は、コーアテムという一錠二ドルバージョンを作ることで、ライアメットの価格を下げることを申し出た。[170]

しかしそれで十分とは言えなかった。コーアテムはそれでも、なんとクロロキンの一〇倍から二〇倍の値がするのだ。マラリアが発生する国の保健衛生システムで、外部からの支援なしでこの薬を入手する余裕のあるところは、あったとしてもほんのわずかだ。しかし、この費用に対して助成金を出そうという西側からの資金提供を得ることはできなかった。合衆国国際開発局のデニス・キャロルによれば、コーアテムは「ゴールデンアワーに出演する準備ができていないのだ[171]」。疾患制御センターのリック・スティケティはこの意見に賛成で、彼に言わせれば、この高価な併用薬剤の使用はやめにして、代わりに安い蚊帳を普及させるほうが良いということだ[172]。二〇〇三年にエチオピアで起こったマラリア流行の時に、国連児童基金（ユニセフ）はアーテミシニン併用剤のための支払いを峻拒した。ユニセフが言うには、十分な量の持ち合わせがないし、新しい薬事療法を導入すれば混乱のもとになるというのだ[173]。ミャンマー－タイ国境では、ユニセフはまず役に立たない量のクロロキンを供給した[174]。二〇〇三年には、国際保健基金機関《ファンド》である、「世界エイズ、結核、マラリア対策基金」がクロロキンといま一つの第二次大戦時の薬剤、サルファドキシン・ピリメタミンを、この機関が配布したアーテミシニン併用剤の三倍量配布した[175]。

そしてまた、一九九九年から二〇〇四年までの間に、マラリアにかかったアフリカの子供たちの九五パーセントが古くなった予備のクロロキンで処置された。少なくともこの半分の保存期間で薬は効力を失ってしまっていたのだ。中にはわずかに改善した患者や、あるいは少しばかり良くなったと思った者がいたかも知れないので、この薬の解熱効果に感謝しなければならない[176]が、彼らは感染したままであり、多分再発するだろうと思われた。

彼らを除く他の者はまるで回復しなかった。[177]

世界の一流の保健衛生の権威たちがより良い薬剤を認可したのにこのような状況に至ったため、アフリカ人やマラリアの慈善活動をしている医師たちから轟々《ごうごう》たる非難の声が上がった。「医者たちのやる気のなさは「率直に言って実に理解しがたい」と、国境なき医師団のベルナール・ペクーは言った。[178] ビンカは「自分の耳が信じられない」と言った。「もし誰か医者がビルマへ行ってクロロキンを処方すれば、それはずぼらなやり方だということになる。しかし、同じことをユニセフがやれば、「国際援助」と呼ばれる」と言ったのはカナダの保健衛生専門の法律家、エミア・アタランだ。[179]

最終的には二〇〇四年を過ぎてから、ACT薬剤用に国際資本が動員され始めた。右の「世界基金」は、各国の保健衛生大臣に薬剤購入用の資金を提供することに同意し、[180] 非営利援助機関と協調する製薬会社が代替ATC剤の開発を始めて、ノバルティス社の独占をなくしてしまった。[181] 非営利機関である全米科学アカデミー医学研究所はACT剤（ならびに将来開発されるマラリア用薬剤）購入に要する、毎年五億ドルの新たな世界的助成金の拠出《きょしゅつ》を推奨し、将来の展望を探るための国際的な専門家会議開催の模索が始まった。[182] 二〇〇八年の終わりに、「世界基金」はこの助成金に対して六〇〇万ドルの予備援助をすることに同意した。[183]

利益が見込めるような市場——言ってみれば、関節炎患者や高コレステロール症相手の市場——がある時には、製薬会社は一〇年もしないうちに特急で研究室から市場に新薬を送り込める。公衆衛生用の薬——一日の稼ぎが一ドル以下の人々に供給する薬——を開発して販売するシステムは、対照的にずっとゆっくりしたものだ。アーテミシニンが開発された一九七二年から、国際社会が支援をした二〇〇四年までの間に三〇年以上もかかった。だが、それでは遅すぎたのはまず間違いない(184)。

何十年も国際社会が議論したり、考えたりしている間に、マラリアにかかった大衆は、手に入るものなら何であれアーテミシニンの手がかりに飛びついた。この薬は細々と、希釈されてどこかから漏れ出てきた。製薬会社は利益を増やそうと窺《うかが》い、売り手はこの薬に必要な厳密な管理保管を怠ったが、双方ともまったくの犯罪者だった——両者はいっしょになってアーテミシニンのマラリア原虫に対する効力を弱めたのだ。

一九八〇年代および一九九〇年代の、資金と規制が空白になっていた間、アーテミシニン剤の闇市場が繁盛した(185)。フランスのサノフィ＝アベンティス社とベルギーのアレノおよびダフラ両製薬会社が、アーテミシニンを——併用剤の相棒と切り離して——アフリカ中の購買能力のある人々に販売して大儲けしたのだ(186)。ダフラ社はこの方法で年に一三〇〇万ドル稼いだ(187)。中国およびベトナムの会社も単独のアーテミシニン剤を大量に市場へ出した(188)。別の薬剤で強化していないアーテミシニンにマラリア原虫［プラスモジウム］を曝《さら》せば、原虫を耐性化させる危険を冒すことになる。単独のアーテミシニン剤が流通する、規制外の闇ルート――猛暑の街角の雑貨店やアフリカやアジアの路上商人――では、熱と湿気に弱いアーテミシニンに必要な厳密な保管基準が守られる保証はなかった。最高の条件で製造された薬剤といえども、電気も冷却保存もあてにならないとなれば、アフリカの田舎の商店の棚へやって来るまでに劣化してしまうだろう。ナイジェリアで行った調査では、市場で手に入るおよそ六〇〇種類の薬剤――この中には抗マラリア剤、抗細菌剤、抗結核剤も含まれる――のほぼ半数が水準に達していなかった。販売されていたスルファドキシン＝ピリメタミン錠剤の半分近くが液体に溶けさえしなかった[189]。

WHOや各国の保健衛生省の監督がなかったので、各製薬会社は思い思いの投薬説明を考え出した。彼らが販売したアーテミシニン剤の多くは、五日間コースを推奨したパッケージになっていた――五日間というのは患者が良くなったと感じるには十分だが、原虫を殺すには不十分な期間だ[190]――ので、この投薬期間として不十分なコースを選んだ患者はみな、耐性株にとっての歩く培養器となった。何よりも心配だったのは、これらの薬剤の人気のせいで、安くて効き目の薄い類似物がたくさんばら撒かれたことだった。二〇〇四年の調査報告によると、全アジア域で販売されているアーテミシニン剤の三分の一以上がまったくの偽物で、錠剤にはあったとしてもごくわずかしかアーテミシニンが含まれていなかった[191]。

国際社会が高価なアーテミシニン併用剤に支払う基金を動員した、まさにその年に、マラリア原虫がアーテミシニンに詐術《さじゅつ》を仕掛けたのではないかと疑われた——少なくともマウスでは。[192] ちょうど、マラリアの攻撃を受けた時に私たちのゲノムが多様な突然変異を吐き出すように、この原虫のゲノムはアーテミシニンの猛攻撃を受けた時に素早く突然変異していたのだ。そして突然変異した原虫の中には、アーテミシニンに対する感受性が低下したものがいた。もしACT剤がまだ原虫を殺しているとしても、そう長くは続かないだろうと、医学雑誌『ランセット』は指摘している。[193]「私たちはすでにアーテミシニン組み合わせ療法を失いつつあるのだろうか？」と、この雑誌は悲哀を込めて問いかけている。[194]

その答えについては、プノンペンで二〇〇七年に開催されたWHOの活発とは言えない会議を見るに、自信のない小声でイエスと言わざるを得なかった。参集した専門家たちは、タイとカンボジアの何ヶ所か——クロロキン耐性原虫がはじめて出現した所——でどのようにしてアーテミシニン併用剤が三〇パーセントもの症例でうまくいかなかったのかを討議した。専門家グループは、この失敗率——この原虫が我々の対マラリア兵器庫に残っていたたった一つの有効な薬剤を突破してしまったということだが——は「局地的ならびに世界的非常事態」を意味すると結論づけた。[195]

「すぐれた薬が発見されるまでには少なくとも一〇年はかかるだろう。要するに私たちに先の見込みはないのだ」と、二〇〇六年にWHOマラリア計画局長の古知新《こちあらた》はぼやいた。[196]

怒り心頭に発した古知は、もし二流のアーテミシニンを売り続けるなら、その会社の名前を公表して面目を潰《つぶ》し、さらに他の製品の販売を妨害してやると恫喝《どうかつ》さえしたのだ[197]。これに対してけんか腰で応じた会社もあった。昔の罪名——薬品独占罪——が話題に上った。ある中国の製薬会社の幹部が言った。「率直に言おう。ACTを販売できるのはノバルティス社だけだ。しかもみんなが使えるのはACTだけだ。どう思うかね？[198]」。大企業がWHOの要求に応じた後も、WHOの認可を失う恐れのないおよそ二〇社ばかりの小さな会社がアーテミシニン単剤を売り続けた[199]。

二三歳の村の若者が偽のアーテミシニンのせいで死んだと聞いた、ミャンマーの田舎の小さな村のリーダーたちは、その地域の店や診療所のアーテミシニンの在庫をあさり回った。怒り狂った彼らは錠剤を塔のように積み上げ、マッチで火をつけた。村中がこの公開のかがり火に集まった。薬のにおいが、空中に充満しているマラリアを殺してくれることを期待して[200]——。

偽物のアーテミシニン剤を売った犯罪者たちは捕まっていない。インターポール（国際刑事警察機構）の熱心な捜査にも関わらず、中国南部の偽薬業者が一人、偽物のアーテミシニンを販売したかどで逮捕されただけだった[201]。

対マラリア薬剤戦争に対するこれらの障害は珍しいことではない。マラリアの猛威を押さえるにあたって最大の時間と労力《リソース》を費やすことになるのが、現在のところおそらくこの障害を乗り越えることだろう。世界中の資金提供者、保健衛生相、科学者、製薬業者、慈善団体、病院、医師、地域の保健業務担当者——対マラリア戦の前線にいる何千人もの人々が、より多くの人々のためのより良い薬を獲得しようとして、仕事に専念している。国際ネットワークは薬剤耐性原虫の拡散対策に狙いを集中している。ハイテク・ラボでは新型抗マラリア剤になり得る有力な薬剤候補を次々に製造中である。巨大な慈善事業はこれらすべての資金調達をやり繰りしている。何千人もの専門家たちは世界中の研究室、診療所、村々で何億ドルもの経費を注ぎ込み奮闘中である。

魔法の弾丸、奇跡の薬、驚きの錠剤を求める努力が足りないと責めることなど、誰にもできはしない。抗マラリア剤は非営利の「マラリア薬チャレンジ基金 Medicines for Malaria Venture」（ＭＭＶ）がもたらした「もっとも貴重で効果的な公衆衛生上の資産の一つ」だが、次のことに留意しておくのは無駄ではない。すなわち、抗マラリア剤をマラリア原虫に照準し、私たちの持てる力を最大限振り絞ったとしても、やはり私たちが勝利することはできないだろうということだ。

もっと有効な薬剤をもっと有効に展開したとしても、強風を吹きかけてマラリアの勢いをわずかに沈静化するのが関の山だ。こちらが吹き続けている間はマラリアの炎は収まっているが、吹くのをやめたとたん、以前にも増して燃え上がってくる。

一九三〇年にパナマで行った活動では、発病の有無に関わらず感染した村民すべてに対して、キニーネや他の抗マラリア剤で厳密に処置した。しかし、より有効な処置を受けた村人ほど、マラリア原虫の撃退がうまくできなかった。「継続的な薬物療法の結果、免疫能が低下したのです。だからより重症になりやすく、より頻繁に臨床症状が現れる体質になったのです」と、研究者たちは説明した。ということは、この医療的措置が、病原性を発揮しないまま村の周辺にいたマラリア原虫に対し、村人が感染・発病するリスクをかえって高めたのであり、これではマラリア原虫不在の地域までもが汚染される恐れが生じてきた。そして結果は悲惨なものとなった。「この処方がメリットをもたらさず、かえってデメリットとなるのではないかと恐れました」と、研究者たちは報告している(202)。

一九八〇年代初期に、ニカラグア政府の役人が総勢およそ二〇〇万人の国民全員に対して、三日コースのクロロキンとプリマキンの処方を行った。二、三ヶ月の間はマラリアの症例報告は減少したが、病院の取り扱い件数は六ヶ月以内に薬剤処方以前のレベルまで急激に増加し、その後増加し続けた(203)。

プロジェクト五二三の李国橋《リー・グウォチァオ》は、二〇〇四年以来プノンペン郊外およそ五〇キロの地点で二万人以上のカンボジア人に対する、また東アフリカ沖のコモロ諸島のひとつ、モヘリ島で四万人以上に対するアーテミシニン併用剤投与効果の監視を続けている。カンボジアでは、原虫寄生レベルは急激に落ちた。しかし、ゼロ近くにまでレベルが落ちると、薬は残った原虫を一匹たりとも殺すことはできなかった。マラリアは繁殖能力を完全に温存したまま踏みとどまっていた[204]。モヘリ島では、寄生の割合は同じように減少したが、消えはしなかった。たとえ精力的に薬剤を配布して何千錠を服用させようとも、一パーセント強の地域住民と蚊には依然として原虫が巣食っているのだ。

　大規模な薬の投与を成功させるのに必要な資金といえば途方もないものになる。しかも大規模投与によってできることといったら、せいぜいのところ炎を吹き消すかどうかといったところだ[205]。マラリアの燃えさしはくすぶり続けており、ふたたび発火する機会を待っているのだ。

6 マラリアは宿命

危険認識に関する研究によれば、人は未知の危険にはきわめて強い恐れを抱くが、既知の危険はほとんど恐れない。未知の危険がとても小さいもので、既知の危険が巨大なものであっても、このことは変わらない。ウシの神経変性疾患、狂牛病を見てみよう。二〇〇〇年にドイツで二、三頭のウシがこれに冒《おか》された時、ドイツの一般大衆の八五％が、このことは公衆衛生に対する深刻な脅威だと考えた。これとは対照的に、自動車事故では毎日世界中で日に三〇〇〇人ずつ死んでいる。それでも私たちは軽率で向こう見ずな運転を続けている。(1) 私たちは実にささやかな予防措置——たぶんシートベルトを締めるくらい——をするだけで、しかも実態を言えば、それは罰則があるからしているにすぎない。

プラスモジウムとともに暮らす人々にとって、マラリアにかかるリスクはただ気の遠くなるほどお馴染みのものだというだけではない。彼らは、襲ってくる原虫の大部分を打ちのめしてもあまり意味はないということを実体験から知っている。原虫を体内に保有していても、大抵の場合はまず何ともない。発熱はなく、悪寒《おかん》もなく、すぐに気づくほどの病状もない。ことに、差し迫った症状だとはっきり分かるほどの病状はない。発病する者は滅多にいない。たとえ発病が起こっても、百回のうち九九回は発熱や悪寒はつかの間の出来事だ。

路上を走る車のことを、物珍しくもない殺し屋だと私たちが見なしているのとちょうど同じように、マラリアに馴染んでいる人たちがこの原虫を眺めている、ということはありうるだろうか。

これは無意味な問いではない。マラリアを撲滅するために私たちが考えてきた方法が役に立つかどうかは、マラリアの被害者が自ら進んで対策に乗りだしてくれるかどうか次第なのだ。澱《よど》んだ水を排水し、蚊を叩き潰し、防虫剤を身につけ、蚊帳の中で眠り、診療所へ行き、薬を飲まなければならないのはこの人たちなのだ。この人たちがこの病気をどれだけ理解しているか——この病気が何で、どこからやって来たものか、どうやったら免《まぬか》れられるか、対マラリア活動にはやるだけの価値があるのか——が何よりも決定的に重要なのだが、その理解が私たちとは水とワインほどにも違っているのだ。

マラウイ南部を流れるシャイア川の低い谷に沿ったひと続きの村々、チクァワへ通じる道は、目まいがしそうなヘアピンカーブの連続で、険しい山腹を駆け下りていく。道案内の標識があるところでは、どこでも丈の高いトウモロコシの茎が赤土の道路に沿って立っている。おぶい紐《ひも》で赤ん坊をおぶった埃《ほこり》まみれの女性たちが、トウモロコシの穂をかじっている子供たちの一団を連れて草むらから現れる。

本来のマラリアの生育地での研究を望むマラリア研究者は、ここチクァワへやって来る。上の方には、まとまりのないトウモロコシ畑に日干しレンガと草ぶきの屋根でできた小屋が散らばって見える。轍《わだち》のついた道の下の方を見ると家族全員を乗せた自転車が二、三台通って行く――男がペダルをこぎ、女と子供が後ろに座っている――通行人を拾うことがあれば、めいっぱい詰め込むことになる。こういう村々では――そしてナマチャというこの小さな村はその典型なのだが――電気も流れる水もなく、プラスチックのかけらも家具の切れ端もない。空き地の真ん中に葦《あし》でできた穀物倉があり、痩せたウシが二、三頭いて、そびえるようなアリ塚がある。聞こえてくる音といえば、鳥や昆虫が飛ぶ時のヒューとかカチッとかいう音とトウモロコシの茎がたてるカサカサという音くらいだ。たとえばクセリ・クムレンジ棺《ひつぎ》製作所の向かいの、家族保健協会のような国際NGO組織の入っている黒ずんだビルは、幹線道路に沿って並んでいるが、それを別にすれば現代を表わす喧騒《けんそう》は聞こえてこない。(2)

ここに住んでいる自給自足の農民たちは、マラウイの主たる少数民族、チェワ族だ。この人たちは、昔はこの谷に長居はしなかった。遊牧民ではなかったけれど、土に栄養がなくなると土地を休ませるために時々移動していた。今日では、そんなことはもうできなくなった。およそ五〇万人の人でこの谷はすし詰め状態になっており、途方に暮れているのだ。チクァワのはずれに居を構えるイロヴォ製糖社のようなアグリビジネス（農企業）が残りの土地の多くを買い占め、人口増加を続けるマラウイの人々を買い残した土地に押し込めているのだ。[3]

　頭の上に薪《まき》を積み上げた女性たちと、年代物の自転車に小枝を高く積んで乗せた男たちが、苦労して谷の外へ向かって丘を登って行く。炭の入った白いビニールの袋が道端に並んでいる。チクァワの人々は、トウモロコシその他の穀類を栽培するほかは、木を切り倒して炭を焼いている。結果として、一二月に降り始めて翌年五月までまず止むことのない雨によって、ますます土は洗い流されてしまう。[4]シャイア川の支流で、チクァワの地を通って流れていた、かつては巾狭く川底の深かったムワンザ川は、いまや平らな浅い流れとなった。毎年氾濫《はんらん》して土地を泥で覆《おお》い、浅くじめじめした水路や池や緑色の皮膜《ひまく》で覆われた水たまりのある空き地をチクァワの村に残していった。そこからはアノフェレス・ガンビイ種の蚊が孵化《ふか》してチクァワの人々に年に一七〇件の感染刺咬《しこう》（虫刺され）を見舞い、マラリアが周年居座っている。[5]

　少なくとも私にはこのように見えた。

少数の医学人類学者が、マラリアとともに生きる人々がこの病気をどう思っているかとか、そこで自分たちが見つけたこととかを調べている。もっとも、マラリア研究者や歴史家など、政策立案者の注意を引き参照されたものは殆《ほと》んどなかったけれど。保健に対する住民の考えを調べた民俗学的研究の最も優れたものの一つは一九九四年にニューメキシコ大学のデボラ・ヘリツァーが主宰したものだ。彼女は、チクァワのおよそ一六〇キロ上流のマロンベ湖の東岸にあるチェワ村に八ヶ月住み込み、人々にマラリアに関する取材をした。彼女の発見からは、人類のこの原虫との格闘の様々な含意が伝わってくる。

最も重要な発見は、恐らくマラリアの病因論に関するものである。私たちにとっては、マラリアは蚊によって媒介される寄生性原生動物が引き起こす疾患である。マロンベ湖畔《こはん》に住むチェワ族にとっては、マラリア――地元ではマラリアによく似た他のいくつかの病気といっしょにまとめて「マルンゴ」と呼んでいる――は、蚊……それに精霊、妬《ねた》み、呪い、悪天候、重労働、汚い水、とりわけ腐った食べ物が引き起こす病気だ。あるチェワ族の男がヘリツァーにこう説明した。「このマルンゴがやって来たのは俺が薪を拾いに山へ登ったからだ。一日のうちに二回行ったんだけど、それが働きすぎだったんだ」。彼はその次の日から発熱していた(6)。

一九九〇年代の終わりにフィリピンの農民の調査をしていた人類学者たちは、同様に、一般に蚊がマラリアを媒介するということが信じられていないという事実を見出した。ガンビアでは、「ウシまたはある種の遊牧民との濃密な接触」がマラリアを引き起こすと信じられていることが分かった。グアテマラの一部では、寒冷な、あるいは湿潤な気候に会ったり、水を沸さないで飲んだりするとマラリアにかかると考えられている。(7)

知性創造説〔生命や宇宙は知的設計者（神）が創ったとする説〕や各種神秘思想のように、このような信念は、彼らがどうしても認めようとしない科学の説明が不十分だということと関係がない訳ではない。マロンベ湖畔のチェワ族が、蚊に刺されるたびにマルンゴにかかっている訳ではないので、マラリアの蚊伝播説はますます信じられなくなった。抗マラリア剤を飲んでもいつも効かなかったので、同じことになった。薬が効かなければ、マルンゴは蚊によって起こったのではないということなのだ。

こういう二種類の信念の存在が意味することは、私たちにとってのマラリアは高度に予防可能な疾患だが、チェワ族にとっては、他の伝統的生活を営む農民たちと同様、そうではないということだ。マラリアはどこにでもいて、何からでも引き起こされるのだ。マラリアはいつでもやって来る。そしてチクァワのような高度に風土病化している地域の住人にとっては、たいてい来た時と同じように去って行く――季節や風や潮汐《ちょうせき》のように。チクァワのある平和部隊のボランティアが、ある商人に蚊帳《かや》をなんとか五〇セントばかりで手放すようこぎつけたと、話してくれた。蚊帳はマラリアではなく害虫の蚊を撃退するので評判がよいのだとその男は言った。人々は、しまいには蚊帳を蚊よけに使うのに飽きて、

漁のために使ったという。アノフェレス・ガンビイが子供たちを貪《むさぼ》っていたというのに。(8)

ボウフラのすみかを破壊したり、蚊帳の中で寝たり、予防薬を飲んだり、あるいは家に目張りをしたりすることがマラリア防御に役立つことを、チェワの村民が理解していないという訳ではないのだ。また、この人たちがマラリア防御に関心がないという訳でもない。伝統文化には数え切れないほどの病気予防法がある。たとえば、チェワ族の伝統文化では、眠り病をもたらすツェツェ蠅との接触を避けるために、ウシと人間とは屋内に入れておく。(9)チェワ族はまた、有害昆虫を追い払うために、調理用の火から出たススで小屋が黒くなるにまかせている。(10)

決して有効な治療に関心がない訳ではない。実際には、どの地域の人々も、時間がかかったり、一時しのぎだったり、口約束だけの――この人たちの内心では――魔術的な効き目だったりするような治療法には関心を持っていないのだ。たとえ蚊の刺咬を回避してマルンゴのいくらかが緩和されたとしても、気候や重労働や仲間たちの妬みを避けることはとてもできない。(11)

部分的にマラリアの科学を受け入れるかどうかということは、私たちにとってのマラリアとこの人たちにとってのマラリアの違いのうちのほんの一つにすぎない。アフリカやアジアの近代化した所では、ほとんどの人々はマラリアの科学的解釈を受け入れるが、いまだにこの病気を、西洋人が頭痛や風邪や流感の発作に対処するのと同じように考えている。

つまり、大げさな処置など必要ないと考えるのだ。マラリアが風土病となっている地域に住む人々は、これが殺人疾患であり、どんな犠牲を払っても手荒く追い払うべき人食いオオカミだとは考えていない。この人々にとってはむしろはぐれイヌみたいなものだ。いつもそばにいて、時には煩《わずら》わしいが、たいていは無害だ。貧しい農民たちの間では「マラリアは……穏やかな疾患だと理解されている」と、米国医学研究所は記している。[12] WHOの報告は、「比較的軽微な疾患」だと言ったことを認めている。[13] スイス熱帯研究所の疫学者、ジューン・ムセチュが主宰した最近の調査では、タンザニアではほぼ六〇パーセントの人々が、マラリアを実生活上「当たり前のものとしてある」障害だと見なしている。[14] 同様に、私のインドの親戚のほぼ全員が、私がこの本を執筆していることについて、あたかも腱膜症〔母趾球（ぼしきゅう）にできる滑液嚢腫（かつえきのうしゅ）〕の本を書いていると私が言ったかのように、いささか戸惑った反応を示した〔どうしてそんなマイナーなもののために本を書くのか？〕。

マロンベ湖畔のチェワ族がマラリアにかかった時は、診療所へ駆け込んで医者の言うことに何でもかんでも従ったりすることはない。自宅で病気を耐え忍ぶのだ。何か薬物を摂りたいと思ったら、売店へ行って自分でそれを選んで買う。アフリカに流布《るふ》している全抗マラリア剤の七〇パーセントは医師や看護師に分配されておらず、街頭の物売り、市場の売り手、あるいはその他の小売商人が販売している。[15] 購入した者は、症状が改善するまで飲み続け、残りは人に分けたり次回の発作用に保存したりする。[16]

圧倒的大部分のマラリア症例では、医療処置は習慣どころか例外なのだ。これが意味するところは、専門家が治療を行うことはもちろん、マラリアの発症数を把握することすらむずかしいということだ。また、これは専門家が考案した抗マラリア術の実施方法に対して、民間常識が法外に大きな役割を果たすということでもある。

ヘリツァーが見つけたところによると、昔かたぎのチェワ族の人々は、買った薬の効果を味覚をもとに判断する。チョークのような味がするから、アスピリンは無害だと考える。クロロキン――マラリア学者が人体には安全・無毒そのものだということを見出している――は苦いからとても強力なのだ。もし、マラリアが何かありふれたもの――たとえば気候の変化や重労働――が原因で起こるとこの人たちが考えているなら、アスピリンのような穏やかな薬で治療する。もし、クロロキンを用いるなら、ほんの微量を用いる。というのは、この薬には強大な効力があると考えるからだ。（そして、マラリア予防のためにクロロキンその他の抗マラリア剤を用いようとはしない。これらの薬剤はたいてい苦い。）

このようなやり方をしておれば、たとえ診療所においても抗マラリア剤を節約して使うことになるし、ヘリツァーが一九九四年、現在同様の研究に従事していて見出したことだが、抗マラリア剤は恒常的に不足しており、保健担当者がいつも不十分な量の薬を患者たちに配布している。このことはもちろん、マラリア原虫が常に治療用量以下の薬剤に曝露《ばくろ》されることを実質的に証し立てるものだ。だから薬剤耐性の原虫が出現し、抗マラリア剤が決まって次第に効力を失うことになるのだ。マラリアが居座るのも道理だ。こうして伝統療法はチェワ村の人たちの伝統に囚われた想念を補強する。薬はいつも効くわけではなく、マラリアはありふれた人生の一部であるというわけだ。(17)

アフリカの子供たちがマラリアで死ぬ大きな原因の一つが、脳性マラリアと呼ばれる重症化である。ヘリツァーは、マロンベ湖畔のチェワ族が、この恐るべき、時には致死的なマルンゴを普段のマルンゴとはっきり区別して、「マルンゴ・ワ・マジニ」と呼んでいることを見出した。彼らはその症状を正確に指摘することもできた。すなわち、痙攣《けいれん》、発熱、体の捻転《ねんてん》である。彼らはただちに専門家を呼ぶ必要があることを知っていたし、そのために喜んで大金を支払った。

しかしそれは地元の診療所でもなく、保健所でもなかった。たとえ子供の発熱が痙攣《けいれん》へと変わっても、多くの農民の家族はできるだけ診療所へ行かないようにする。マルンゴ・ワ・マジニは文字通り翻訳すれば「霊魂の熱病」(18)であり、伝統的チュワ族にとって霊魂の熱病に適合した対処法は、地元の神霊治療師に診てもらうことで、神霊治療師(19)は、奇妙な、この世のものとは思えない症状を呈する脳性マラリアは、妖怪や亡霊たちの怒りによって起こるのだと考えている。

アフリカ人の八〇パーセントは病気に対して伝統的医療を用いる。伝統療法は、逆症療法〔病気による現状とは逆の状態を作り出すことによる治療体系〕よりも安価だから人気があるのではなく[20]――マラウイでは、神霊治療師は対価として地元の診療所の三倍もの代金を請求する――より信頼できると地元民が考えるからである。診療所に勤務する、西洋式医学校や看護学校で学んだ外国や都会出身の職員たちとは違い、神霊治療師は地域に根付いているのだ。彼らは患者も、患者の先祖も、子供たちも、親族一同をも知っている。それゆえに、健康に関する彼らの発言は、逆症療法を施す医師のそれよりもずっと重みがある。[21]また、ずっと近づきやすい。伝統的チュワ族の村では、三〇人かそこら当たりに一人ずつ神霊治療師がいる。[22]

それに比べて、たとえばチクァワ村周辺の診療所はきわめて少なく、はるか遠方にある。ナマチャにいる病人は幹線沿いにある地区の衛生局まで一時間以上歩かねばならず、村で自転車を持っていそうなのはたった一人だ。ブランタイアへ行ってクイーンエリザベス病院に行き着くには、五〇キロの坂を登って高地地方へ行くという恐ろしい徒歩旅行が必要なのだ。病気の子供や親族をつれて歩くのは、やりたいと思ってもほとんど不可能なことだろう。しかも、私が出会った人の中で、すし詰めの、危険きわまりないミニバスに乗れるだけの現金を持っている者は誰一人いないようだった。裕福なものだけが自動車を運転する余裕がある――チクァワからブランタイアまで走行するには、ガソリン代だけで二四ドル相当の費用がかかる。[23]

いずれにせよ、隣国タンザニアの村民たちを調査したところによれば、農村の親たちは診療所の治療の質は劣悪だと考えている。[24] セネガル研究所のティディアン・ンドイエがセネガルで行った調査では、現地の人々は近代的臨床医が尊大だと考えていることが分かった。「あの人たちは人の話を聞く時間を割いてくれない」と、ンドイエに言った。彼らは、患者の体質や病歴の違いにお構いなしに、いつも同じ薬を繰り返し処方した。こんなふうに柔軟性がないから、彼らに診てもらう意味がないのだとンドイエは言われた。病人は自分で地元の商人から簡単に薬を買うことができるし、商人たちのほうが一般に診療所や病院よりも支払いに関して融通がきくのだ。[25]

結局、ほとんどの診療所や病院は、クイーンエリザベス病院の近代的マラリア研究病棟のようではないのだ。私がカメルーンのドウアラで見たような病院の方がずっと多い。これは名ばかりの「病院」で、私が訪問した日曜日には医師も看護師も不在だった。開けるべきドアも閉めるべき窓もない。ぼろぼろに崩れたコンクリートでできた開けっ放しの部屋がいくつかあり、いろんな病人が横になっており、縁者たちがお金と、食べ物や飲み物の入った容器を握り締めている。ここは正確には病人の倉庫と評する以外に言いようがない。

あの日、二人の女性が仕切りのない窓のそばで、ぐっしょりと汗をかき昏睡状態にある赤ん坊を各々抱えて座っていた。子供たちは二人ともマラリアにかかっていた。一人の子にとってこれはこの病気の一二回目の発作で、この女の子の人生に毎月起きる発作の一つなのだ。二人ともⅣ番の点滴を打たれている。母親たちは暗闇の中で静かに待っている。先生は二日のうちに、つまり月曜日にやって来るはずだが、それでは手遅れになるかもしれない。毎晩、蚊が病院へやって来る。赤ん坊の腕は蚊が刺した証拠に、ぴくぴく動いている。ここはマラリアから逃れる場所ではなかった。マラリアと接触する場所だったのだ。

だから、多くのアフリカの農民の家族は、自宅治療をして神霊療法がうまくいかなくなってはじめて、マラリアにかかった子供たちを診療所や病院へ連れて行く。テリー・テイラーの勤務するマラリア病棟にいる親たちからは、あきらめの思いがにじみ出ている。古いTシャツとスカーフを身につけ、子供のベッドの周りをうろつき、疲れ果て、目には涙を浮かべ、押し黙り、くたびれたピンクの冊子を握り締めている。冊子にはその子の担当医師が手書きしたメモが書いてある。質問することなど滅多にない。[26]

WHOの見解では、脳性マラリアには、可能な限り即刻、キニーネと抗痙攣剤を注射する処置をとるべきだ。しかし多くの場合、脳性マラリアの患者が診療所へやって来る時は、この病気の進展を逆転させるには遅すぎるのだ。患者と医師とのこの出会いは最初から運に見放されている。結果が思わしくなければ、診療所はその患者と家族にとって最後に選択するところ、つまり自分の子供を死なせに連れて行く場所と見なされる。[27] 重症例にさいなまれている医師には、マラリアはどんなことをしても避けるべきものすごい悪党だということが分かる。マラリアはこのように何十万もの子供の命を奪う。そして、ヨーロッパ

式近代医療とアフリカ式伝統療法という二つの世界は、とも綱を解かれた二艘《そう》の筏《いかだ》のように離れ離れになって流れて行く。(28)

HIVやがんの患者のように、多くのマラリアの患者は、罹患してから為政者たちに政治的圧力をかけるに十分なだけの長生きをする。HIVに感染した人々やがん患者はより多くの研究、より多くの基金、より多くの、より良い治療を要求して、デモを組織し、臨時の電話をたくさん設置し、手紙を書く。一般にマラリア患者はそうしない。マラリアに関しては政治的支持層が出来上がっておらず、ともかくマラリア発生国の国民は貧しいので、一般に政府首脳がこの病気との闘いに多額の国家予算を割り当てることはない。

このように、マラリアが衰えを知らず、驚くべき数の死者が出ているにも関わらず、マラリアが蔓延《まんえん》する国の多くでは政治的切迫感が乏しい。保健衛生の専門家たちは、選挙民の無関心を繰り返し言い立てるしかない。二〇〇六年、チェポーにおける大発生のしばらく後に、私はゴーガス記念研究所に、パナマ政府の熱帯病最高科学顧問たちを訪問した。この研究所の所長、ホルヘ・モッタ博士は、忙しすぎて私に会えないと電話とe-メールで伝えてきたが、状況を考えれば理解できることだった。パナマではマラリア発症が四倍になり、薬剤耐性原虫が首都に向かってしのび寄っていて、運河通過中の聳《そび》え立つ貨物船から石を投げれば届くところまで来ていた。疫学調査はパンクしているだろうと想像した。

研究室では近隣市町村からかかってくる電話には対応が必要だろうし、血液サンプルや国際学会で発表すべき研究結果などで大混乱を来しているだろう。もちろん超多忙で、私になんか会えなかったはずだ。

しかし、少しは時間的余裕のある彼の部下を取材しに研究所を訪れたとき、実質的に何も活動していないことが分かった。モッタは自分の広々とした診療室へ丁重に案内してくれた。会議用の大きな机の上には何も置かれずぴかぴか輝いていた。職員や客人たちが何人か机の周りに腰掛けて交替でおしゃべりをしたり、もたれたり、雑誌をめくったりしていた。モッタは冗談をいいながら、ぶらぶらと出たり入ったりした。その日、あとで二回ばかり覗《のぞ》いてみたが、この部屋の眺めに変わりはなかった。ある時点で誰かが暖かい軽食の皿を持って入ってきた。私が辞した時もみんなはまだ無駄話をしていた。[29]

マラリアの蔓延する国で保健衛生の専門家と仕事をした者は誰でも、次のようなパターンがあることに覚えがあるだろう。マラリア問題の緊急性についてはよく不平が口にされるもので、蚊に刺されて何千人も死ぬというでまかせが言われているが――夢遊病者は結局ベッドに帰るのだ。西アフリカでは、保健衛生相は名士や大企業のスポンサーたちと豪華な会合を開き、新たな対マラリア戦略を布告する。マラリアは深刻な問題だと彼らは言う。これと戦うために労力を惜しまないと彼らは言う。それから電気が切られて暗くなる。エアコンはブンブン言って停止する。大臣はだらだらとスピーチを続け、記者たちはさらに背もたれに寄りかかる。体重配分を調整して顎を胸に埋め、居眠りをする。

マラリア蔓延国のほとんどの医師は、マラリアの診療はまったく退屈な分野だと考えている。たとえばマラウイの医師や看護師は、マラリアを西洋の心臓疾患やがんのように重視していると思うだろう。ところが、最先端のマラリア研究をしているクイーンエリザベス病院のような病院においてさえ、地方の医師たちはこの病気の根本的なアウトラインや住民の死者数を誤解している。マラリアは多くの人々には「穏やかな」病気かも知れない。だが、この病気にかかると他の病気にかかりやすくなることが、二〇世紀初頭以来分かっている。マラリアの伝染を妨げてやればどんな原因による死亡率も急落することを、英国のマラリア研究者がマレーシアで発見したのだ。あらゆる死亡例にマラリアが広く影響を与えているという事実は、この病気と格闘する際の基礎となってきた。[30] それでいて、二〇〇七年のクイーンエリザベス病院での簡単な講演でこの点に触れられた時、地元の医師たちは、そんなことは信じがたい、と公言した。間歇《かんけつ》的予防法と呼ばれるマラリア予防法の概念に疑義を挟んだのだ。これはマラリアの学会では少なくとも二〇〇四年以来周知の事実だった。[31] このことはいわば、マサチューセッツ・ゼネラルホスピタルの医師たちが、心臓病が体に負担を与えることを否定するのを耳にすること、またたとえば、毎日のアスピリン服用がこれを撃退するのに有効だなんて知らないな、と語るのを耳にすること、そんなことと同じくらいふざけた話だった。

クイーンエリザベス病院のマラリア研究棟で、次から次へと奔流《ほんりゅう》のようにやってくるマラリアにかかった子供たちの世話にかかりっきりの看護師でさえ、マラリア伝染の基本的事実には関心がないようだった。二〇〇七年のある日、看護師たちは午後のお茶を飲むために狭苦しい休憩室に集まり、自分たちが長椅子として使っている、あせた緑色の毛布がかかったツインベッドの縁に腰掛けて足をぶらぶらさせていた。彼女たちは英語でされる質問にうんざりしているようで、おかげで黙りこくっていた。それをものともせず、私は犯人のアノフェレス・ガンビイはどこからやって来るのかと聞いてみた。長い沈黙のあと、一人が意を決したように「沼です」と言った。みんながうなずいた。あとで取材した医療昆虫学者によれば、A・ガンビイはブランタイアの陽光注ぐ透き通った水たまりに適応しているということだ(32)。

アフリカでは、マラリア専門の教育を受けた医師が深刻なまでに不足している。西洋の篤志家《とくしか》が、西洋の大学で学ぶための奨学金や補助金を使って、アフリカ人自身がこの分野で活躍するよう促してきた。困ったことに、彼らが専門教育を受けると、世界中のどこででも職を得られることになるのだ。マラリアの縄張りへ戻ってわざわざ収入を減らそうという者はいない。外国で教育を受けたマラウイ人の医師にマラウイで診療させるために、クイーンエリザベス病院は、ほとんどの先輩職員がいじけるような給料の設定を申し出なければならない。支払いは高額だ。それでいて入院患者すべての世話をするには、いまだに医師の数はとても十分とは言えない。

マラリアによる死亡のほとんどは、公的な医療機関の目の届かないところで起こっている。海に潜ったクジラのようなもので、プラスモジウムの勢力範囲が実際はどこまで及んでいるのかは、腹立たしいまでに捕らえどころがない。WHOの概算によれば、少なくとも、アフリカにおける症例の六〇パーセントおよびマラリアによる死亡の八〇パーセントは報告されないままだ。[33] たとえ世界一の熟練マラリア学者が目をこらしても、マラリアはレーダーをかいくぐってしまう。こういうどこにでもいるような、ありふれた犯罪者は簡単に診断できそうなものだが、そうはいかない。マラリア診断の決め手は血液の顕微鏡検査である。これには時間と訓練と資金が必要で——したがって容易ではない。もっと簡単にマラリアと診断できる技術が開発されたが、これはまだ広く普及していない。熟練した技師が他の仕事のあい間に、血液を厚く塗抹《とまつ》したスライドグラスを綿密に調べなければならない。原虫は二、三個の細胞の中だけに潜んでいるかも知れないので、技師はスライドグラス上の一〇〇に及ぶ視野について一々焦点を合わせながら捜索しなければならない。原虫の種を正確に同定するために、薄く塗抹した血液標本も別に用意しておかなければならない。そうすれば、P・ヴィヴァックス〔三日熱マラリア原虫〕をP・ファルシパールム〔熱帯熱マラリア原虫〕やP・オヴァレ〔卵形マラリア原虫〕と区別するわずかな形態的な違いを観察することができる。[34] 原虫の発達段階は感染の過程によって変化するので、数日かけて数回観察を行い、感染の事実を正確に立証する。[35] このようにしても、すべての感染を診断するには十分でないこともある。ポリメラーゼ連鎖反応（PCR）を用いると、原虫のDNA断片を増幅してそれを識別することができる。セネガルで行ったある研究では、顕微鏡検査では原虫不在とされた児童の血液の三分の二に、実際には熱帯熱マラリア原虫がいたことが、PCRによって識別された。[36]

マラリアを捕らえる際に、他にもむずかしい問題がある。それは、無罪のものも有罪のものと同じ見かけをしているということだ。マラリア原虫の健康保菌者の血液と致死的感染患者の血液とを区別できないのだ。だから、誰かの体内にマラリア原虫がいることを顕微鏡診断で実証したとしても、その人がマラリア原虫に起因する病気にかかっているかどうかは確定できない。実際、きわめて経験豊富な医師が臨床的および顕微鏡的診断法を用いて、別の病原体が本当の犯人なのに、過ってマラリアだと思い込んでいる証拠がある。テリー・テイラーのマラリア病棟でマラリアによって死亡したとされた患者の四人に一人は、検死してみると、死亡の原因となるようなマラリアの病変がないことが分かった。脳の中に隠れている感染細胞はなかった。患者がマラリアにかかっていたのは確かだ。しかし、死んだのは確実に何か他の原因によるのだ。[37]

財源豊かな研究室、中断することのない電力供給、保守の行き届いた機器、訓練の行き届いた職員などの助けがなければ――体温計すらないところがある――診療所がどうやってマラリア感染を見つけることができるだろうか。答えは、「できない」以外にないだろう。マラリアがどこにでもいて、死に至る可能性があるという周知の常識を受け入れるならば、本物の熱帯熱マラリア感染患者はそのまま標準要綱（standard procedure）の求める「推定診断」を受けるべきだ。推定診断とは、発熱があればマラリアだと推定して、抗マラリアの錠剤を与え、注射を打つことだ。[38]

また、ひどい過小報告同様ひどい過大報告もある。それでも、統計資料はまず順当に集められていた。二〇世紀中頃に、マラリア研究者のレオナード・ブルース＝チュワットが、毎年ざっと一〇〇万人のアフリカ人がマラリアで死んでいると概算した。各国政府、国際機関、支援団体および報道機関が、実際のところこの評価を見て途方に暮れた。オックスフォード大学のチームが、リスクマッピングや研究、報告、未発表の報告などの込み入った集積の解析を行って、二〇〇〇年のアフリカにおけるマラリアによる死者数を一一〇万人と概算した。二〇〇一年、WHOは全世界のマラリアによる死亡数を一一〇万、アフリカのそれを九七万と概算した。[39]

二〇〇八年にWHOが数字を半分に切り下げてマラリア患者数の見積もりを下方修正し、マラリア死者数の概算を二〇パーセント以上減らした時、多くの専門家は肩をすくめただけだった。彼らは、WHOが言ったように、現場では実際には何も変っていないことを知っていた。誰かが「ごまかしにしちゃあ、まともな方だ。でも、これはまだ推定の推定だ」と言った。ある有名なマラリア疫学者が「たとえ封筒の裏で計算したような大雑把なもの」でも、もう少し正確な数字になるだろうと付け加えた(40)。

ＷＨＯを退職した科学者、ソクラテス・リツィオスは、背中の丸い、白髪頭のニューヨーカーだが、真面目くさって冗談も通じない現職時代の雇い主の真似をふざけて披露してくれる。いかにも楽しそうだ。彼はＷＨＯの統計のやり方をこんな風に表現する。流感から結核やらマラリアまで、別々の疾患に、別々のＷＨＯの計画が充《あ》てられる。それぞれの計画では大衆の興味、影響力、それに資金、そして比較的遠隔地での勤務などをめぐって自陣に有利なポジションを得ようとするから、個々の疾患がもたらす人々への負担を誇張しがちだ。最終的にすべての疾患の死亡率を足し合わせてみると、その合計はあり得ない、信じがたいものになった。困ったＷＨＯは、会議を開いて、文字通り数字を割り振りする、とリツィオスは言う。瞳を輝かせながら彼はその場面を想像する。「オーケー、はしか、君は一〇〇万、マラリア、君は一〇〇万、結核、一〇〇万(41)」。彼は嬉しそうに吼《ほ》える。

もちろんよそ者から見れば、マラリアは病状がはっきりせず、軽くて、大したことのない病気なんかではない。これは殺人疾患であり、貧困層への責め苦であって、現代社会のパロディーというべきものである。以上は私たちよそ者の見解であり、私たちは何世紀もそうしてきたように、この病気と共存している人たちの現実生活のリアリティをきちんと視野に入れないまま、援助一点張りの考え方を捨てられないでいる。(42)

私たちは、アルコール中毒患者の自己正当化を無視するのと同じように、マラリア患者のアパシー(無気力)が疾患の徴候であることを無視してしまう。結局マラリア発生集落は孤立し——マラリアが外部の人間を寄せ付けないから——慢性的な病気による重圧で人々は衰弱したままとなる。マラリアにかかればかかるほど、隔絶され、疲弊する——そしてその現実に順応する。言い換えれば、この人たちがマラリアを受け入れるのは、マラリアそれ自体が希望を失わせるからだ。私たちが彼らが考えるのと同じように考える理由はないはずだ。(43)

私たちはメディアを介してマラリアのことを、力のない人々を餌食《えじき》にする凶暴な病気と表現する。西洋の研究室から生まれた新しい抗マラリア剤の解説記事は、一例を挙げれば、『ニューヨークタイムズ』紙に載った写真——モザンビークの少年が粗末な木製ベンチに横たわり、悲しみに満ちた眼差しでカメラを見つめている写真だ。キャプションには、自分がマラリアにかかっていると記され、この病気でアフリカの子供が日に三〇〇〇人死んでいることをこの子は今知ったばかりだと訴える悲しみと脱力感とを露骨に説明するものになっている。読者は、この子がたった今死刑宣告を受けたのだと思ってしまう。実際には、モザンビークのような蔓延《まんえん》国では、人々がマラリアの検査を受けるのは、自分たちがかかっているかどうか心配だからではなく、かかっていることを期待して受けるのだ。罹患を確認してもそれ以上悪いことが起こるわけではないからだ。この子の受け取ったマラリア陽性という診断は実際には慰めだったのだ。[44]

マラリアにかかりやすいのは、単に金銭とそれによって購入できる物資が不足しているからだと、私たちは考えている。アフリカにおけるマラリアは「基本的には金の問題だ」とロンドンの法律家でマラリア抑制機関の顧問であるマーティン・ヘイマンは言った。[45] たとえば、金があれば良い薬を買って、それをアフリカへ送って問題は解決するはずだ。それなのに、たとえ抗マラリア剤の品質を八五パーセントから一〇〇パーセントに向上させたとしても、マラリア治療全体としては効率をたった一パーセント押し上げるだけだ。[46] 二人のドイツ人疫学者《えきがく》が地元の診療所と薬局に監視員を配置して分かったのだが、マラリア患者で実際に保健所へ来たのはたった二一パーセントにすぎなかったからである。そのうちほぼ七〇パーセントが満足に病歴を記録されず、三〇パーセント以上が体温を計ってもらえていない。二〇パーセントが不適切な薬剤の不適切な量の処方を受けた。一〇パーセントは面倒なので薬を買わず、三〇パーセントは処方どおりに薬を服用しない。薬が八五パーセントの有効性しかもたないということは、治療さえすれば有効な治療が失敗するケースはごく稀であることを物語る。八五パーセント有効な薬ではあるが、地元民の三パーセントしかマラリアに有効な治療を受けていない。もし薬が一〇〇パーセント有効だとしても、マラリアに対して有効な治療を受けた人々の割合はわずかに三パーセントから四パーセントに上がるだけであると、疫学者は見ている(47)。

メディアはマラリア発生地に報道記者を派遣して、マラリアというオオカミから解放されるために西洋の援助が必要だという証拠を持ち帰るよう指示した。私はBBCの報道記者と、病気で死にかけている子供をかかえたカメルーンの母親とのやり取りを目撃した。記者は、この母親がどうやって病院の費用を払うのか教えてほしいと問うた。前置きもない、この上なく無作法な質問だ。だが当人たちは知っていた。これはBBCが作ったストーリーの、一番大事な前提を引き出す重大な質問なのだ。アフリカの母親は、必要なお金を得るために、必要事項を記載するのに書類に長い時間かかりきりにならなければならない。その女性はべそをかいて顔がくしゃくしゃになった。もちろん、自分が置かれている状況は、現金よりもはるかに複雑だった。泣きたいのか笑いたいのか分からなかった。

マラリアに対する私たちよそ者の見解は、援助しようとしている人たちに、不可解な印象を与える。マラリア発生地域ではどこでも、「マラリアが重視されることに戸惑っている」と、医学人類学者のH・クリスチャン・ヘッゲンハウゲンが書いている。貧困のただ中で、命にかかわる無数の問題に直面しながら生活している人々は、「よそ者たちは、日々直面する多くの問題から、どうして取るに足りないものを取り出しては資金を注ぐのだろう」と、不思議に思っている(48)。タイの社会疫学の専門家、ウィジトゥル・フングラッダは、彼らは「なぜ、貧困状態や他の多くの病気に優先して、マラリアが根絶の対象として選ばれなければならないのか理解できないのだ」という。(49)（じゃあ何が欲しいのか？『ニューヨークタイムズ』紙のティナ・ローゼンバーグは、農村の貧しい人々へのアンケート調査を引用している。ローゼンバーグは書いている。「最も重要な品物三つを挙げると、ラジオ、自転車、それに聞けば実に心痛むのだが、なんとプラスチック製バケツなのだ(50)」。）

新しいことなど何もない。何世紀にもわたって、マラリアを殺人病とするよそ者たちの感覚は、マラリアと共に生きている人々の、病気に馴染んでいる実体験とはいつも合致しなかった。伝道医師であるデイビッド・リビングストン博士が一八五九年に蒸気船でシャイア川を下ってチクァワへ行ったのは、アフリカ人を彼らが住んでいる「暗黒の王国」から救うためだった。中央アフリカの探検ははっきりと現地人の病気緩和を目的としたものではなかった――リビングストンは「交易とキリスト教伝道のために誰でも使える道路を建設」したいと思っていた――けれど、アフリカには道徳的並びに経済的向上が必要であるという認識があり、それはアフリカは発展から取り残され、病み、長い間逆境にあって外部からの救助が必要な大陸であるという彼の観念に基づいていた。リビングストンは当時の英国人の例に漏れず、気候と健康、それに健全な身体と健全な道徳性とは対応すると見なしていた。だからこそ、アフリカの病原体が英国の探検家につらい負担を与えるということは、この土地の悪意と、人々の道徳の退廃を示すものだと考えた。彼らは「魔術に魅了され、神に関心を持たず、流血と殺人が慣れっこになっている」と、リビングストンは嘆いている。[51] 中央アフリカ全域に伝道事業を成就《じょうじゅ》した時には、本人が信じるところによれば、リビングストンは道徳の光があたらない暗闇の心のうちに灯《あか》りをともし、その闇を追放したはずだ。

　リビングストンが中央アフリカで長期間生存できたのは、おそらく自分が開発したキニーネ療法と、いつも蚊帳を使い、がっしりしたブーツを履いていたからだろう。[52]（アノフェレス・ガンビイはとりわけ人間の足のにおいに惹きつけられる。）しかし、自分の仕事には、みなを導いていく使命があると信じていたから、自らの強固な道徳心と、清潔な暮らし方を重視していたと書き留めている。「陛下の政府に提供していただいた良き食事のおかげで……我々が病気を免《まぬか》れたのだと確信している」と一八五九年の『メディカルタイムズ・アンド・ガゼット』紙に書いている。彼は「軽率に陽光を浴びることを」避け、「定期的で活発な身体運動」をみなと共に励行した。[53] リビングストンのアフリカ啓発計画は、英語圏全体ですさまじい好評を博した。彼の著作『南アフリカにおける伝道の旅と研究』は七万冊という信じがたい売れ行きを示した。彼は「現代の英雄であり、アフリカ奥地で旅行と冒険と発見とを行ったが、これらは勇敢さと人類愛と自己犠牲によって果たされた偉業だ」と、一八七五年の『ハーパーズマガジン』誌は絶賛している。[54]

しかし、リビングストンの事業計画の大前提は、自らの経験によってすっかり台無しになってしまった。一九世紀の英国社会が、未開で病んだ大陸を、キリスト教によって向上させようというプロジェクトを打ち立てたのに、リビングストンが見たのは、ヨーロッパから来た同胞たちがアフリカの病いで次から次へと倒れて行く一方、彼の探検に同行する現地人たちは健康そのものだという事実だった。(55)チクァワで目にしたのは豊かな生活と健康な人々だった。キャッサバ、豆類、タバコ、カボチャ、オクラ、キビなどがすくすくと育っている土地で、村人たちが元気に歌を唄いながら作物の世話をしていた。チクァワの族長は、援助を請うことも、脅《おど》すことも、堕落したそぶりを見せることもせず、探検隊を暖かく迎えた。「我々は警戒されはしなかった。族長が人々の唄う歌について語ってくれた」とリビングストンは回顧している。(56)

それでも、マラリアの蔓延するアフリカの人々に向けて、西洋の文明、文化、発展の成果を注ぎ込もうとする、かの名高い恩恵・施しは、以後何十年も続いた。「文明と文化の程度に限って言えば、サハラ以南のアフリカに住む人々はいまだ発展途上にある」と、一九五〇年の赤道アフリカにおけるマラリアに関する会議で、WHOの総裁代理が述べた。彼は続ける。「不屈の寛容さとたゆまぬ進歩への希望をもって、高度先進諸国家が文化および科学のための資金を」寄贈し、アフリカにおけるマラリアの負担を軽減してくれるだろう。(57)

もちろん、こういう姿勢はマラリアその他の病気に関わる、社会的経験の差異にのみ理由があるのではなく、強力な政治的、経済的関心にも由来していた。英国はアフリカの奴隷貿易を根絶しようと目論んでいたがそれは、奴隷貿易自体が道徳的に嫌悪感を引き起こすということとは別に、不完全雇用状態にある英国労働者が望まざる競合を強いられるという恐れが生じたためでもある。(58) 英国はアフリカの天然資源の入手法を改善したいと思っていたし、政治的支配も念頭にあった。英国が、アフリカの指導者、治療者、信仰を、各々族長、呪術医、悪魔崇拝とみなして侮辱し、病んだ大陸を治療する方法としてキリスト教の道徳をしつこく勧めた時に彼らの心中にあったのは、アフリカ人を霊的に高揚させることや公衆衛生の普及だけではなかった。

今では、西洋の慈善家や援助団体が、マラリアに感染した人々に援助を申し出る際の経済的・政治的背景は、劇的に変わってしまった。現代では、西洋が行うアフリカのマラリアとの闘いの目的は、アフリカの各国政府を弱体化することではなく、協同することだ。私たちの経済は依然としてアフリカの天然資源に依存しているが、提供している公衆衛生はあて推量に基づいているものではない。抗マラリア剤、蚊帳、あるいは殺虫剤は——たとえば十戒《じっかい》などとは違って——マラリアを軽減する効果のあることが、臨床試験によって実証されているものだ。

それでも、他方、かつてのアフリカと西洋のあいだの不協和音をここにも聞くことができる。ブランタイアのマラリア研究棟に勤務する西洋人医師たちは、周囲にいるマラウイ人女性たちがさまざまな処方の一つひとつをどう受けとめているかなど、真面目に考えてもみない。考えられないのだ。テイラーによれば、原因不明の昏睡状態に陥った患者の母親は、目下わが子の厄介ごとは、この子が処方された恐るべき抗結核薬によるものだと考えている。医療用麻薬でもうろうとしている重篤《じゅうとく》な病状の女の子の母親は、娘はひどい頭痛をかかえていると考えている。医師たちはこのことを理解しない。医師たちは、患者に必要だと自分たちが考えることをするだけだ。病院の請求額が明らかに疑問視されているというのに。彼らが成し遂げたことは、救った命の数において、リビングストンのそれの何十倍も優れている――南マラウイでたった一人のアフリカ人をキリスト教に改宗させるのに五年かかった[59]――ところが、西洋の医師の世界と、医師たちが救おうと努めているアフリカの地域社会との間には、いまだに一五〇年の開きがあるのだ。

　アフリカ人がその敵であるマラリアと闘っているのだから、私たちとしても彼らがこの敵と闘うのを助けてやれると考えたい。私たちは――高潔な倫理観を持ったリビングストンのように――私たちの社会が提供すべき最良のものを携えてやってきた。私たちの富と私たちの科学技術だ。しかし、よそ者の対マラリア闘争法と、この病気と共存している人たちのそれとは、いつも同じという訳ではない。

　二〇〇五年、国際的資金提供組織である、「世界エイズ・結核・マラリア対策基金」が、アフリカ諸国の政府に対しアーテミシニン併用剤購入資金として、一億七〇〇〇万ドルの提供に同意した。ノバルティス社は、注文が殺到することを期待して薬価をかなり下げ、生産量を上げた。二〇〇六年までに、この会社は三〇〇〇万人分の治療薬を生産した。だが発注したアフリカ諸国の政府は少なかった。[60] がっかりしたノバルティス社のある代表が叫んだ。「何もかも棚上げになった！　何でもあるのに。蚊帳も、薬も、金も――でも注文は入って来ない！　訳がわからない！」[61]。結局は、利用できる基金があるのに、政府はノバルティス社の供給可能な薬の量の半分以下しか注文せず、[62] この会社は苦労して生産した何百万粒という錠剤を破棄しなければならなかった。熱に不安定な救命用の薬剤は長く保存できなかったからだ。あるマラリア研究者は悲しげに言った。これは「無駄遣いだ。悲劇だよ」[63]。

7 科学的解決法

ハーバード大学公衆衛生学部の奥まったところに位置する、ハーバード・マラリア・イニシャティブ（ＨＭＩ）にあるものすべてが、一つの明白な事実を伝えている。すなわち、ここはきわめて豊富な資金を投入した事業が展開される、きわめて重要な場所だということだ。建物は高層建築で、狭くて轍《わだち》のついたボストンの通りと比べるととりわけ壮麗である。ビルの周囲にはひっきりなしに車が流れている。警備は厳重だ。このビルの地下にある広大な駐車場から地上へ出るには、あらかじめ訪問者リストに名前が登録されていなければならない。また、駐車場から出るにはエレベーターを使う必要があるが、緑色の上昇ボタンは磁気センサーを通った専用のＩＤの信号を受信しないと反応しない。上階にはさらに警備システムがあり、ハーバード・マラリア・イニシャティブの迷路のような領土に到達するために重いガラスの扉を抜けるには、さらにいくつものＩＤと磁気センサーを通すべき複数のバーコードが必要だ。

ＨＭＩは、単なるマラリア研究センターではなく、（この組織がウェブサイトで自慢しているように）エクソン石油社からジェンザイム社まで、さまざまな企業から資金の提供を受け、またそれらと提携している「研究の中枢」なのである。床は磨き上げられ、壁に沿って淡い色合いの木製ロッカーとドアが並んでいる。研究室からはざわめきがきこえるが、熱心に話し合っている様子だ。この研究者たちは予算をやり繰りする必要はないし、実際に、研究にはどれだけの費用がかかっているのか知らない。ある人によると「もし自分たちで計算したら、みんな仰天するだろうな」ということだ。

ここで研究をしている二〇人ばかりの大学院生や研究者たちが、週に一度集まって実験結果を持ち寄る。皆が集まる会議室は東洋製の手織り絨毯で温まっており、荘重なガラス戸つき書棚が備えてある。軽食用のテーブルには、きれいに縁を切り取ったサンドイッチとフルーツサラダが用意してある。ミーティングの発表は、ハーバードの教育に関する内輪のジョークを交えた上品かつ明快なもので、発表者は同僚たちから思慮深く想像力に富む質問を受ける。一つだけ彼らを落ち着かなくさせるものがあるが、それは指導者、ダイアン・ワースによる監視である。ワースはＨＭＩを統括する、白髪頭の人を寄せ付けないタイプの分子生物学者で、ゆっくりと注意深く抑揚のない口調で彼らに質問をする。私がそこへ行った日に、ワースは二、三の専門的な質問で、ある若い発表者を追い詰めていた。

発表者の女性は言い間違え、急に黙り込み、思案し、何かしゃべってそれを取り消し、それからみんなを見て神経質に笑った。

ここにいるのは、楽観主義と野望のにおいをぷんぷんさせている幸せで恵まれたグループで、ハーバード大学が自覚的に育成に努めてきた指導的科学者の模範そのものなのだ。どの参加者も、素晴らしいデータを出して、会議室の書棚の上で待っているシャンパンのコルク栓を開けさせたいと願っているのは間違いない。(1)

HMIは、他の、同様に潤沢な寄付を受けている少数のマラリア研究所と等しく、何世紀もの間マラリア研究に対する絶え間ない資金投入によって作られた由緒あるもののように思われるかもしれない。ちょうどヒトゲノム解析計画やアメリカ国立がん研究所が、科学技術やがん研究への長期の資金投下の結果だと思われているように。たしかに、執拗《しつよう》なマラリアの苦しみには同じように執拗な科学の対応が必要で、世界一裕福な国の最高位の大学の一つが、当然のこととして、マラリアという重大な病気について、世界的な健康上の緊急事項のために公衆衛生の研究で大きな役割を演じているのだろうと。

そうではないのだ。政治および資金の関与はその度合いが上がったり下がったりして、時には急騰《きゅうとう》するが下がることが多かった。私が訪ねたマラリア研究センターの多くは、パナマのゴーガス記念研究所のそれとずいぶん似ていた。マラリア研究者たちは、建物の中の狭苦しく薄汚れた暗い灯《あか》りの片隅で、ほとんどはスライドグラス、顕微鏡、それに一〇〇年以上前から使い続けているのと同じガラス器具を使って奮闘中だったのだ。ＨＭＩのようなハイテクのマラリア研究センターは上り坂グラフの頂点なのではない。波頭にいて、深い波あいにできた航跡を引っぱるように、世界のマラリア研究をリードしているのだ。

マラリア学は、創設当初から脆弱で方針の定まりにくい分野で、気まぐれな大衆に、時には熱狂によって、時には黙殺によって翻弄《ほんろう》されてきた。過熱気味の研究者は発見を誇大に公表するが、あとで間違いだったことが分かる。著名でもなく資金も乏しい研究者たちは、大発見をしても無視されるだけだ。古びることのない、有益な科学的方法論を確立できる重要な洞察が現れても、それは、大衆の懐疑主義か、無視か、あるいはその両方に直面することになる。

マラリア学の根本的難題は、病因論をめぐる問題だった。本当のところ何がマラリアを引き起こしたのか？　民衆の知恵は沼地と瘴気《しょうき》が原因だと判断した。しかし、一九世紀の終わりに細菌学という新しい科学が興《おこ》って、病気の原因となる微生物の世界をはじめて暴《あば》いた。ドイツの細菌学者ロベルト・コッホは、一八八二年に結核の原因となる微生物を、また一八八四年にはコレラの原因微生物を発見した。続く何年かの間に一連の伝染病、チフス、破傷風、ペストなどの容疑者をたちまち特定した。これらと同様に、昔からあるマラリアという災《わざわ》いの原因となる病原微生物がいるに違いないと、考えられるようになった。(2)

マラリア伝染の特異な性質を考えると、発症に向かう一連の奇妙な出来事を洞察し見極めるためには、博物学者、実験科学者および臨床医などの学際的共同作業が必要となる。しかし、オオカミの群れのようにいつも地位を気にしている身分の不安定な科学者集団の場合、こういう共同作業を長続きさせるのはむずかしい。長続きはせず、名声、資金それに影響力はボス犬に集中するが、それはボスの発言が真実であるかどうかとは関係がない。驚くに当たらないが、費用を無駄遣いして行き詰まりになった例が二、三あったのだ。

一八七一年に成立したイタリア共和国の指導者たちは、マラリアが引き起こした経済的困難をよく理解できなかった。「ローマの熱病」は、ちょうどローマ帝国滅亡のときと同じようにイタリアの国家形成を方向付けた。まず、プラスモジウムは、愛国的革命家ジュゼッペ・ガリバルディの最愛の妻の命を奪った。のちに語られた伝説によれば、妻がマラリアで死ぬとガリバルディは、彼女を腕に抱いてカンパーニャ平野を運んだが、このロマンチックで英雄的な行為は小説家や画家が繰り返し好んで題材にする場面だ。[3] イタリア王国建国宣言〔一八六一年〕のちょうど三ヶ月後に、初代首相がマラリアで死んだ。シチリアにいた二二〇〇〇人の鉄道労働者のうち、一五〇〇〇人がマラリアにかかり、一八万の常備兵のうち一万人が熱病で入院した。[4] また、新生イタリア国は、何百万という若者、最も強靭で最も懸命に働く若者をアメリカ南北大陸へと送り出していた。イタリアの各鉄道や鉱山会社や博愛主義者は、この問題の解決法を見つけてくれるよう、イタリアの科学者に懇願《こんがん》し

た。(5)

そこで科学者たちは取り組み始めた。一八七〇年代のある日、コラド・トマジ＝クルデリとエドウィン・クレプスという二人の病理学者がカンパーニャ平野の空気と土壌の試料を収集した。二人は、これらの試料から長さ一〇マイクロメートルの桿菌《かんきん》〔棒状の細菌〕をいくつか分離したが、粗雑な顕微鏡観察では、これらが長い糸状のものに発育しているように見えた。長い糸状のものを実験用のウサギに注射すると、間もなくウサギに激しい息づかいと悪寒《おかん》と発熱が起こった。屠殺《とさつ》したウサギの体内には、再び長さ一〇マイクロメートルの桿菌が認められた。

この二人の科学者は、自分たちがマラリアの病原体を発見したと判断した。これは細菌で、土壌と空中にいた。彼らはこれをバシラス・マラリイ〔四日熱マラリア原虫〕*Bacillus malariae* と名付けて、一八七九年に発表した。

もちろん、科学的方法として信頼できるものではなかったし、こういう間違いはまま起こるものだ。たとえ新興国家の経済全体がこの結果に左右されるとしても。

すぐに反証が現れた。

一八八〇年一一月、アルジェリアのコンスタンティーヌに配属されていたフランスの外科医アルフォンス・ラヴランが、スライドグラス上の深紅色の斑点《はんてん》をつぶさに観察した。どうやって彼が発見に辿りついたかは、いささか神秘的である。一九世紀の顕微鏡観察者は、たいてい試料を貼り付けたスライドグラスを化学薬品に浸していた。だから試料中のマラリア原虫を無意識のうちに殺しており、原虫は拡大された血球の残骸《ざんがい》のただ中にあって、まったく見えなくなっていたのだ。誰かがラヴランのように、マラリア患者の血液を新鮮なうちに検査していれば、おそらく彼がこの記念すべき日に行ったよりも早期に検出に成功しただろう。血がまだ暖かいうちはラヴランはそれに気がつかなかった。このプレパラートをどうして破棄しなかったのか、正確には誰にもわからないが、どうであれ、それにはおよそ一五分を要した。コーヒー一杯を飲むほどの時間だ。(6)

ともかく、中休み中にスライドグラス上の一滴の血は冷えたのだ。温度変化によって試料中の原虫が目覚めたのだが、それはヒトの暖かい血液を離れて蚊の体内の冷たい環境へ移ったのと同じことだと、今は考えられている。オス型の原虫はすぐにメス型原虫を受精させるよう命令を受け、長い鞭毛《べんもう》を生やし始め、それを波打たせて挑発する。ラヴランは、動きのない視野が再び目に入るだろうと思いながら顕微鏡に戻ってきた。ところが、この外科医は、微小な球体が細かく透明な線維を使ってうねりながらいきいきと推進している光景を見て、衝撃を受けた。(7)

はじめてプラスモジウムが人類の目で発見されたのだ。ラヴランはマラリア患者から何度も何度もこの生物を見出し、キニーネ投与後にはこれが消失することを観察した。彼にはこれが桿菌ではなく、何かまったく別のものだということが分かっており、すぐに新発

見を世に発表する準備をした。バシラス・マラリイなのかそうではないのかと。(8)

同じ頃ミシシッピー川のデルタ地帯で、ジョージ・ミラー・スタンバーグという米軍の外科医がバシラス・マラリイを使って、クレプスとトマジ＝クルデリの実験結果を追試しようとしていた。彼はまさにクレプスおよびトマジ＝クルデリと同じように、悪名高いマラリア地帯で試料を収集した。実験室へ戻って微小な桿菌を分離し、ウサギに注射した。だがウサギに起こった激しい息づかいを伴う発熱は、スタンバーグにはマラリアのようには見えなかった。直感で、他のウサギを使って代わりの物質を注射して、結果を比較しようと考えた。ちょうどつばに感染力があるという議論が持ち上がっていた時期だったので、自分の唾液を使おうと決めた。自分のつばをウサギに注射すると、ウサギは桿菌を注射したのと同じ症状を呈した。そこでスタンバーグは、マラリアはマラリア病原体と自分のよいいだれのいずれでも起こるのか、それとも先に発表されたマラリア病原体などは存在しないのか、その結論を理解するに至った。(9)

ラヴランは、自分の発見を説明するためにヨーロッパへ帰ったが、バシラス・マラリイの発見がすでにヨーロッパの科学者、経済界のトップおよび新聞社に受け入れられていた。『ニューヨークタイムズ』紙は「これは細菌で、霧によって伝播する」と宣言していた。なにしろ、バシラス・マラリイ説は当時流行の瘴気説にうまく合致したのだ。バシラス・マラリイ説は、辺境の湿地や沼地から水を抜こうと懸命になっていた開発業者たちに好意的に受け取られたが、それはこの活動が今や「地球に風を送って……熱病を起こす細菌の増殖を止める」と主張することができるようになったからだ。これを良しとしない理由なんてあっただろうか。[10]

ラヴランは厳しい反対意見に向き合うことになった。パリでは、フランスの押しも押されもせぬマラリア学の権威レオン・コランが、無名の軍医が白血球を見誤ったのだといって馬鹿にした。[11] ローマではトマジ＝クルデリが、ラヴランの言う生き物は死んだ桿菌にすぎないと公言した。世界最高の微生物学者であるドイツの科学者ロベルト・コッホも同様にラヴランの主張を退《しりぞ》けた。[12] このフランス人軍医は間もなくもう一つ別の突飛な仮説――マラリア病原体は蚊によって媒介される[13]――を打ち出したが、顧《かえり》みられることはなかった。

ラヴランの直感は、スコットランドの医師パトリック・マンソンの研究に触発されたもののようだ。マンソンはその頃、フィラリア線虫を蚊が媒介してフィラリア症として知られる病気を引き起こすことを発見していた。この線虫はリンパ腺内の液の流動を遮断《しゃだん》し、醜《みにく》い腫瘍《しゅよう》を作る。腫瘍は時には二〇キログラム以上にもなり、とりわけ脚と陰嚢《いんのう》に生じる。この病気は中国南部の風土病になっていて、マンソンは当時、清帝国海運関税局に駐在していた。中国の医療も西洋の医療もフィラリア症の患者に有効な治療を与えることができなかったが、これを呪いのせいだと考える中国人の同僚とは違って、マンソンは腫瘍そのものを切り落としたいと思っていた。彼の切断手術によって、フィラリア症の患者から、少なくとも腫瘍が再増殖するまでの間、苦しみが取り除かれた。[14]

一八七四年にフィラリア症患者の血中および尿内にフィラリア線虫が発見されてから、マンソンは線虫が世代を超えてどのように生き延びるのか考え始めた。フィラリア症は接触感染性ではないことは知っていた——線虫は咳やくしゃみ、あるいは汚れた手からは出てこなかった——が、それでも何らかの方法でヒトの体から出て他のヒトに感染しているに違いなかった。彼は患者の血液検体を検査することから始めたが、それによって、線虫は血流中にはたまにしか現れず、現れてもほんの短時間だということを発見した。きっと血流は連中の脱出路なのだと推測した。連中を連れ去るなんらかのものがやってくるところだったのだ。このことから、線虫はある種の吸血生物に脱出を幇助《ほうじょ》されているに違いないと結論付けた。フィラリア症はイングランドでは知られていなかったので「世界中のどこにでもまことにたくさん」住んでいるノミ、シラミ、ヒルは除外された。媒介者はこういうものではなく、ひょっとして蚊かも知れないとマンソンは考えた。彼によれば、蚊は「地表の特定の地域に限定的に住んでいる」からだ。

マンソンは特設の「蚊の家」を建て、夜間にフィラリア症患者をその中で眠らせて、蚊がその男の露出部を刺すようにした。朝になって使用人が、腹いっぱい血を吸ってこの家の壁で休んでいる蚊を集めて、マンソンの実験用のガラス瓶に入れた。マンソンはこの虫の体を切り開き、その中の幼生であるソーセージ形をした線虫を引っぱり出して、蚊が媒介者であることを立証した。[15]

インドやアフリカの一部でも西洋と同じように、昔から蚊が病気にかかっているのではないかと疑われていた。一世紀ローマの農業著述家ルシウス・コルメラは次のように書いている。

暑い時期には、沼地は健康を害する毒を吐き出し、攻撃的で小さな針を持った動物を生み出す。その動物はものすごく密集した群になって私たちを攻撃する……それによって今まで隠れていた病気にかかるが、その原因は医師といえども突き止められない。[16]

だが、マンソンは、蚊は一生に一度だけ産卵の直前に血を吸い、それから水の中で死んでしまうと博物学の本に書いてあるのを読んだことがあった。[17] 蚊は一度しか刺すことができないから、おそらくそれ自身の働きでは何も伝播させることはできないはずだ。マンソンは可能性のある作用機序を思いついた。この微生物は、水中に産卵したあとすぐに、博物学の本の権威ある著者の言うとおりに、死んでしまった蚊の体内にいる。蚊の死骸はゆっくりと分解しながら水面を漂い、微生物は水中へ染みだすのだ——そう考えたのだ。

そんなことを疑いもしないヒトが汚染した水を飲む。飲み込まれた微生物はそのヒトに感染し、その後、感染を受けたヒトは別の蚊に刺され微生物はその蚊の体内に取り込まれ、サイクルが完成するというわけだ[18]。

しかし実は、蚊は何回も吸血する。だから蚊が間違いなく病原体を媒介できるのだ——蚊は微生物を収集もするし、配達もするのだ。実験用の蚊には一回しか給餌《きゅうじ》しない方法をとったがために、マンソンは自分の間違った印象を補強してしまった。蚊は一回の給餌の後すぐに死んでしまったからだ。餓死したに違いない。

マンソンには、自説を支持するような、実験に裏打ちされた根拠はあまりなかった。彼はたった一回だけ——そして違法に——フィラリア症患者の解剖を、その患者が死んだ、暑く窓のない部屋で行った。「照明はきわめて劣悪で、暑さにすっかり参っていた」と、後に認めている。検死解剖は失敗するに決まっていて、そこから確かなものは何も得られなかった。マンソンの伝記を書いたダグラス・M・ヘインズによれば、推論よりも信念のほうが自説を駆り立てたのだ。

より優れた実験技術と蚊の行動に対する洞察力をもった科学者と共同研究をすれば、マンソンの革新的理論は改善された可能性がある。しかし、マンソンは共同研究者よりも縄張りを欲しがった。彼はこの理論を改変することなく普及させるという望みに賭けたかった。制度的には、スコットランドの医学の学位はイングランドの大学のそれと同等の地位を保証するものだが、現実には、ロンドンにおける医学界の有利な舞台からはほとんど締め出されていて、本人もそれを知っていた。彼にはよき指導者、イギリス科学界のエリートのうちの権限をもった誰かが必要だったのだろう。当時英帝国には一流のフィラリア症専門家が二人いた。王立協会の特別会員で、ロンドンを本拠地とするトーマス・スペンサー・コッボルドと、植民地インドという後進地に配属されていたティモシー・ルイスである。

マンソンはロンドンを本拠地に大方の賞賛を受けている権威、コッボルドに懇願した。「私は世界の枠外に居住しております。図書館は遥か遠く、世のもろもろの趨勢《すうせい》から隔絶されているのです。私は自分の仕事がいかほど価値を持つのかよく分かりませんし、この仕事がすでになされているのか、あるいはさらに優れた業績がなされているのかも存じません」と、丁重な手紙を書いた。自身の発見をめぐってルイスと質《たち》の悪い張り合いをしていたコッボルドは、マンソンの根も葉もない話を大急ぎで『ランセット』誌に投稿して、蚊が病気の媒介能力を持つことの最初の発見者として――マンソンを引き連れて――自らの名声を確立した。

二人は、都合の悪い反対意見や反証を、いっしょになって叩きつぶした。たとえば、マンソンが見つけたと主張する線虫の胚《はい》や幼生《ようせい》をルイスは見つけられなかったし、線虫が蚊の体内を通って水中へ移るということは決して確認できなかった。マンソンとコッボルドは、自分たちの理論を再検討せずに、ルイスの「ためらいや科学的警戒感」を攻撃した。一八八三年、「英国およびヨーロッパ大陸における医学および科学研究団体」が、「死んだ蚊 - 水」説を賞賛し、これを思いついた男を「鋭い頭脳の研究者であり、確かな目をもった観察者」であると評価した。『ブリティッシュ・メディカルジャーナル』誌にそう書かれている。(19)

マラリア感染の恐れがある人々の大多数には財産がなく、政治家たちには最新の科学の成果に従って行動する意思がなかった。だからこういう一九世紀の科学の過失は、大きな枠組みで見れば、それほど影響を与えた訳ではなかった。ただし、ちょうどそのころフランスの外交官フェルディナン・デ・レセップスがパナマに運河を建設する計画を立てていたが、こうなると話が別になる。

世界中のマラリアにかかっている民衆とは違い、レセップスは資金もあれば、当時最先端の医学の成果を活用する見識も持っていた。彼はすでにスエズ運河建設を成功させた有名な開発業者だった。そして、マラリアが今度のパナマの計画に障害を引き起こすだろうということが分かっていた。すでに、新運河のための測量に派遣した地理学者たちが、次々に押し寄せるデング熱、黄熱病およびマラリアにかかっていた。マラリアは川の名にちなんでチャグレス熱と呼ばれた。「白人たちは、伐採されて陽射しの下に置かれた樹木のようにしなびていった」と、ある視察員が回顧している。[20] スエズ運河建設中には労働者たちも同じようにコレラの流行に苛立《いらだ》っていたし、レセップス自身も一週間のうちに妻と息子をこの病気で失くしてひどいショックを受けていたのである。

だから、ジャマイカ、コロンビア、ベネズエラ、それにキューバからおよそ一万三〇〇〇人の労働者を誘い込む前に、レセップスは病気の流行防止のためにできる限りのことをしようとした。病人を看護するための美しい病院を建てたが、これはヨーロッパの一流の科学者の著述に従って、マラリアの影響を最小限にするように設計されていた。患者が常に快適に過ごせる配慮もなされていた。堂々とした建物のまわりをみずみずしい植物の植わった庭が取り囲み、香り豊かな熱帯の空気がふんだんに病棟を漂って流れた。コロン〔パナマ運河のカリブ海側にある都市〕の病院は海の上に張り出していたので、患者たちは海の新鮮な空気を吸い込むことができた。また、アリやクモを寄せ付けないように、ベッドの脚は水を張った小さな壺に差し込まれていた。[21]

マシェティ〔山刀〕を使って作物を伐採《ばっさい》している労働者たちをずぶ濡れにする土砂降りがやって来るや否や、人々は夜ごと「蚊に貪《むさぼ》り食われて」（と、画家ポール・ゴーギャンがマルティニク島へ逃げ出す前に書いている）、病院の四分の三は発熱したマラリア患者でいっぱいになった。[22]『ハーパーズ・ウィークリー』誌は、丸々と太ったレセップスがしょげ返って溝を掘っているイラストに「レセップスは運河掘りなのか、それとも墓穴掘りなのか」と書き添えた。[23]

『ハーパーズ』誌は、運河建設会社が死亡の原因を隠蔽《いんぺい》しているといって非難した。しかし実際のところ、会社の管理職たちには、運河用地や給水の十分な病院の庭や水を溜めた壷から湧き上がってくる蚊が、ベッドの上で震えている労働者たちに影響しているかもしれないとか、美しい病院そのものが病気の提供者になっているかもしれないなどと疑う理由はなかった。運河会社の主任外科医は入院患者の血液を定期的に検査して、厄介なバシラス・マラリイを見つけた。[24] アメリカの顧問医が頼まれて検査の進展に協力した。[25]

一八八九年までに、運河で働く二万二〇〇〇人の人たちがマラリアと黄熱病で死んでいた。[26] レセップスの会社は破産し、泥だらけで死骸の散乱した地面の割れ目〔掘削途上で放棄されたパナマ運河〕は見捨てられた。フランスでは、怒った出資者たちが昆虫ではなく人間の悪行《あくぎょう》をなじった。フランス政府は倒れ、元首相三人、元大臣二人、上院議員二人、それに代議士、元代議士合わせて一〇〇人が汚職の咎《とが》で告発された。特にレセップスの息子は収賄《しゅうわい》の罪で裁判にかけられた。[27]

ところで、蚊がマラリアの伝染にどのような役割をもっているかということは、さらにあいまいになっていった。話をロンドンへ戻すと、マンソンがマラリアの専門家としての名声を確立すべく——イギリスは植民地から戻ってきたマラリア患者でいっぱいになっていて、みな治療が必要だった――世に知られた自らの学説（蚊媒介説）をむし返したが、今回はフィラリア症ではなくマラリアに関してだった。「どちらの生物でも問題と状況は同じなのだから、問題の解決法もやはり同じだろう」と、一八九四年に書いている。つまり、感染した蚊の死体で汚染された水や埃《ほこり》が原因で、フィラリアだけでなくマラリアにもかかるということだ。[28]

マンソンの説には明らかな欠陥が複数あった。一つは、マラリア原虫は宿主《やどぬし》なしの環境下で数日間、数週間あるいは数ヶ月間生き延びる必要があるということだ。ラヴラン――彼のプラスモジウムの発見は後に正当なものと認められた――らの科学者たちは、この寄生生物は虚弱すぎるので、水中だろうと埃の上だろうと宿主なしでは生きていけないことを知っていた。[29] また、イタリアの研究者たちは、沼の水を患者に飲ませて、いかにマラリアが猖獗《しょうけつ》を極める地域の水であっても、人間に感染させることができないことを立証した。だが、マンソンは自説を曲げなかった。間違いなく「あのフランス人もイタリア人も、初めのうちは私の説をバカにし、あとになると納得し、しまいにはそれを自分の説だと言い出すだろう」と、ある手紙に書いている。[30]

マンソンは周期的な痛風に襲われて自由が利かなくなったので、マラリア地域へ蚊を採集しに行って自説の正しさを立証することができなくなった。

ロナルド・ロスは、英国統治下のインド医務局にいる多くの医師たちとどこも違ったところのない人物だった。公衆衛生や医療、インドにさえ特に関心を持っておらず、特に何かが得意だということもない、と公言していた。医学を学んだのは、インド駐在の軍の外科医である父がそう望んだからというのがおもな理由だ。試験がうまくいかなかったので、インド医務局にしか就職口は見つからず、しかも、気乗りしないマドラス支局勤務だった。しかし、まったく気にしなかった。定期的に給料は入るし、スポーツはし放題、毎日数時間仕事をすればよかったのだ。[31] ロスには文筆家になる野心があった。スポーツと詩作で気晴らしをしながら楽しく日々を過ごしていたが、彼の周りでは英国統治下の流血の反乱と流行病が渦巻いていた。一八八九年に処女作となる小説を発表したが、それはある島に置き去りにされて、「人の顔も人の言葉も、人のしぐささえ知らない」子供の一生の物語だった。[32]

休暇でインドを出て細菌学の講義を受けたとき、今まで見えなかった別世界が目の前に現れた。彼は顕微鏡の前に屈《かが》みこんで、何時間も秘密の世界に没頭することができた。そこには、謎を秘めた形態と陰影と脈動とが満ち満ちていた。[33] 彼は、一九世紀の顕微鏡観察者に違《たが》わず、そこに見えているものの半分は何なのか分かっていなかった。しかし、彼はレンズを通して見たものを入念に記載した。たとえば、「とてもかすかで、時には褐色《かっしょく》気味で、小さな球体が固まっていたり鎖状《さじょう》になったりしたもの」、「きわめてかすかで、基質の気配がするもの」、「繊細で青みがかった実体」、「うすく黄みがかった発光性の物質でできた泡《あわ》」、「花のように見える美しい構造」、「小さくて実に繊細な赤い微粒子」などである。もろいスライドグラス上に塗抹《とまつ》した一滴の血液の中の神秘的な小宇宙は、若い唯美《ゆいび》主義者を魅了した。ロスは病みつきになった。[34]

顕微鏡観察とその考察結果を発表すると、パトリック・マンソンがこれに注目し、たちまちロスを自分の傘下《さんか》に加えてしまった。マンソンの唱える、マラリアの蚊原因説を支持する証拠が見つかれば、名声と富を得られると確約したのだ。マンソンは言った。「君がこれに成功すれば、あっという間に出世して、何でもお望みの便宜《べんぎ》が手に入る。これを聖《せい》杯《はい》〔キリストが最後の晩餐（ばんさん）に用いた杯（さかずき）。円卓の騎士が捜し求めた〕、自分をサー・ギャラハッド〔聖杯を見つけた円卓の騎士〕と思いたまえ」。

こうして、医学史上もっとも名の知られた、かつ、問題含みの共同研究が始まった。マンソンは、蚊が湧いている水辺の水や沈殿物を健康な志願者に飲ませるよう、ロスに長文の書簡を使って奨励《しょうれい》した。その書簡は現在も良好な状態で保存されている。「蚊の湧いている水やそこにある埃を、朝一番、食事前に飲ませたり吸い込ませたりしなさい。このような実験から得られた明白な結論には誰も反論できないでしょう」と助言を与えているのだ。

しかし地元のインド人はロスを信用せず、彼はそのことを何度もマンソンに訴えた。一八九五年に「私の二人の患者は私が指を蚊に刺させたからといって逃げてしまいました。

一刺しごとに一ルピー与えたのにですよ！」とマンソンに愚痴をこぼした。[35] また「一刺しあたり二ルピーとか三ルピーという大枚《たいまい》を払うと言っても、バザールの連中は来ないんです……私が妖術《ようじゅつ》を使うと思っているんですよ。私が雇った庭師の女性でさえ、蚊刺しは一回しかさせませんでした」と書いている。さらに「マラリアにかかった子供の小さな黒いつま先に刺させるというと、母親は私に喰ってかかるんです」と訴えた。とうとうロスはあるしぶる志願者《ボランティア》に、これから刺す蚊には病を取り除く治療効果があるのだと嘘をつくことにした。

蚊を飼育するというロスの奮闘も難航した。マンソン同様、彼は蚊についてほとんど何も知らなかった。彼は蚊を飼育した人たちを「単なる博物学者《ナチュラリスト》」と呼んで、あまり敬意を払わなかった。「博物学者は、分類以外には何もできず、小ぎれいな図を描いて学会に所属しているだけだ」とバカにしていた。彼は間違って目的と異なる種類の蚊を捕えて飼育した。その蚊の体はマラリア原虫にとっては毒のようなものだった。ビンを日なたに置いて幼虫を死なせたこともあった。蚊の成体にヒトを刺すように仕向けることはできなかった。「ラバみたいに強情だった」と彼はぼやいた。すべてが「いらいらさせる」ものだった。かつてロスは、特定の種の蚊だけがマラリアの媒介に関係しているのではないかと疑ったことがある。蚊が蔓延《まんえん》しているのにマラリアが発生しない場所を見かけることがよくあったからだ。しかし、マンソンがロスの考えを思い違いだと諭《さと》した。「蚊にさいなまれた特定の地域にマラリアがない理由は、蚊にその能力がないからではなく、プラスモジウムに何か不利なものが内在するからだ」とマンソンは助言したのだ。

一方、国家と産業界の双方から支援を受けたイタリアのマラリア研究者たちは、マラリアの秘密に手の届きそうなところまで来ていた。イタリアの研究者たちは、ロスおよびマンソンとは根本的に違う取り組み方をしていた。彼らは学際的に研究を進め、博物学者やマラリア患者自身の洞察や見識を受け入れていた。ロスが、自分が実験したインド人マラリア患者のことを「不潔を好み」、「ヒトよりも実際はサルに近い」[36]と記載しているのに対し、イタリアの病理学者アミコ・ビニャーミはマラリア患者が「マラリアに関しては、一部の医療関係者よりははるかに優れた情報を持っている」と考えていた。彼はマラリア発生地を訪れ、地元の人々がこの寄生生物にどう対処しているかを問い、その秘密を解く重要な糸口をかき集めた。「彼らは熱病に対する多くの予防策をとっている。もちろん、蚊の刺咬《しこう》から身を守る対策を講じているのもその一例なのだ」とビニャーミは記している。夜間に外出したり戸外で寝たりしない。昆虫が入らないように閉めた扉には隙間があって、夜風は通してくれる。そして暑さをものともせずに「蚊よけカーテン」で体を包む。

以上すべてからビニャーミは、プラスモジウムを最終目的地へ運ぶのは蚊の刺咬であって、蚊がいる水や埃や空気ではないという仮説を立てることになった。ビニャーミの研究チームはこの仮説を実験によって裏付けた。志願者に沼沢地の水を飲ませたり、マラリア発生地の埃を吸わせたり、マラリア患者の血液を注射したりした。水や埃では何事もおこらなかったが、患者の血液を接種すると確かに志願者は発病した。[37]

ビニャーミのチームは蚊の種の問題についても研究を進めた。一八九五年に動物学者ジョバンニ・バチスタ・グラッシが、ローマのビニャーミの研究チームに加わった。グラッシはきわめて評価の高い進化生物学者で、鳥の中でもとりわけフクロウとハトとスズメのマラリアについて論文を発表しており、どの鳥にもそれぞれその種特有のマラリア原虫があることを発見していた。グラッシにとっては、他の博物学者にとってと同様、どの種の蚊であるかということはヒトマラリアの媒介におけるきわめて重要な要素であって、それは宿主の種と寄生生物そのものの種との関係が重要であることを意味した。グラッシはすでにイタリアにおける蚊の完全な分布状態（少なくとも、五〇種が存在した）と、マラリア発生地域に常習的に見られる六種とを発表し、マラリア媒介蚊をそのうちの三種に絞り込んでいた。クレックス *Culex* 属の二種と真犯人であるハマダラカである。[38]

一八九六年に、ビニャーミは蚊の刺咬がマラリアをヒトに媒介するという見解を発表し、それを立証すべく、グラッシとともに実験を開始した。[39]

マンソンもロスも経済的成功を収めたことはなく、いつも暮らし向きに困っていた。マンソンの戦術は、自分とロスの仕事が国家的威信をかけるに足るものだと英国政府に訴え、政府の羞恥心を刺激して援助を引き出そうとするものだった。一八九四年に開催されたある医学学会でマンソンは「大陸の国々は、熱帯地方諸国に対する関与がわが国よりはるかに少ないにも関わらず、この件〔マラリア対策〕に関してはわが国をはるかに凌駕《りょうが》しているのです」と語った。ロスも、もし「イタリア人が一着でゴールしたとしたら、実に不快なことだろう」と、マンソンの意見に同意している。

マンソンとロスは、イタリアの研究者たちが発見したことに全力で抵抗し、最後の最後まで自分たちの誤った仮説に固執した。とうとう、彼らの暮らしそのものが危うくなった。激怒したロスは言った。「ビニャーミは本物の悪党だ(40)」。

やつは蚊原因説を横領《おうりょう》したいのだ……ひとの学説の核心にかぶりついて、そのエキスを吸い取って発見者になって慢心したいのだ――あるいは発見者だと思われるまで……。やつは蚊みたいに六本の脚をひとの業績の上に広げて、全部自分のものだと言うに違いない……やつを叩き潰《つぶ》すべき時に叩き潰しておかなかったら(41)。

マラリア学が、ロスとマンソンが闇雲《やみくも》に向かっていった袋小路に陥るのを免れたのは、体系的研究よりも運《セレンディピティ》に助けられたとはいえ、二人の科学者がたまたま同じ結論に達したことによる。ビニャーミとグラッシがそうであった。まず、ロスは迂闊《うかつ》なことに、アノフェレス属の蚊は森の奥深くに潜んでいるものと思っていた（現地の使用人がそのように教えた）。彼は志願者《ボランティア》を勧誘できなかった――「いくつかの理由から、入院患者を使って研究するのは……都合が悪い。彼らは治療を望んでいるし、新聞が何か漏《も》らすかもしれない」[42]と書いている――ので、ヒトとヒト感染性マラリアの研究から、もっと簡単に捕獲できる鳥と鳥感染性マラリアにテーマを変更した。[43]そして、マンソンの蚊汚染水説の立証に努めているとき、引きちぎった蚊の頭の中に奇妙な、精巧なつくりの構造物があるのを見つけた。「これはある種の長く枝分かれした腺《せん》だと判明した。とぐろを巻いた大腸のように見えた。私はすぐに、桿菌《かんきん》たち――スポロゾイト――がこちらへ向かって押し寄せ、流れのどこかから吐き出されていることに気がついた」と彼は書いている。この、のたくっている微小な寄生生物といっしょになって揺れている、震えるとぐろは何だったのだろう。「しかし、この腺そのものを切り出すのはいまだにきわめて困難だ」とロスは書いている。

これは頭部に近い胸部の前方に位置するように見えるが、解剖中に容易に壊れてしまうので、正確な位置は特定できない。しかし、二番目の蚊にはまぎれもない証拠となる付属物があった。この管《くだ》は真っ直ぐ頭部、[44]おそらくは口へ延びていた。ということは、これは間違いなく唾液腺《だえきせん》である。

ということは、ビニャーミが最初からずっと正しかったということだ。しかしロスとマンソンはそうは思わなかった。マンソンはロンドンで開催された英国医学協会の会合において、鳥マラリアに関するロスの研究結果を発表して、自分とロスがマラリア伝染の秘密を解き明かしたと宣言した。マンソンはこのとき、ロスから来た最新の実験結果を知らせる電報を読み上げるという、ドラマチックな装《よそお》いを凝《こ》らした。(45) あとでマンソンは誇らしげにロスに報告している。(46)「もう取り返しがつかない。家へ帰ったら君は名士になっているよ」(47) と。ロスは返信した。「これはこれは、私は誇らしい気持ちを抑えきれません。今まで大変な苦労をしてきました！　おおっぴらに自慢できます！」(48)

もちろん、ロスが明らかにしたのは、蚊がマラリアを鳥に伝染させるということで、ヒトにではない。ビニャーミが正しい仮説を最初に公表し、グラッシがはじめて、志願者をマラリアに感染した蚊に刺させて実験的にヒトに感染を起こし、結果を一八九八年に発表した。ロスは何か灰色をした、翅《はね》にまだらのある蚊と記載しただけだが、グラッシはアノフェレス〔ハマダラカ〕だと明確に特定した。マンソンのご立派な発表のひと月前、ドイツの細菌学者コッホは、自分がマラリアを媒介する蚊を発見したと発表した。(49)

つまり、一九世紀科学の聖杯争奪にロスとマンソンが差し出した賭け金は、エベレスト山頂でぼろぼろになってひるがえっている旗の一つと同じであることが確実になったのだ。英国の一流の医学雑誌の八月号で、ビニャーミとグラッシは、マンソンとロスが行った鳥に関する「興味深い観察」を儀礼的に引用している。[50] 英国医学協会の会長は、このイタリア人たちがマラリア伝染における主要な発見をしたとはっきり言明した。ロスが彼ら、イタリアの研究者たちに会いに同国を訪れた時に、地元の新聞は彼を格下げして「技師」だと書いた。[51]

　ロスの研究を繰り返し混乱させてきたインド医務局は、彼の空想的な発見を知ってうんざりしていた。鳥のマラリアに関する発見の発表を禁じ、最終的に彼が研究を完成させるための時間的猶予を与えた時ですら、マラリアだけでなく、他の疾患の研究もするよう要求した。大発見をなしとげた時には、ＩＭＳ〔インド医務局〕は「丁寧に祝ってくれたが、なにも質問せず、来てくれとも言わず、研究内容を調べさせることもなく、いかなる援助もなかった」とロスは書いている。[52]

　英国へ戻ると、ロスは安定した報酬のよい職を探し回った。[53] 彼は攻撃的な態度を続け、自分の研究を弁護する怒りに満ちた書簡を書き、自分に同意しなかったりみくびったりした学者たちを侮辱した。彼の回顧録にこうした攻撃の様子が見て取れる。「愚かなという言葉は控えてもよかったかもしれないが、私の論評はきわめて理にかなっており、貴重なものだった」。[54] ある同僚には「どうかグラッシ一派を信じ過ぎないで頂きたい」と依頼し、「彼らの観察はきわめて心もとないもので……それ以外は私の報告に助けられて膨らませたものです。[55] ヒトマラリアの研究には二次的な意義しかなく、私の鳥の研究の〝細目〟にすぎないのです」と続けている。[56]
ロスのこき下ろしは功を奏した。結局、一九〇二年にノーベル賞を受賞したのは、グラッシではなく彼だったのだ。[57]しかし、この醜悪《しゅうあく》下品な応酬《おうしゅう》に大変な時間が費やされた。「私はこの種の争いや宣伝は大嫌いだ」とマンソンは不平を述べている。[58]そしてその間には、蚊研究のペースは――そしてそれとともに、マラリアの伝染に取り組むホモ・サピエンスの最初の大きな機会も――動きがなく、ほとんど停止していたのだ。

一般大衆の間では、マラリア伝染の蚊依存説に対して、懐疑《かいぎ》的な見方が支配的だった。ハマダラカがマラリアを伝染させるという認識・理解だけでは、このありふれた罹患体験を説明するには不十分だった。ハマダラカ属〔生物分類で属は科の下、種の上〕ではすべての種がマラリアを媒介するのか。もしそうなら、ハマダラカがまず見られないところでマラリアが猛威を振るい、ハマダラカが真っ黒な巨大な群になって湧いて出るところにマラリアが滅多にないのは何故か。この現象はことにヨーロッパでは明瞭に観察されていた。ヨーロッパでは、マラリア媒介者のアノフェレス・マキュリペニスがマラリア流行にまったく何の関係もないように見えたのだ。ヨーロッパのマラリア研究者は、この理解に困る現象を「マラリアなしのアノフェレス症」と呼んだ。さらに、蚊だけがマラリアを媒介しているのか。もしそうなら、オランダやドイツなどで、ハマダラカが冬眠から覚めたばかりでまだ体力がついておらず、不活性状態にある四月から五月にマラリアの発病が始まるのは何故なのか。[59]

ロスとグラッシの発見が、右のような疑問にいささかでも光を注ぐことはなかった。結果として、多くの人は、蚊がマラリアを伝染させるのが確かな事実なら、何かまだ発見されていない要素があるのだと考えた。この考え方に従えば、ロスとグラッシは多くのルートの中のたった一つ、それもおそらく最重要とさえ言えないルートを発見したことになる。(グラッシはこのつかまえどころのない伝達物質をX因子と呼んだ。[60])

反対意見は多数に及んだ。『インディアン・メディカルガゼット』誌に載ったある論文は、「適切に濾過《ろか》された水の供給」のほうが「単なるハマダラカの存在」よりも、マラリアの伝染の成否には大きな役割を果たしていると主張した。[61] 蚊伝染説は一時的流行にすぎないと、別の著者が書いた。この人物は、マラリアが飲料水媒介性の病気に違いないことは統計を用いて証明できると主張した。[62] また別の研究者によれば、マラリアは実際には「白血球の変性による異常」にすぎないということだった。[63]

蚊伝染説の欠陥を指摘する声を受けたロスとマンソンの対応は、一般の疑惑を煽《あお》っただけだった。マンソンが試みたいくつかの実験は受け容れる人も少なく、納得する者は皆無だった。一方でロスは、熱帯地方のあらゆる都市から二年以内にマラリアを消滅させられると、吹聴して回った。[64]

ロスが誇大発言をすると、それを却下するさらに誇大な声が、保健衛生局の職員や科学者たちからあがった。彼らは蚊の全滅論をやり玉に挙げ、愚行だと切って捨てた。「雨季の最中にインド人全員にあらゆる水たまりを埋めさせても、その結果が経費を正当化できるかどうか疑問に思う」と、英国の役人がインドで開かれたマラリア検討委員会で主張した。[65]それどころか、ロンドン学芸協会の会長は「蚊はどこにでもいるよ。そこら中にいるんだ。みんなが呼吸している空気と同じだよ」とロスに語った。[66]

実際のところ、マラリアの伝染を制御するのに、蚊を全滅させたり、完全に刺咬を避けたりする必要はない。ハマダラカ属のある種の蚊だけに取り組めばよいし、この蚊がマラリア原虫を伝染できないような方法をとるだけでよい。マンソンが指摘したように、ハマダラカ一〇〇〇匹あたり一匹が感染している地域で一人が一晩に一〇回刺されると、年間三例のマラリア感染が発生する。刺咬を週一回に減らせば、一〇年にわずか一回の発生となる。[67]

ロスが焚きつけた、黒白《こくびゃく》つけようと言わんばかりの論争となると、そんなニュアンスはたちどころに消え失せた。細菌学者ロベルト・コッホは「蚊の同定はとてもむずかしくなったから、この分野で他にすべきことがある限り、それは後回しにする方がよい」と言った。[68]イタリアにおいてさえ、蚊の制御に対する関心は低かった。カンパーニャ平野の洞窟で寝起きするイタリアの小作農みんなが、蚊の刺咬から完全に解放されうることなど、誰も真面目に考えなかった。[69]インド医務局のシドニー・プライス・ジェームズならびにオランダのマラリア研究者N・H・スウェーレンフレーベルによれば、蚊を殺すことは「無益」で、「人類の知力を超えた……暴挙」であって、「捨て去る」べき考えであり、事実彼らは、そのように一九二七年の国際連盟のマラリア委員会において共同発表をした。(70)

晴れぬ恨《うら》みを抱え、零落《れいらく》した人物として、ロスは一九三二年に死去した。彼は「私は研究を続ければ続けるほどお金を失ってきた。疑惑と雑言《ぞうごん》をかわるがわる受けたこと以外には、実際には何も受け取ったことはない。そして、私の研究成果は他人の手柄にされてしまった」と回顧録に書いている。また、「〝マラリア〟という言葉」は、彼をひどく不快にさせたが、それはマラリア原虫が引き起こす病気、その不快と同じものだと断言している。(71)傷口に塩をすり込むようだが、彼にちなんで命名されたハマダラカの一種――アノフェレス・ロッシ *Anopheles rossi* ――は、マラリアを伝染させないと何年間も信じられていた。(72)とうとう伝染させることが発見されると、この蚊はアノフェレス・サブピクトゥス *A. subpictus* として知られるようになった。(73)ロスの最大のライバル、ジョバンニ・グラッシがつけた名前である。

ロスおよびグラッシの発見以後数十年間は、それまでの因襲的知見に反逆したいという気持ちに駆られ、マラリア媒介蚊の繁殖や刺咬を最小限に抑えるために、できることは何でも行われた。イタリアの首相ベニト・ムッソリーニは、彼が起こしたファシスト革命の基礎固めのために、一九三〇年代に〔マラリアの媒介蚊の繁殖を最小限に抑えるために、できることはなんでも〕行った。五億四九〇〇万リラをかけた、ポンティノ湿地から水を抜き取ろうという事業計画の遂行中に、三〇〇〇人以上の労働者の命が奪われた。[74]労働者がマラリアに脅《おびや》かされているマレーシアのゴム・プランテーションの実業家も〔できることはなんでも〕行ったのである。マラリアの伝染を壊滅すると他の感染症――下痢《げり》症、赤痢《せきり》、腎炎《じんえん》、膿瘍《のうよう》、結核、痙攣《けいれん》――なども同じように激減することが分かった。[75]

　そこでアメリカのマラリア研究者も〔できることはなんでも〕行った。昆虫駆除《くじょ》は、一九世紀後期および二〇世紀初期の、急速に産業化が進むアメリカでは、一般にきわめて広く行われていた。未開地を天敵のいない昆虫の飼い葉桶《おけ》に変えたアメリカの農民は、昆虫の侵入に怯《おび》えて暮らしていた。バッタの大群がミシシッピー川流域の農園に下りて来た。マイマイガが、ニューイングランドのあらゆる木々の葉っぱを食べて裸にし、また、腐って潰《つぶ》れたガの死体は地域全体に悪臭を放った。[76]

　アメリカの経済発展が昆虫によって阻《はば》まれたので、政府は昆虫学の研究に予算を投入し始めた。一九〇一年に発表された初期の研究結果は、『蚊――どのように生活をしているのか、どのように分類されているのか、どのようにしたら撲滅できるのか』という、小冊子にまとまり、多くの人に影響を与えた。[77]反蚊キャンペーンがマラリア問題をいくぶん軽減したかどうかはともかく、このキャンペーンは資産価値を上げ、発展を促《うなが》すのに常に役立っていた。また第一次大戦後、新たな薬品が売り出されたが、多くは化学兵器を精製したものだった。

ニュージャージー州の昆虫学者ジョン・B・スミスは州の低地にあった何エーカーもの蚊の生息地を破壊した。おかげで地所の価値は四倍以上になったとスミスは言っている。[78] ニューヨーク市のスタテン島でも行われた運動によって、開発ブームに火がついた。[78] 二〇世紀の初め、悪名高き石油業界の大物ジョン・D・ロックフェラーがロックフェラー財団という巨大な慈善組織を作り上げた。その国際保健部門が、大衆にアピールする蚊撲滅計画に飛びついた。「私はこの夏になるまで、あの吸血動物と戦いもしないで玄関ポーチにいられるなんて、思いもよりませんでした。もう一度お礼を言わせてください」と、ある地元民が感謝を込めた手紙を書いている。[79]

しかし、このことで蚊の駆除に反対しているヨーロッパの科学界の統一見解が変わることはなかった。ロックフェラー財団のマラリア研究者たちは、自分たちの昆虫駆除の成果を国際学会で大々的に宣伝してまわったが、すでに周知のデータの乏しさといつも通りの対照群欠如のせいで、ロックフェラーの研究者の楽観的な報告はヨーロッパの同業者たちの注意を引くことはなかった。その報告では、マラリアが減少したかどうかも、多くの悩ましい要素——降雨、気温、人口移動など——の複雑な役割についても吟味がなされていない。これらは観察された変化すべてにかかわってきたはずである。一九二七年、国際連盟はアメリカ人の主張に疑義を呈する報告書を作成した[80]。

アメリカ人たちは議論をしたり研究方法に磨きをかけたりしないで、ロスとマンソンがやったように、結束し同一歩調をとった。腹を立てたアメリカの研究者たちは、自分たちを見下すヨーロッパの同業者たちにはマラリアのことなど何もできないだろうと思った[81]。合衆国軍医総監は、国際連盟（合衆国が加盟したことは一度もなかった）に圧力をかけ、「矛盾していて、不十分な前提」を基にしているからと言って、アメリカ人の主張を疑問視する当該報告を葬るよう仕向けた[82]――一件落着だった。国際連盟はこの報告を発表せずに終わった[83]。

蚊の駆除がマラリア対策に役立つという考えに対して、マラリア研究者たちは異議を唱えていたが、この意見の相違はマラリアの乗り物である蚊の性質の理解の違いに由来していた。簡単に説明すると、ハマダラカ属のすべての蚊がマラリアを媒介すると信じている人は、どのハマダラカを殺してもマラリア減少に役立つだろうと考える。ハマダラカ以外の何かがマラリアを媒介すると信じている人は、蚊を殺してもマラリアを減らす役には立たないだろうと考えるのだ。

この議論のどちらの側にも正解はないというのが事実だった。ハマダラカ属のすべての蚊がマラリアを媒介するわけでも、ハマダラカ属以外の何かが媒介するわけでもなかった。

一部のハマダラカだけがマラリアを媒介したのだ。ハマダラカの生物学的追究と謎めいた行動の研究によってこの事実が明らかになったのだが、懐疑論者と熱狂者、対立する双方が相互に正当性を主張したので、基金《ファンド》供給者の関心が冷めてしまったのだ。たとえば、アメリカの昆虫学者L・O・ハワードはハマダラカの種を同定する研究を始めようとした。しかし彼が回想するように、「思ったよりずっと沢山の蚊がいて、期限までに、当初予定したような仕事はできなかった」。ハワードがかき集めた研究費には三年間の期限があった。蚊の研究に充てられる同種の資金は極めて乏しく、ハワードがともかくも研究を続行できる方法はたった一つ、フェロー〔特別研究員〕の資格を持った生物学者の金を使うことだった。(84)

そこで、目立たない、二流だと思われている研究世界の一隅から、解決の糸口が現れる。まず、一九二一年にフランスの昆虫学者エミール・ルーボーが、マラリアの伝染は、ハマダラカに内在する何か秘密の突拍子もないことと関連があるのではないかと見当をつけた。たとえば、ある土地のマラリア媒介ハマダラカは歯を余計に持っているという仮説を立てた。そういう蚊は動物の分厚い皮膚を貫いて刺すことができ、従ってマラリア原虫をすべて袋小路となる宿主に産みつけることになる。おそらく、別の土地には歯の少ない蚊が棲んでいるのだろう。こういう蚊は皮膚の薄い人間を刺す以外に選択の余地がなく、それゆえマラリアを効率よく媒介するのだろう。歯に違いがあるという説を採用すれば、どうしてハマダラカ属全部が、ヨーロッパのアノフェレス・マキュリペニスのようにマラリアを媒介しないのかということが説明できるだろう。

あるいはまた、退職したイタリアの公衆衛生検査官が一九二六年に、灰色の卵を産んだハマダラカはマラリアを媒介し、黒い卵を産んだものは媒介しなかったのだと推測した。ドメニコ・ファレローニというこの検査官は趣味で蚊の卵を収集していて、雌《めす》の蚊はそれぞれ必ず同じ模様のついた卵を産むことに気がついた。ファレローニは繊細なデザインの卵が実に美しいことに気づき、これらを精密に記述して分類し、メッセイ *messeae* およびラブランキイ *labranchiae* という二つの型の名前まで付けたが、この命名は衛生局の友人であるメッサならびにラブランカ、両博士にちなんだものである。

ある研究者たちが特定の地域の蚊について、その歯を調べたものの、何も見出すことができず、ルーボーの思いつきは捨て去られる。また、卵の模様に関するファレローニの着想も、「雑種犬のブチ」と同じく生物学的にはあまり意味のないもので、「単に奇抜な考えだ」と退けられた。これはロックフェラー財団のルイス・ハケットも言っていたことだ。(85)専門家ともいえない研究者が命名したアノフェレス・マキュリペニスとは、実はハマダラカ属の五種の蚊を一緒くたにしたものだった。それが判明するには、一九三〇年代後期のイタリアの科学者とロックフェラー財団のマラリア研究者との共同研究を待たねばならなかった。これらの蚊は、卵の繊細な模様以外に見かけで判別することはできなかった。五種のうち、ファレローニのアノフェレス・メッセイとアノフェレス・ラブランキイだけが病気を引き起こす原虫を伝染させたのであり、他の蚊は潔白だった。

マラリア感染に果たす蚊の役割が認知されるまでに要した四〇年間の後に、この発見によって科学上の難題が解かれた。ヨーロッパにおける何百万というマラリアの症例の謎が解明されたのだ。

そればかりか、この発見はマラリア学を新たな方法論へと導いた。科学者たちは、マラリア伝染の生態学を解読するには、単に特定の地域の蚊の「証明書」をチェックするだけではまったく足りないのだということに気がついた。ヨーロッパでは、壊れやすい蚊の卵を採集して研究した。合衆国では、ボウフラの頭から突き出ている二本の細かい毛を調べた――無害なアノフェレス・プンクティペニスでは二本の毛は基部でくっつきあっている。殺し屋であるアノフェレス・クアドリマキュラートゥスでは、ほんのわずかだが離れている。[86]

ハマダラカ属の種間の形態学的相違が明らかになるにつれて、それぞれに特有の習性や特性が分かるようになってきた。いずれもそれぞれの生態学的地位《ニッチ》の範囲内で追究されるべきものだった。伝染を抑えるために、地域の昆虫学者は技師と一緒に仕事をしなければならなかったが、技師は保健担当官や医師と一緒に仕事をしなければならなかった。というのは、ルイス・ハケットが言ったように、「あるところで最良の方法は、たった六〇キロ離れただけで最悪のものになるかもしれない」から。(87)
ハケットは、一九三七年にこの新たな認識をまとめている。

ジャワでは無害だった蚊が、スマトラ島内陸部では主たる媒介者だということが分かっている。インドで異常に成功を収めたやり方がサルデーニャではほとんど効果がない。マレーでは半径八〇〇メートルの幼虫駆除で十分なのに、地中海地方の盆地ではその五倍が必要だ。八月に人口の半分が悪寒と高熱で床についているスペインのある村では、アフリカのある村より感染者は少ないのだが、アフリカのその村では、いつだってマラリアのせいで仕事を休んだ者など実際のところ一人もいない。(88)

彼が言うには、「マラリアは土地の条件に影響を受けて変化するので、一〇〇〇種類の別々の病気と化し、疫学《えきがく》上の難問となる」(89)。種類ごとに、それぞれにふさわしいやり方で解明されなければならなくなったのだ。

一発で問題を解決しようとするのは無益なことだと理解するのに、マラリア研究では四〇年かかった。しかし、ものの見方を根本から変えるに足る、ハケットが述べた見識はほぼ失われてしまった。

　その原因の一端は、マラリア研究助成金の気まぐれな支給にある。特定地域の、生態学的見地に基礎を置くマラリア研究は、他の経済活動分野にも、世界のほかの地域にも特に適用できるものではない。公衆衛生だけを目的として地域を限定して資金を助成すべきだ。ほとんどのマラリア蔓延地域では、政治家のやる気も財源も枯渇《こかつ》している。地域のマラリア伝染に関する昆虫学、生態学、疫学などの詳細な研究はいうまでもなく、効果が立証された治療と予防に財政的助成をするのは価値のあることだ。豊かな国々においてさえ、マラリア研究に対する支援は削減されたり増額されたりしている。たとえば、一九二〇年代にイタリア当局は、国内のマラリア問題が解決されたと思いなし、マラリア研究施設をすっかり撤去してしまった。合衆国その他の公衆衛生の国際的権威は、ＤＤＴとクロロキンでマラリアを終焉《しゅうえん》に導けると判断した際に、同じように研究助成を停止した。

　これはまた、ハケットの新知見が現れた頃までに、マラリア研究用の施設が多数気前よく建てられ、それが地域に基礎を置く、生態学的見地からするマラリア学に合っていたからでもある。ちょうど靴が手に合うように〔ハケットの主張と研究施設建設の機運が時を同じくし、両者の目的が一致したように見えた。偶然手が靴にフィットしたようなものだ〕。英国によるインド統治下の権威パトリック・マンソンやロックフェラー財団が設立したマラリア研究センターは、いずれもマラリア研究者が現場に密着して研究できたはずのマラリア蔓延地域には建設されなかった。マンソンは、植民地当局からの財政支援を利用して、マラリアのまったくないロンドンで「ロンドン衛生・熱帯医学研究所」の設立に一役買った。(90) インド統治当局はインドの冷涼な高台の町にマラリア研究所を建てた。英国人が見つけた快適な町だったが、マラリアはまず発生しないところだった。(91) ロックフェラー財団は、ドルと、財団のマラリア学者の専門知識とを、ジョンズ・ホプキンズやハーバードなどのアメリカの大学の公衆衛生研究に注ぎ込んだ。(92) これらの研究センターは、今日に至るまで世界的なマラリア研究の中枢《ちゅうすう》をなしている。

結果として、もっとも注目を集め、多額の財政支援を受けているマラリア研究は、現実のマラリアからはるか隔《へだ》たった場所で数多《あまた》の専門家が推進している。この研究は、特定地域の生態を捨象しても成り立つ、普遍的な研究成果の利用が意図されており、大げさなジェスチャーに目を向けた出資者たちが後援する事業なのだ。個々の鍋に応じて鋳掛《いかけ》をするようなものではない。これは地域に応じたあつらえものとは正反対のものだ。

マラリアワクチン研究のブームを取り上げてみよう。

今や、世界中の研究室では、実験段階のマラリアワクチンが何十種類も開発されている。ワクチンの研究には費用がかかり、進捗《しんちょく》には限度があった。モスキリックスというもっとも進んだ段階のワクチンはグラクソ・スミスクライン社で、熱帯熱マラリア原虫の小片、とりわけスポロゾイトのあるタンパクのサブユニットから作られた。いわゆるサブユニット・ワクチンは、全原虫体をもとに作ったワクチンよりも安全だと考えられたが、特に強力ではなかったし、持続性があるような免疫反応を引き起こすこともなかった。モスキリックスだけが例外だったわけではない。二〇〇八年に発表された臨床試験の結果によれば、モスキリックスによって感染は六五パーセント、マラリア症の発生は六〇パーセント減少した。しかし効果があったのは六ヶ月間だけだった(93)。

もう一つのワクチン候補は、放射線処理をした全スポロゾイト(胞子小体)虫体をもとに作ったものだが、これは完全な免疫を引き起こした。ただし、それは免疫を持っていない成人が研究室内の実験的マラリアを接種したときだけだった。このワクチンはサナリアという新設の企業が開発しているものだが、この会社は猛烈な製造と頭痛を起こすほどの販売業務に追われている。二〇〇八年のときのように、スポロゾイトを蚊の体内で飼育し、生きていて元気いっぱいのP・ファルシパールムのスポロゾイトを一万匹も被験者に注入しなければならなかった。このやり方は不測の事態を起こすかも知れず、不評を買った(94)。他の多くのワクチンは、血流段階の原虫を狙《ねら》ったものだった。この種のワクチンは発病を減らしたが、感染を予防したり伝染を阻害したりすることはなかった。

以上の結果は驚くに当たらない。黄熱病や天然痘に対してある種のワクチンが有効なのは、免疫システムが最初に少量の病原体に接すれば、生体が自然に完全な免疫を作り上げるという事実に基づいたものだ。だから、黄熱病や天然痘が蔓延する地域では、多くの地域住民が自然に完全な免疫を獲得するのだ。しかしマラリアに対する免疫応答は、完全でもなければ長期持続性でもない[95]。

しかも、マラリアワクチンはあらゆる種類のマラリア原虫の挑戦を受けなければならない。各種の原虫は、マラリア発病や伝染のプロセスでそれぞれ別物のふりをしているのだ。スポロゾイトを撃退して人体の味方をするワクチンは、感染防御に役立つかもしれないが、メロゾイト（分裂小体）との闘いには役立たず、したがって発病を予防することもできないし、ガミートサイト（生殖母細胞）との闘いに役立たず、それゆえ（一〇〇パーセントの有効性を備え、驚異的な防御ができない限り）伝染予防もできない。その上、P・ファルシパールムに特化して作用するワクチンは、別系統のP・ファルシパールムは言うに及ばず、P・ヴィヴァックスやP・マラリイ、それにP・オヴァレに対していかなる作用を及ぼすことも期待できないだろう。

だからこそ、一九六〇年代にWHOと合衆国国際開発局の専門家たちがマラリアワクチン研究に着手しないことを決め、二〇〇七年に世界銀行の後援を受けたマラリアワクチンの報告書が「例外としてではなく、常態として失敗が継続することになるだろう」と宣告したのだ[96]。

それでいてマラリアワクチンの研究は、今日のマラリア研究ではもっとも豊富に資金が注がれ、脚光を浴びている分野なのだ。何故か？　何故なら、ワクチンは究極の一発解決法だからだ。プラスモジウムに対する生涯の防御を授ける弾丸なのだ。ワクチンがあれば、複雑な生態学的条件や入り組んだマラリアの疫学を考えないですませられるだろう。ワクチンを行き渡らせるのには診療所さえいらないだろう。間に合わせの移動式キャンプを使って、わずか数日のうちに、低価格で、何千人もに接種できるだろう。大胆かつ技術的に困難な解決を目指す研究を奨励《しょうれい》しているビル・アンド・メリンダ・ゲイツ財団が、もっぱらマラリアワクチン研究だけのために、一九九〇年代後期以来一億五〇〇〇万ドルを供してきた。

あるいはまた、ハーバード・マラリア・イニシャティブでダイアン・ワースや共同研究者たちが取り組んでいる、ハイテクで、ゲノム学に基づく薬品開発に注目してみよう。ワースはP・ファルシパールムの遺伝的多様性を研究していて、ヒトの免疫システムに包囲された原虫の遺伝子およびタンパクを正確に狙うために、その厖大な変異性を記録している。「これはとても基礎的でとても重要な仕事です」とワースは言う。[97] この研究がうまくいけば、原虫に内在する潜在的弱点を暴《あば》き出せるだろう。そうすれば、分子生物学者たちがそこを攻撃する薬品を合成できるかもしれない。

ハケットによるマラリア学の見方が学際的で全体論的な科学であるならば、ハーバード・マラリア・イニシャティブの薬品開発法はまさに還元主義〔生命現象は物理的・化学的に説明し尽くされるという説〕の典型だ。私たちの至上の抗マラリア剤——キニーネとアーテミシニン——は、最終的にHMI(ハーバード・マラリア・イニシャティブ)のひな型から作られるはずの、目標を厳しく限定した合成剤とはまったく別物だ。これらは植物が作った、拡散して働く化合物で、伝統的神霊治療家が発見したものだが、この神霊治療家の発見になるということが、キニーネが何世紀も使い続けられたというのに多くの抵抗を引き起こす原因の一つだ。もっと安価でもっと効果が保証された、マラリア用薬剤発見法がある――たとえば、世界中を歩き回って伝統的薬剤を収集したり、何千という化合物の抗マラリア活性をスクリーニングしたりすることだ。これは抗マラリア剤以外の薬のほとんどと、先の二剤以外の抗マラリア剤すべて、を発見した方法だ。

ところが、HMIが開発した薬品見本の有効性は立証されておらず、そのような薬剤は原虫に耐性化を誘発するに決まっているだろうに、これもまたふんだんに資金が注入されているのだ。何故か？　何故なら、HMIは最先端の利潤を生みだす技法を使っているからだ。二〇〇二年に科学者たちは、P・ファルシパールムとA・ガンビイのゲノムを解読し、その結果が同時に『ネイチャー』誌と『サイエンス』誌という最先端科学雑誌の表紙にドラマチックに掲載された。それから、多額の助成金提供を受けている世界中の研究機関のいくつかがマラリアに関心を向けたが、多くは今までそんなことなどしたことのない機関だったのだ。[98]

マラリア研究に対する現在の資金助成の波がいつまで続くか、あるいはその後には何が助成を受けるのかを予測するのはむずかしい。ひょっとしたらこの波は諸勢力を結集し、別の何かがそれを追いかけ、そしてさらに別のものが――地上いっぱいに洪水のようにあふれ出すかもしれない。あるいは、ゲノム学やずうずうしいハッタリが破綻《はたん》した時に波は静かに遠のくかもしれない。

　ハーバード訪問のあと、私は地下駐車場へ下りて、アウディやＢＭＷに囲まれた年代もののの自分のホンダを捜した。陽射しを浴びた中庭を過ぎたときには、学生たちが学部の食堂で青々としたサラダときれいに熟《う》れたフルーツの付いた昼食をとっているのが見えた。バックパックと学生カバンが椅子の背もたれにかかっていた。ひょっとしたら、彼らの上昇志向でハイテクを使った研究は、マラリアにかかっている人々に本当に必要な科学的解決法を与えるのかもしれない。何であれこれまでのマラリア学の歴史が道しるべとして役立てられれば、マラリアにかかわる次の科学的大発見はどんなところから出現してもおかしくない。明日のマラリア用スーパー兵器は、研究室のノートや雑誌の中に隠れていて、研究者のカバンからちらっと見えているのかも知れない。

　ドアを開ける前に私は厚手のミトンを取り出した。木枯《こが》らしに唸《うな》っているビルを出ると、空気は本当に冷たいのだ。[99]

8 消えたマラリア
西洋からいなくなったわけ

現在、マラリア媒介性の蚊がロンドンの国会議事堂内で生活するのは容易なことではない。ここは風通しが良い。身を切るように冷たくて湿っぽい風が、壮大な建物の中を静かに流れている。建物は冷えていてうす暗い。二〇〇六年の秋に、運の悪い蚊が数匹、飼育されていた地方の研究所——そこで暖かく湿気のある昆虫飼育施設で大事に育てられていた——から連れ出され、国会議事堂という過酷な環境の中で頑張っていた。マラリアに関する、ささやかでほとんど見向きもされない展示のためだ。展示した人は、一辺が四五センチの立方体のガラスケースに蚊を入れてテーブルの上に置いたのだが、そのテーブルは何も置いてない広いホールの中で掲示板に囲まれていた。そこはあまり人の寄り付かない一角にある目立たない場所だった。主催者が、寒さに震える昆虫たちがほかのものよりも評価の高い展示物になることを期待していたのは間違いなかった。本物の、生ける殺人蚊なのだ！　フォーマイカ〔家具・パネル用などの熱硬化性合成樹脂積層板〕製テーブルや画鋲《がびょう》で止めたポスターに展示してある、他の出品者が気後《きおく》れしそうな八年生の理科の研究プロジェクトの展示効果を薄めてやるのだ。ところがやはりここはロンドンだった。週末いっぱいは議事堂内の暖房は切られ、六本足の展示会のスターは凍えて死んでしまった。

そこで、ガラスケースに蚊を補給するために、近くにあるロンドン衛生・熱帯医学研究所から蚊の専門家を召喚《しょうかん》してことを任せることになった。専門家たちは、うだるような昆虫飼育施設の中で、アノフェレス・ガンビイを数匹、小さな紙コップに誘い込んで、その上にガーゼを一枚置いてゴム輪でとめた。クリス・カーティス教授がその紙コップを数点の道具といっしょにハンドバッグに入れ、マラリア専門家のジョー・ラインズ、研究生二人および実験助手一人を引き連れて議事堂行きのロンドン地下鉄に乗り込んだ。

この展示会のスポンサー――展示はきわめて節度のあるものだったが、大変な数の多国籍のスポンサー部隊がついていた。たとえばグラクソ・スミスクライン社、ノバルティス社、ロイヤル・ダッチ・シェル社、それにユニセフなどだった――の一人がこの建物の玄関で蚊を大量に持ってきた研究者たちに会った。カーティスはこの後援者のことを単に「とても裕福な婦人」と呼んでいた。あっさり警備をいなして（守衛はカーティスが持ってきた長さ六〇センチの蚊吸引管を見て、「それはなんだ」とちょっと怯《おび》えながら叫んだ）一行は死んだ昆虫の方へ真っ直ぐに向かった。わびしくなったケースの底に敷かれた濾紙《ろし》の上には蚊の死体が重なっていた。(ラインズは「このようにマラリアは撲滅《ぼくめつ》されていたのだ」と冗談を言った。ちょっと間をおいて「議事堂でね」(「議事堂で撲滅された」は「会期中に決定を消去された」という意味にもなるシャレ」)。

実験助手は仕事に取りかかった。小さな小物袋を取り出して、それを水に漬《つ》けるために研究生の一人をトイレへ行かせた。その一方で、カーティスは腕まくりをして紙コップを取り出し、逆さまにして自分の前腕部にぴったりとかぶせた。そうするとガーゼは皮膚に押し付けられた。

カーティスが自分の血で蚊を喜ばせようとしているのを見て驚いた通りがかりの人々が、声をひそめて囁《ささや》きあった。蚊どもは狂ったようにカーティスの腕の上で食べ物を探していた。ここまで連れて来られたことはじめて経験した環境のせいで、蚊は凍《こご》えていて混乱しているのだと、実験助手のシャヒーダ・ビーガムが私に言った。蚊たちは食事用のあの血をまったく受けつけないかもしれない。ビーガムは蚊たちの欲求をことごとく知っていて、自分がしてやれることはほとんどないということが分かっていた。この連中はカーティスの味が好きじゃないのかも、と小声で言った。

昆虫飼育館では、ビーガムはハマダラカをおよそ三〇日間飼育し続けることができた。議事堂という不自然でお行儀のよい環境では、超一流の研究チームが世話をしても、一晩持ちこたえさせただけで幸運だと言うべきだろう。

どうしてあの力強さを失ったのだろう！　ロンドンにいたハマダラカの先祖は、人目につかない片隅で怯えているなどということはなかった。奴らは、マラリアを大発生させてこの街を支配した。マラリアはこの街を熱病の奴隷にし続けたのだ。権勢を誇る議員たちが、かつては蚊の怒りに触れはせぬかと不安におののいていたのだ。

さいわい、これはおよそ四〇〇年前のことだ。マラリアはその頃までイングランドで長い間繁栄を謳歌していた。P・ヴィヴァックス〔三日熱マラリア原虫〕がはじめて英国へやって来たのは、ローマ帝国が衰退し、マラリアを寄せ付けないできたローマの科学技術が荒廃した後のことだった。最初の千年紀までには、P・ヴィヴァックスはテムズ川河口の低部沼《しょう》沢《たく》地に、その触手を深く沈めていた。一九世紀の終わりまでそこを去ることはなかった。

今日、ケント州は、そのすばらしい果樹園ゆえにイングランドの庭園として、またエセックス州は、中でもロンドンに近くて便利だという点で人気の高い郊外地域として知られている。だが、マラリアがこの二地域を支配していた時期には、誰もそこに住もうとは思わなかった。住人は沼の住人と呼ばれ、常に「沼おこり」にかかっていた。「おこり(ague)」とは字義としては「急性（acute)」の意味で、当時はどんな熱病もマラリアもおこりと呼んでいたのだが、沼おこりはきわめて特別な病気だった。「悪寒《おかん》と恐怖のあとに発熱が、その後に発汗が続く」とイングランドの内科医トーマス・シデナムが記載しているように。彼は沼おこりがマラリアの本質ではあるまいかと疑っている。沼の住人で「この病気にかかっていない者はきわめて稀であり、もし命が助かれば夏まで苦しみ続けるのが普通で、それが数年間に及ぶ者も多かった」と一八世紀の歴史家エドワード・ヘイステッドが書いている。

訪れた人たちは、その地方の子供たちの膨《ふく》れ上がった脾臓《ひぞう》――これを「おこりの塊《かたまり》」と呼んでいたが――や、その子供たちといっしょに生活する成人の血色の悪い顔色のことを、恐怖にかられながら書き留めている。ヘイステッドは、沼地のある州では「貧しい男、その妻、ならびに五、六人いる子どもたちという家族全員があばら家の中の焚き火のまわりを、みんな同時におこりに震えながらうろうろしているのを見るのは珍しいことではない」と書いている。ある匿名《とくめい》の詩人が「ここは沼の地、大気はじとじと、湿気いっぱい体に悪い……臭いの堪《たま》らぬ濃い霧や、我慢ならない水蒸気」と書いて非難し、さらに続ける。「おこりと咳《せき》は大流行／顔色いずれも青白く／そうでなければ黄ばんで見える」。

沼地の男たちはよく高地の女性と結婚してマラリアのはびこる故郷へ連れ帰ったものだが、女性たちは恐ろしいほどの確率で死んでいった。「若い娘がふるさとの空気を抜け出して霧と湿気の沼地に入ると、まもなく顔色が変わり、一度か二度おこりにかかるが、半年以上持ちこたえることは滅多《めった》になく、長くても一年だ」と、一七世紀のイングランドの小説家ダニエル・デフォーが書いている。デフォーは、沼おこりのせいで妻を亡くしたケ

ント州とエセックス州の一ダース以上の男たちに会ったことがあると言っている。(1)

感染のあった州の死亡率は、今日のサハラ砂漠以南のそれに匹敵する。(2) これ以外の微生物も周期的に襲いかかっていたが、これらによって人口の二〇パーセントもが死んだ。この地域には農業に適した豊かな土壌があり、海岸やロンドンの商業圏に近かったにも関わらず、イングランドのどこよりもこれら沼のある州に住む人の数は少なかった。(3) そして、生き残った者たちがイングランド随一《ずいいち》の健康状態を保ったとは思えない。司祭たちは病に苦しむ沼地の教区から逃げ出し、その結果、宗教による助言がなくなったが、宗教による助言とは寛大な量のアルコールやアヘンを使ってマラリアを治療するという地元の習慣と結びついたものだった。おそらくアルコールやアヘンは何か宗教的助言と関係していたのだろう。(4)

沼地の多い州のマラリアは、テムズ川のすぐ上流に位置し、すし詰め状態のロンドンの大人口にも危険を及ぼした。硫酸塩を含む沼地は、ウェストミンスター宮から真っ直ぐに伸び、暖かい時や湿気の多い時には、感染したハマダラカが沼のある州から飛来しこの人口過密都市に住み着くことがよくあった。(5) 一五九二年にテムズ河畔《かはん》のロンドン塔に幽閉《ゆうへい》されたウォルター・ローリー卿《きょう》は、「処刑台ではおこりの発作が起こらないようにと、熱心に神に祈った。自分が恐怖に震えていたと敵どもに言わせたくなかったのだ」。(6) 一六六一年、ロンドンで大発生したマラリアがあまりにも激しかったので、議会は「季節にふさわ

しい気候になるよう祈る」ために丸一日の断食《だんじき》を宣言した。(7)

一九世紀までには、英国は神に嘆願するよりは効果のあるマラリア反撃法を手に入れていた。この頃までには、この病気が澱《よど》んだ水と関連しており、排水に成功すれば病気の発生を軽減できるだろうと分かっていた。しかし、大英帝国は国力の頂点にあってさえ、マラリア粉砕《ふんさい》に向けてはほとんど何もしなかった。この災難に取り組もうという政界の意気込みは、選ばれし少数を守ることだけに向けられていた。

西アフリカにある英国の植民地では、英国人入植者が選ばれし者だった。アフリカに配置された英国人科学者や将校たちは、排水すればそこら中のマラリアの被害を緩和《かんわ》できるのは確かだと考え、ロンドンの植民省に排水を進めるための歳出を懇願《こんがん》したのだが、植民大臣ジョーゼフ・チェンバレンは、マラリアを撃退し一般大衆に恩恵を施すよりも、蚊が蔓延《まんえん》する低地やそこに住んでマラリアに感染している現地人からヨーロッパ人を可能な限り隔離する、というのが英国の政策だと布告した。チェンバレンは植民地の総督《そうとく》たちに、あらゆる新設の建築物は「現地人居住域から距離をおく」よう指示した内密の書簡を送った。チェンバレンの相談役は次のように警告した。「いかなる言い訳があろうと、原住民居住地の近くに住居を建てることや、ヨーロッパ人居住地の真ん中に原住民居住地が出現することを許すべきではない。そんなことをしたら、現地人の子供からマラリアがうつり、ラゴス〔ナイジェリアの都市〕以上ではないにしても、流行は避けられないだろう」と。[8]
　そこで、英国政府はフリータウン〔シエラレオネ共和国の首都〕の近くの高地に、英国のセメント一〇〇トンとプレハブのバンガローでできた、ヨーロッパ人専用の人種差別的飛び領地を建設した。そこはヒルステーションと呼ばれ、入植者たちは真新しい家々、鉄道、運動場、特権階級用のクラブ、それにパイプを流れる新鮮で清潔な水などがあることが自慢だった。当局はアフリカ人がこの新しい町の半径一マイル〔一・六キロ〕以内に定住することや、さらにゲートを備えた白人専用の構内へ立ち入ることまで禁止した。クラブや運動場はすべて四〇〇メートル巾の帯状の土地で囲まれ、その土地に原住民が入ることは許されなかった（〝ヨーロッパ人のための「誠実な」召使い〟は別）。差別的マラリア防護策の利得は生活全般に及んだ。ヒルステーションの住居はマラリアだけでなく「不潔で過密な先住民の小屋」をも避けて建てられた。入植者たちは蚊の羽音だけでなく「先住民にとって大事な太鼓の音やさまざまな雑音」のない、静かな夜を楽しむことができた。[9]
　第一次大戦中は、英軍兵士が選ばれし少数だった。アフリカのマラリア制圧などに関心がないと言っていた当の医療担当役人の中に、夢遊病者が突然目覚めたかのように、強力かつ効果的に部隊を守る対マラリア活動に身を投じた者がいた。彼らはマラリアの綿密な調査をし、分布図を描いた。あらゆる英軍部隊の集合地で、「無数の池が埋め立てられたり排水されたりした。もしできなければ、蚊の発生源になっている水溜《たま》りに石油を噴霧《ふんむ》した」と医学史家のマーク・ハリスンが書いている。ロスとグラッシ〔二四八頁参照〕の発見に基づいて改良された方法は有効だった。魚を導入してボウフラを食べさせ、蚊帳《かや》を配布し、川底の泥を浚渫《しゅんせつ》してボウフラを洗い流したのだ。[10]

これとは対照的に英国統治下のインドでは、英国は承知の上でマラリア状況を悪化させた。自然のままのインドの多くの川筋にダムを建設し、何千マイルにも及ぶ灌漑《かんがい》用の水路を作った。[11] 灌漑された農地は、現地における従来の生活維持用の作物《さくもつ》よりも、小麦、サトウキビ、綿、藍《あい》――輸出用作物で、英国当局が課税できた――などに適していた。そして東インド会社は、地元民に対して、新設水路によって水を供給された農地一エーカー当たり五ルピーを請求できた。加えておけば、ある解説者が述べたように、インドの農業を変質させたことはむしろ「人々を飢餓《きが》から救う」ことになるはずだった。[12]

しかし地元民は、水路ができてからというものマラリアが活動を始めたのだと苦情を訴えた。彼らは、毎年繰り返される河川の氾濫《はんらん》によって自然にできる水路を灌漑《かんがい》に利用する方法に欠点があることは知っていた。灌漑設備には労働の集約が必要で、利用できる季節には限界があった。[13] 毎年、収穫のおよそ四分の一は降雨量の変動によって失われており、農村に住むインド人は散発的に起こる飢饉《ききん》の恐怖に怯《おび》えながら生きていた。[14] だが、インドの農民は自分たちの手に入った水域を見事に保存していた。つまるところこの水域は聖なる材料で、川の女神ガンガが顕現《けんげん》したものだ。[15] さらに、伝統的に、マラリアの生育環境を破壊するには最小限の手間でよかった。氾濫でできた水路に入った魚がハマダラカのボウフラを食べてくれたからだ。

英国の将校T・E・デンプスターの一八四五年の報告によれば、新設灌漑用水路は天然の排水パターンを破壊し、雨が降ると水が浅く平原に広がり、ハマダラカにとって都合のいい湿地や沼を形成することが分かった。「従来からの知識や経験すべてから、インドのような気候のもとでは灌漑水路から何か悪影響が及ぶのではないかという疑惑が浮上した。ことに、その地域の排水を維持すべく配慮され建設されていない場合には」とデンプスターは意見を述べた。それなのに、水路は「その地域の排水の維持に何らの展望もないまま」建設され、それゆえ「至るところで排水が邪魔されたりまったく水路がふさがってしまったりした」。その結果、新しく灌漑された村に住む人々が大変なマラリア禍《か》に苦しみ、この人たちの脾臓は、灌漑していなかった村や従来の方法で排水をしていた村の人たちの脾臓の二倍に膨れ上がった、とデンプスターは報告している。(16)

だが、英国に征服されたインド農村の臣民は選ばれし少数ではなかった。灌漑施設建設計画は変更されることなく継続された。インド医務局のサミュエル・リカード・クリストファーズのような医療将校が、英軍部隊を保護するために効果的な蚊対策活動の命令を下していたのだが、彼らがインド中に広まっているマラリアに立ち向かう時には「優柔不断な印象」を漂《ただよ》わせていた、とクリストファーズの同僚のマラリア研究者H・E・ショートやP・C・C・ガーナムが述べている。[17] 英国当局はマラリアと灌漑に関するこれ以上の調査は、「馬鹿げて」いて「的外れな計画」だと非難して、許可を与えなかった。一八九四年までに、五〇〇万人のインド人の命が熱病に奪われた。これは全インド人口のおよそ四分の一に上るが、すべてマラリアによるものだ。[18] 一九〇八年、極度に灌漑が進んだパンジャブ州でマラリアの大流行が起こり、その数ヶ月の間に三〇万人が死んだ。[19]

英国は、特にマラリア制御に限って外部の論評者の警告を受け入れなかった。一九二九年、国際連盟の委員会はインドにおける英国のマラリア政策を「衛生上の無策」だと呼んだ。[20] 看護師フローレンス・ナイチンゲールはこれを「思いやりの欠如」だと呼んだ。「私たちはインドの人々の世話をしていません。どうしたら、あの人たちが本来受けて当然の世話をしていないことの責任をとれるでしょうか。いつも身の回りで人が死んでいるという日々の暮らしを、ちゃんと気遣《づか》っているのでしょうか。その死の原因を取り除くことができるというのに」と彼女は嘆いている。[21] ヒルステーションの下方に住んでいる医療将校たちは、マラリア避難のための隔離居住によって英帝国の先住民教育や文明化が妨害されていると不満を述べた。[22]

当局は非を認めなかった。マラリア避難のための隔離居住はおそらく「先住民が無視されているゆえに公平なやり方とは言えまい」と、英国の主席医務官は認めた。しかし、「そのような感傷的な考えで……ヨーロッパ人を犠牲にするのは正当なことではない」と

続けた。(23)

一九世紀および二〇世紀初頭の英国人にとって、マラリア対応策はむずかしく、多額の費用を要することだったので、社会的弱者の軽視は特別なことと考えられず、マラリア予防手段を適用する対象の選り好みが正当化された。

大西洋を越えた大衆が主導する国・アメリカでも、経費の計算法は同じだった。まだどうなるか誰にも分からなかったが、将来合衆国になる地域全体に、ヨーロッパ人入植者とアフリカ人奴隷とが、無自覚なまま三日熱マラリア原虫および熱帯熱マラリアの原虫でその地・新大陸を汚染し、英国と同じようにマラリアが広がった。アメリカ独立戦争後、マラリアは西へ広がり、ミシシッピー川流域に深く根をおろしたが、そこはアパラチア山脈とロッキー山脈にはさまれた、蚊がほぼ常在する広大な生息域だった。

一八二〇年代に、イリノイ州パイク郡で入植者の八〇パーセントが、一八四一年には、ウィスコンシン州でノルウェー人入植者六〇〇人のうち八〇人がマラリアで死んだ。一八三〇年代の、五大湖とミシシッピー川を結ぶ運河建設の取り組みは、マラリアのせいで破綻《はたん》した。北部からミシシッピー川を下って来た旅行者は、河のほとりにある泥でできた小屋や草で作った家、あるいは地下壕《ごう》から現れた「土気色の顔をした……あわれな姿の者たち」を驚愕《きょうがく》の目で見つめた。腫れ上がった脾臓のせいで、彼らの腹は三〇センチ近くも張り出していた。ある船長が「沼の悪魔のせいだ」と説明した。船長は「ここらあたりに長逗留《ながとうりゅう》すると、こういうものをいっぱいお目にかけることになってしまう」と乗客に言った。(24)一八〇〇年代中頃の流行り歌は「ミシガンなんかへ行くんじゃない。そこは病でいっぱいだ。病というのはおこりだよ。熱と悪寒のおこりだよ」と言って忠告している。(25)

マラリアが作り上げた病気バリアがあまりにも激しいものだったので、多くの人は西部には絶対入植できないだろうと思った。それでもやはり、一九〇三年に始まった合衆国ではじめての意識的なマラリア対策活動から恩恵をこうむったのは、ミシシッピー川流域にいる土気色の顔色をした外国からの居留者ではなかった。

闘いははるか南方の地、合衆国が運河建設の希望をいだくパナマ地峡《ちきょう》で行われた。かつてフランスもスコットランドもスペインも建設できなかった運河だ。建設するには、この大陸でもっともマラリアが猖獗《しょうけつ》を極める地域の一つで、健康な労働者の一群を確保する必要があった。ここでも同様に、マラリア対抗手段は――経済的観点から――選ばれし少数に限定するよう法制化された。

パナマ病に対する攻撃を指揮すべく選ばれた人物は、ウィリアム・クロフォード・ゴーガスという軍医だった。彼はそれまで衛生や医学に興味を持ったことは一度もなかった。南北戦争以前のアラバマのエリート一家に生を享《う》けたが、子供時代にバージニアを焼け出されて着の身着のままで逃げ出したことから、将来は軍人になろうと若いうちに決めていた。[26] 伝記作家によれば、ウェストポイント〔合衆国陸軍士官学校〕に入るのが彼の「焦がれんばかりの念願」だった。しかしどういうわけか、背が高く穏やかな口ぶりのゴーガスは、すべてのコネを動員しても（祖父はアラバマの知事であり、父はサウス大学の学長だった）採用してもらえなかった。これは大変なショックだったが、決意の固いゴーガスは裏口があることに気がついた。軍には医師が必要だったのだ。[27]

父は、たとえウェストポイントへ入るための方便だったとしても、ゴーガスが医学の道へ進むという計画を聞いて「仰天」した。ゴーガスが医学校へ入るということは、いわばケネディがタクシーの運転手になるということなのだ。これは、抗生物質の出現で医療が高等な技術となる数十年前のことだ。医師になるには医学教育を終了していることが必要だなどと監督官庁から求められることがなかった時代、ジョンズ・ホプキンズ大学がはじめて医学部を開講し、卒業するには大学の学位と四年間の教育課程が必要だとする以前の時代のことなのだ。医者はいかさま師で医療は冗談だと考えられていた――驚くに当たらないが、たとえば、ゴーガスの子供時代に南部では常に猛威を振るっていた、黄熱病《おうねつびょう》のようなもっとも恐るべき病気でさえ、ほんとうにウィスキーやブランデーや葉巻で治療していたのだ。[28]

ゴーガスは、世紀が変わる頃までに医学の学位と陸軍医療部門のポストを獲得していた。[29]

初めはキューバのハバナで黄熱病と闘って名を上げた。そこではウォルター・リード少佐のもとで仕事をしたのだが、少佐は蚊がこの病気の媒介者であることを実験で立証していた。ゴーガスはテキサスで黄熱病を生き延びたので、彼の体にはこのウイルスに対する完璧な免疫が備わっていた。彼はリードの言うこの虫のことを完全に信じてはいなかった――ゴーガスの黄熱病対処法はキャンプ全体を焼き払うことだった――が、良き兵士の例に違《たが》わず、職分で要求されることよりも個人的な信念を優先するようなことはなかった。「指示に従って予防措置をとること」は自分の責任だと考え、管理しやすいようにハバナを区域別に分けて、各家屋、各家庭を軍人的几帳面《きちょうめん》さで調査し、見つけたところはすべて――あらゆる水たまり、あらゆる蓋《ふた》のないバケツ――を入念に破壊した。これらは敵軍の疑いのある蚊が援軍を見出す可能性のあるところだ。一九〇二年までにハバナから黄熱病は消えた。(30)

ゴーガスが自分の武器を用いてハバナで勝利すると、パナマの蚊を攻撃する仕事には彼が最適任だということになった。蚊がマラリアを媒介するということは六年前からニュースになっていた。しかし、ほぼすべての運河関係者も当局も、悪臭を放つ瘴気《しょうき》ではなく蚊がこの病気を媒介することを、まだ納得していなかった。ローズベルト大統領は、ワシントン記念塔やイリノイ中央鉄道を建設した最高度の熟練技師に、パナマで「精力的に働く」よう命じたが、運河建設監視を委託すべき医療専門家をはっきり指名することはなかった。ローズベルトの友人が言わなければ、ゴーガスの仕事が発生することなど決してなかっただろう。[31]

結果として、ゴーガスは、かなりの南部的魅力（看護師たちは彼のことを〝ドクターゴージャス〟と呼んだ）は別として、パナマで本当の権威を付与されることはあまりなかった。彼と同僚のジョゼフ・ルプランスは、たった七人のスタッフといっしょにコロンへやってきたのだ。そこには、みすぼらしい町全体に腐った水が溜まり、緑色の軟泥《なんでい》〔プランクトンなどの遺骸が深い海底に沈積してできた軟らかい泥〕がたまった沼に家の骨組みが積み重なっていて、そこら中に蚊が飛び回っていた。蚊は運河建設予定の測量線の至るところ、ポルトベロ〔カリブ海沿岸にあるパナマの小都市〕へ注ぐ泉、雨水受けの樽《たる》、小川、池、沼などから湧いていた。そして、黄熱病は見られなかった（感染した外国人はあまりいなかった）が、現地にあふれるマラリア原虫と蚊媒介性のフィラリア線虫による、青白い顔色とグロテスクに変形した身体が見られた。[32]

パナマのタフな蚊という媒介者に闘いを挑むのは、ハバナにいた黄熱病媒介蚊であるイーデス・エジプティ *Aedes aegypti* を襲撃するよりはるかに大変な仕事だった。イーデス・エジプティは、人間の住居周辺にある人工の水溜めに好んで産卵するので、この種は無防備であわれな標的になる。パナマでは、マラリアはお化けの出そうなマングローブ林などの、地峡の生態環境に深く潜《もぐ》り込んでいた。マングローブの根が張った、何マイルにもわたるパナマの沼地や海岸線は、人が通り抜けられなかった。パナマのほとんどのマラリアを媒介したアノフェレス・アルビマヌス *Anopheles albimanus* は、日当たりの良い水たまりや潟《かた》の淡水にも塩水にも産卵し、屋内であろうと戸外であろうと、ヒトの血も動物の血も（特にウマを好むが）餌《えじき》にした。長い間これを阻止《そし》する方法は一つもなかった。そして生態系の中にしかるべき場所を得た生き物がみなそうであるように、プラスモジウムは複数の独立した同盟関係を結び、生き延びていた。同盟の相手は以下の通り。無節操な蚊であるアノフェレス・アルビタージス *A. albitarsis* とアノフェレス・プンクティマキュラ *A. punctimacula*、塩水性のアノフェレス・アクアサリス *A. aquasalis*、それにジャングルの蚊であるアノフェレス・ダーリンジイ *A. darlingii* である。A・アルビマヌスがプラスモジウムを新たな血流中へ運搬できない時は、これらすべての蚊たちがやってくれた。(33)

ゴーガスチームはいまだに地峡地域で不振に喘《あえ》いでいるフランス系の病院の一つで店開きをした。病院の手の込んだ庭園にある鉢植えで孵化した蚊が、網戸のない窓からすっと病室へ入り込み、患者や患者の世話をする人たちの血を吸っていた。病院の壁やドアには小さな蚊がいっぱいいて、パネル一枚当たり、一時に五〇匹以上の蚊が留まって斑点になっていた。日が落ちたあとでは、職員は同僚が猛烈においで蚊を寄せ付けないようにしてくれない限り、患者の世話をすることができなかった。一方、夜勤の看護師はぐったりして、シトロネラ［コウスイガヤ。イネ科植物。抽出された精油は防虫に用いられる］に浸した包帯を巻いてミイラのようになっていた。地元民はできる限りこのマラリアだらけの病院を避けた。(34)

ゴーガスはただちに必要物資のリストを作って、ワシントンに向けて打電した。彼が要求したのは、大量の殺虫用の除虫菊と燻蒸《くんじょう》用のイオウ、建物から蚊を遮断《しゃだん》するシールに使う新聞紙二トン、大量の網戸用金網、少なくとも検査員二〇人と熟練看護師一〇〇人を含む大人数のスタッフ、ならびに研究所設立のための初期費用だった。[35]

初めのうちは、ゴーガスチームには、供給品目リストがワシントンのどこか「発見不能なところ」に張り付いてしまったかに見えた。彼らは待った（「天使のような忍耐強さで」とルプランスは書いている）。ようやく、ワシントンから少しずつ返事が来るようになった。どうして費用のかかる電報をこんなに何通も送ったのだ？とワシントンの役人が尋ねた。郵便を使うべきだったのに。役人たちは、網戸用金網や研究所など論外だ。大量の物資や人材も同様だと、伝えてきた。彼が受け取ったのは要求した量の四分の一の除虫菊とイオウ、それに二〇人要求した検査員は八人、一〇〇人要求した看護師は四〇人だった。もっと労働力が必要だったら「黒ん坊を何人か使えば」よいと言ってよこした。ワシントンは間違いなく新聞紙も送りそうになかった。これについては、ゴーガスの意図を誤解していた。この有能な医師が何か読み物を欲しがっていると勘違いしたのだ。[36]

大目玉を喰らったゴーガスは、しょんぼりとパナマじゅうを巡回しながら蚊の孵化を観察し、そのことできつい嘲《あざけ》りを技師たちから受けていた。ゴーガスのスタッフは、乏《とぼ》しい供給資材を使って水たまりに油を撒《ま》いてボウフラを窒息《ちっそく》させることと、自分たちの手で可能な二、三棟の建物の燻蒸とに専念した――つまり、汚い水溜まりをより汚くし、臭い建物をより臭くしたのだ。運河建設委員たちは良い印象を持たなかった。ある者は「わずかな蚊を殺すのにこれだけの費用を全部充てるのは愚かなことだ」と言い、[37]またある者は「金を公衆衛生に使うのは、湾内に捨てるようなものだ」と付け加えた。[38]さらに別の者は「蚊に関して君は見当違いをしている。君に賛同している者はみな的外れだ。そんな考えは頭の中から追い出してしまえ」と言った。[39]

ゴーガスは、黄熱病が発生してはじめてパナマの蚊に本気で攻撃を開始した。地峡部にいた全米国人の四分の三が逃げ出した。その中には技師長もいた。「あんなところへ行く白人はバカだ。居続ける奴はもっとバカだ」と、避難したある者が言った。パナマから合衆国へ行ってまた戻って来た運河建設委員会のメンバーは、万一に備えて派手に飾った自分の棺桶《かんおけ》を持ってきた。[40]

怯《おび》えたローズベルト大統領は、蚊対策費用をゴーガスにどっさり与えた。[41]（運河建設委員や陸軍長官のウィリアム・ハワード・タフトは依然として納得していなかった。タフトはゴーガスには〝任務遂行能力がまるでない〟と苦情を言った。）まもなくゴーガスは四一〇〇人からなる職員、二五万ドルの予算、それに合衆国から供給されたイオウと除虫菊と灯油全部を意のままに使うことになった。[42]

彼の活動にとっての選ばれし少数は、パナマ運河地帯と呼ばれる運河沿いの狭い区画内に住んで仕事をしている、運河建設の役人や労働者たちだった。その地域および、パナマ市内で運河の役人たちが生活しかつ働いている地域で、水溜りに油を撒《ま》き、建物を燻蒸し、家々に網戸をつけ、沼からは排水した。彼は、窓や戸につけた網を確実に実用に適するように設置し、労働者には蚊に忍び寄って手で叩き潰《つぶ》すよう命じた。さらに、労働者を雇ってキニーネを混ぜた特製のピンク色のソフトドリンクを作らせて、それを散らかった労働者用集会場で提供し、また他の者には薬局で無料のキニーネを配布させた。彼は自分の権威を行使して、ウシの飼育を禁止し（泥地にできる蹄《ひづめ》の跡《あと》は水溜りになる）、蓋のない容器を隠し持っているものを捕えて罰し（ボウフラの大好きな雨水が溜まるから）、労働者を一列に並べてキニーネを飲ませた。これは電撃的集中攻撃だった。[43]

この制限を受けた地域の外側では、マラリアは邪魔されることなくご馳走をいただくことが許されていた。原虫に感染していた地元民は、運河地帯に近接して住んでいたにも関わらず、ゴーガスの活動の範囲外だと見なされた。たとえば、一九三〇年代に実施された一連のマラリア調査では、ポルトベロやノンブレ・デ・ディオスなどの運河地域の町の住人の六〇パーセント以上がマラリア原虫を保有していた。他の地域では小児のマラリア感染率は三〇から五〇パーセントだった。ダリエンでは、七〇パーセントが感染していた。「この病気の発症率は、おそらくこの国の大部分の地域で過去最高だろう」と米国の軍医ジェイムズ・スティーブンス・シモンズが一九三九年に書いている。運河地帯は、「事実上マラリアの大流行に取り囲まれた」砂漠の中のオアシスだった。[44]

蚊対策活動は多くの運河建設労働者をも対象外とした。一つには、彼らが肌の黒いアフリカ人奴隷の子孫で、それゆえ二流の地位に落とされていたからだ。日に一ドル稼ぐために喜んで運河で働くヨーロッパ人やアメリカ人はきわめて少ないが、運河の労働者の七分の五はカリブ海諸島から来ており、そのうちバルバドスから来た者だけで四万五〇〇〇人にのぼった。[45]運河建設委員会の政策として、「疑いようもない黒人」あるいは混血人種労働者を「銀色名簿」階級に、それよりはるかに少数の白人労働者を「金色名簿」階級に公然と分類したのである。金色名簿の地位があれば、給料支払い小切手をいっぱい受け取り、しっかり網戸が張ってある燻蒸された独立棟、クラブハウス、それに当局が経営するホテルや教会を使う権利があったが、銀色名簿の労働者は内容積五〇〇〇立方フィート〔一四立方メートル〕のバラックに三〇人が詰め込まれ、[46]治療を受けるには被差別者用病院へ行かされ、白人用の施設からは締め出されていた。[47]

多くがすし詰めのバラックから逃げ出し、パナマ市や運河地帯の外にあるチャンスを摑もうとして、蚊だらけのジャングルや沼地を切り開いた。[48]彼らが作った粗末な小屋の写真を見ると、蚊の刺咬を最重視すべき期間、どれほど蚊に刺され放題になっていたかがわかる。作業中、蚊のいない環境に身を置くことができたかもしれないのに。

ゴーガス自身は、黒人労働者が運河地帯を放棄してジャングルの中に避難することを勧めたが、ジャングルでゴーガスの蚊対策の恩恵をこうむることはまず考えられなかった。[49]ゴーガスが勧めたのは、一つには黒人労働者たちが肺炎にかかるのを防げると考えたからだ。彼らは特別肺炎にかかりやすそうだったのだ。ゴーガスはまた、当時の南部人の例に違わず、黒人は生物学的にマラリアや黄熱病に特別に慣れていると考えていた。「ニグロたちは危険な感染に負けないようだった」と一九〇七年の講演で述べている。[50]

実際にはこの逆こそが真実だったようだ。たとえば、西インド諸島の最東端にあるバルバドス出身の何万人という労働者がまったく免疫を持っていなかったのだ。バルバトス島にはマラリアは存在しなかった。まったく存在しなかったのでバルバドスはマラリアを避ける療養所だと見なされていたのだ。[51]この島にマラリアを感染させ、たとえば一九二七年の流行を引き起こしたのは、パナマから来た運河労働者だった。この流行でおよそ二〇〇人の命が奪われた。[52]

マラリアならびに他の原因による黒人運河労働者の死亡率や罹患率《りかん》を記録した者はいない。多くの者は、運河から逃げ出すカリブ地方出身の労働者を満載した、連日運航する汽船に乗って、この地峡部を去って行っただけだった。給料小切手の代わりにプラスモジウム原虫を携《たずさ》えて。[53]マイケル・コニッフなどの労働史家は、黒人運河労働者一〇人に一人が病気または外傷で死亡しており、[54]白人労働者の三倍いる彼らの死亡率は白人のそれの四倍だったと推定している。[55]

自らの非を認めぬ排外的な英国人とは違って、大衆中心主義《ポピュリスト》の米国人は、ゴーガスによる、事実上の人種差別的マラリア対策を容認することはできなかった。時事問題解説者たちは、黒人運河労働者の病気という見方そのものを退《しりぞ》けた。たとえば、『ニューヨークタイムズ』紙のある記者は、医療を求める黒人運河労働者のことを「運河で働くのが嫌になった怠《なま》け者のニグロが病院へ行って、医者に病気の診断をしてもらおうなどと馬鹿げたことをしているようだ」と言って嘲《あざけ》った。(56) 現地を視察した報道記者や高官たちは、この労働者たちのいまにも崩れそうな居留地《きょりゅうち》へ来て顔をしかめた。「この連中は要らない。蚊やブンブン飛び回る虫どもと同じくらい要らない者どもだ。みんないっしょに絶滅させるべきだ」と、ある議員が述べた。ローズベルトは「いかなる病気にかかろうとも、それは自分たちの悪い習慣が原因なのだ」と意見を述べ、「ニグロには自分で衛生を保つという原則を信念を持って教える努力が必要だ」と語った。(57) ゴーガスは、それはすでにやったのだと抗弁した。しかし、「ことニグロに関しては、清潔さが必要だということを教え込むのは容易ではないのです」と説明した。(58)

ゴーガスの熱烈な支持者たちは、万全とは言いがたく、また多大な経費を要した、ゴーガスによるマラリア対策の戦果を大げさに伝えた。有力な内科医であるウィリアム・オズラーはゴーガスのパナマでの成果のことを「人類の歴史にはこれに匹敵する業績」はなかったと言った。『ロンドン・デイリー・メール』紙は「全世界は彼の恩義をこうむっている」と書いた。[59] リバプール熱帯医学研究所はゴーガスにメアリー・キングスレイ・メダルを贈った。米国医学協会は彼を総裁に選んだ。アラバマ大学は学長として招聘《しょうへい》したが、サウス大学も同様だった。一九一四年には米国陸軍の軍医総監に任命された。[60] 一世紀を経て、ゴーガスは今でも「パナマ運河からマラリアを一掃《いっそう》した人物」として記憶に留められていると、『ニューヨーカー』誌のマルコム・グラドウェルが二〇〇一年に書いている。[61]

ゴーガス自身は自分の業績の限界を知っていた。「私たちは、ハバナでやったようにはパナマ地峡のマラリアを追い払うことができませんでした」とある取材で答えている。パナマで彼が示したことと言えば〔マラリア撲滅などではなく〕「白人が熱帯でも元気に活躍できること」[62] だけだった。そして、その点に限っても、彼が功績を独り占めすることはできなかった。運河の建設中、この地域全体に平らな道路が敷設され、水道と排水システムが完備したが、これらは米国‐パナマ間の協定にある条件に基づくものだった。蚊のはびこる水溜りや雨水受けの容器はそれに応じて減っていった。[63]

容認されようとされまいと、一九一四年の運河開通以後、米国人の人種差別的マラリア対策は何年も続いた。ゴーガスの故郷のアラバマでさえ続けられた。合衆国南部で、二〇世紀の初めの何十年かに、水力を利用した産業がブームになってこの地域の何十もの天然の河川が堰《せ》き止められ、巨大な人工湖ができると、マラリアが急激に増加した。高圧送電線が新たに開発されるということは、川が蓄えたエネルギーをはるか遠方の需要のある都市まで移送できるということだった。だが、ダムのせいで多くの土地のマラリア事情が悪化した。川がなくなると、日陰の流水に住んでいた小さな森林性の蚊もいなくなった。マラリアを伝染させることなどなかったアノフェレス・プンクティペニスのような蚊である。ダム建設によってできた湖には木の枝や丸太やいろんな屑《くず》がつまることが多く、見苦しいゴミでいっぱいになり、それはアノフェレス・クアドリマキュラートゥスの食糧と住み処になった。この蚊は地域で一番の腕利きマラリア媒介者だった。マラリア原虫が全国から集まってきて、ダム建設に雇われた労働者の体内に入った。[64]

水力発電の会社はダムに水を溜める前に地面を掃除しなかった。貯水池の洗浄には費用がかかる、というのが理由のひとつだった。たとえば、アラバマ州北部のクーサ川で川べりの木や岩や茂みを全部取り除いた時には、六万ドルを要した。[65]

一九一四年に建設したクーサ川のダムで川を堰き止めた結果、何エーカーもあった害のないアノフェレス・プンクティペニスの生息地が、有害なアノフェレス・クアドリマキュラートゥスの縄張りに変わってしまった。そしてたちまちマラリアがそれを追いかけた。川が堰き止められる前にこの地域に発生したマラリアは二五例だった。堰き止めた後では少なくとも住民六〇〇人が病に臥《ふ》した。[66] 地元の学校は閉鎖された。教師は重い病気でベッドから立ち上がることができなかった。畑の綿花は実ったが、摘《つ》み取られることなく放置された。病気になっておびえた小作人たちが家へ逃げ帰ってしまったからだ。「貧乏人には、冬のさ中の夏虫ほどの見込みもない」と小作人のウィリー・バスが回顧している(67)。電力会社が建てた建設小屋には網戸や排水設備や定期的な医療サービスがあって快適だったのだが、そこにいてさえ、まずほとんどの世帯がマラリアにかかった(68)。

　地元衛生局の役人も住民も、ダムに溜まった水がマラリアの大発生の原因になっていることを知っていた。合衆国公衆衛生局のある役人は、上司への手紙に「マラリアの現状を目にすればするほど、「池」という字が「マラリア」に見えてくるのです」と書いている(69)。バスは当時を思い出してこう言った。「ダムに水が溜まって水位が木の高さを越えた時に、熱病がやって来るんだ。木が腐り始めて、熱病を撒《ま》き散らしたんだ」(70)。一八世紀の終わりに、同様の変化によって、ニューイングランド州の水車用ダムの近くに住んでいた住民の身に悲惨なできごとが起こった。そのころには、ボウフラの生息地のほんのわずかな変化がマラリアの伝染のしかたを変えてしまうということを、昆虫学者が正確に記録していた。生息地に変化があると、より強力なマラリア媒介者がそこに惹《ひ》きつけられるのだ。

　地方の衛生局の役人たちは、ゴーガス式マラリア対策のための予算計上を嘆願した。マラリアは「おびただしい量の活力を、貢物《みつぎもの》として住民から奪って行く。運河地帯で行われたのと同じマラリア対策行動をとれば、アラバマ州のすべての世帯、すべての農場で同じ

成果が得られないだろうか」と、ある衛生局の役人が一九一四年の報告書に書いている。(71)

だが、電力会社はダムとマラリアにはいかなる関連もないとした。結局、ブタやウシの囲いの中のぬかるみから古井戸まで、そこら中が蚊の発生場所になっている土地に住む多くの住民たちは、新しくできた湖のほとりでわずかに追加された蚊がどうやって自分たちに害を及ぼすのか、説明できなかった。さらに、住民たちは電力会社に反感を抱いていた。結局自分たちにはさして電力が供給されないだろうと考えていたからだ。このことはすでによく知られていた。川がダムで堰き止められる以前から、ここの住民たちにとって「ダム商売」というのは「忌《い》むべき言葉」だったと、地元の新聞に書いてあった。(72)電力会社の幹部たちは住民の不満を「ペテン師たちが働かないで儲《もう》ける方法をもう一つ探している」のだとして無視したと、歴史家ハーヴェイ・H・ジャクソンが言っている。(73)

クーサ川の熱病にかかった住民たちは腹を立て、アラバマ電力に対して七〇〇以上の訴訟を起こし、損害に対して三〇〇万ドルを超える額を要求した。会社に対して「自分が考えられる最大の金額」を求めて告訴した住民もいた。地域の商人は住民たちの目前の勝利をあてにして、告訴した顧客の支払い猶予《ゆうよ》期間を延長した。(74)

最初に証言が聞かれた電力会社相手の訴訟の一つが、ランドリフト・ハンドの一件だった。ハンドは、アラバマ州シェルビーから四キロばかり東の川べりに住む、ルールなど眼中にないというタイプの六〇歳の農民だった。彼の土地は常に低湿状態で、蚊が群生していたが、[75]川が堰き止められると彼にとっては何もかもが変わった。溢《あふ》れ出た水が土地を覆《おお》い、澱《よど》んだ水面と陸地との境目には緑色の滓《かす》ですじができ、今までと違う、もっと有害な蚊が家の中に群《むら》がった。裁判所が彼の訴訟を聞く数週間前からハンドはマラリアにかかっていた。キニーネのせいで耳鳴りがして列車が近づく音がきこえず、跳《は》ねられてしまい、右腕がぐしゃぐしゃになった。[76]

ゴーガスは会社側に代わって、ハンドと対立する専門家として証人台についた。彼は、ハンドのマラリアはダム湖に巣食う蚊に由来するはずがないと証言した。湖畔から一・四キロ離れているハンドの家は遠すぎる。蚊はそんな遠くまでは飛べない。だから会社が主張するように、マラリアを感染させた蚊は、ハンドの地所にある小さな汚い水溜りや泥水《でいすい》から湧き出たものに違いないと、ゴーガスは言った。

しかし実際には、この湖畔こそ、ハンドを刺したに違いないマラリア媒介蚊にとって、ボウフラが成長できる唯一の場所だった。アノフェレス・クアドリマキュラートゥスは縁《ふち》に植生のある澄んだ水域に特化している。汚い水溜りではない。昆虫学者はこのことをずっと何年も前に証明しており、ゴーガスがよく知っているはずの一九〇三年出版の昆虫学の本に記載がある（ハーバード大学のマラリア専門家アンドリュー・スピールマンは、ゴーガスの同僚ルプランスのサイン入りのその本を持っていた）[77]。しかし証言では、ゴーガスはアノフェレスの種名まではっきりさせなかった。彼はこのことを「イヌ科の動物を細かく分類する」のと同じように些細《ささい》なことだと言った。[78]

ゴーガスが証言した、アノフェレス属の蚊は生まれたところから二〇〇メートル以上飛んでいくことはないということも、事実ではなかった。孵化《ふか》した川から三キロ離れたところにアノフェレスがいたのを、当時の将校たちが見つけている。今日では、ほとんどの蚊の研究者が、八キロは問題なく飛べると考えている。[79]

にも関わらず、ゴーガスの証言は人々の支持を得た。なんといっても、彼は国民的ヒーロー、評価すべきアラバマ人、さらには合衆国陸軍の軍医総監だったのだ。アラバマ州最高裁判所は、クーサ川地方の住人は「想像上の危険」に対する「想像上の恐怖」にかられて怯《おび》えているのであり、当人たちの土地が冠水《かんすい》したことについて「意見を持つ資格も言う資格も」ないと、採決した。法廷はわずか三〇分協議したすえ、ハンドの訴えを退《しりぞ》け、残りの六九九の訴訟をも却下した。[80]

州の衛生局幹部のS・W・ウェルチによれば、一九一六年と一九一七年にアラバマ州は「過去最大のマラリアの大流行を経験した。溜まった水域の両側五キロ以内でマラリアを免《まぬか》れた世帯はなかった」[81]。州の保健部局はお手上げだった。アラバマでは、知る限りのどんな病気が起きるお膳立てもできている。そして迫り来る大災害に対してお役所はお手上げなのだ。資金がないからだった。[82] ほとんど何もできなかった。アラバマ電力のダム建設

は、議会の条例によって是認されていて、しかも世界一有名な先生がその事業を支持していたからだ。(83)

一九世紀の英国ならびに二〇世紀初期の合衆国では、選択的マラリア対策によってマラリアを征服することができた。限られた地域内にいる選ばれた人々に積極的に病気の緩和策を施《ほどこ》すことでマラリアを消滅させ、政治的あるいは経済的に重要な数々の目的を達成した。この制限戦略でマラリアとの戦争に勝ち、工学的土木的な達成が得られた。その結果、安全と繁栄を手中に収め、マラリア抑制が進み、いっそうの繁栄が手に入り、というサイクルが続いた。ハーバード大学のスピールマンのようなマラリア研究者の幾人かはそう考えている。これは、マラリア抑制のトリクルダウン〔高額所得層の所得増加効果で富の配分が徐々に低所得層に波及すること〕説だ。

こんな解釈は受け入れがたいものだ。合衆国でも英国でも、マラリアはひとりでに衰退していったのだから。マラリアの生育環境を粉砕してくれた人口分布と農業形態の変化のおかげなのだ。

合衆国では、一八三〇年代に前兆が見え始めた。アメリカ人が、自分たちの巨大な大陸の地下にある豊富な石炭鉱脈を発見した頃だ。石炭によって解放された産業の発展が、蚊の広大な生息地を覆いつくした。新しくできた石炭燃料蒸気機関用の、何十万キロもの鉄路が国土を横断して敷設《ふせつ》され、人々がハマダラカだらけの川端《かわばた》から家も家財も線路沿いへと移動させた。石炭を動力源とする工場は、工員たちが便利なように、住居の近くに設置された。マーケットの出現で、川端にあった古風な設備や、ハマダラカに苦しんだ動力用の水車池はたちまち無用のものと化した。(84)

ミシシッピー川流域では、中西部の二万四〇〇〇平方キロメートルの湿地から蚊を駆除するために、農民たちが排水計画の構想を練った。この湿地は、ぬかるみのせいで農地拡大の障害になっており、馬旅をしようにもシカゴあたりでは日にわずか二〇キロしか進めなかった。湿地には「あらゆる役に立たない種類の植物や動物が入り込んでいるだけだ」と、一八四七年の農業誌に不満の言葉が載っている。「何百万エーカーもの土地を守るために必要なことのすべて」は、衛生および農業生産性向上のために、排水によってこれらの動植物を根こそぎにすることだと続けている。(85) 農民は、初めはU字溝を埋めることで、後には産業用の強力な機械を使って、自分たちの土地から厄介《やっかい》な水を水路へ、次いで河川へ追い払った。環境史家のアン・ヴィリーシスによれば、まもなくミシシッピー川流域の湿地は「まったく普通の農地の様相を見せ始めた。幾世代か過ぎると、祖父たちの排水計画書が机の引き出しに残っていない限り、どこにU字溝が埋まっているのかさえわからなくなってしまうだろう。吸水性の土地が乾くと、下流域の出水量は低下し、水鳥や渉禽《しょうきん》類の数が激減した。(86) 蚊の生息地は着々と消えていった。この地域の農場に点在していた乳用牛が、まだ残っていたわずかな蚊の気をヒトからウシへとそらせ、マラリアはこの住むに適さぬ反芻《はんすう》動物の体内で死に絶えた。

一九三〇年代、ミシシッピー川流域の上流部では、マラリアは過去のものになっていた。(87)南部における経済向上策もまた、マラリアを過去へと押しやった。(88)一九三三年、ローズベルト大統領は農業調整法に署名した。これによって南部の農民たちは農業の機械化を促進できた。機械化農機具のせいで余剰人員となった黒人小作人は、湿地帯にある小屋を捨てて都会へ向かった。それにともなって、マラリア媒介蚊が彼らを刺すこともなくなっていった。(89)

ローズベルトはテネシー川流域開発公社（ＴＶＡ）の設立をも行った。この公社はテネシー川にダムを九基建設した。連邦政府の役人は、この時点で水力発電所経営企業に対する、マラリア対策規制法を制定していた。それによれば、潜在的ボウフラ発生貯水池から邪魔なものを取り除くこと、貯水水位を調整してボウフラを干上がらせたり洗い流したりを交互にすること、そしてマラリアの診断と感染労働者の治療を行うことが求められていた。（ある公衆衛生局の役人が書いていたように、産業界は「嫌がらせをして金を搾《しぼ》り取るためにはどんなことでも喜んでするヒト属の種」の敵意に対して脆弱《ぜいじゃく》なので、この規制を作らせたのだ。(90)）ＴＶＡによる安価で豊富な電力は地域を潤《うるお》し、より良い道路や住宅を建設させ、これによってさらに蚊の生息地が減少して、人々が蚊の刺咬《しこう》から守られた。(91)

ロックフェラー基金のマラリア研究者たちが、世間に支持されるようなマラリア対策プロジェクトを企画し始め、一九四二年に合衆国が戦地マラリア予防局（後に伝染病予防本部となる）を設立した頃には、これらのマラリア対策の弱点は問題にならなくなった。マラリアがすでにほぼ消滅していたからだ。(92)

英国でも、農業、経済、人口動態などの変化によって、マラリアは撃退されていた。英国ではじめて大変な衝撃が起こったのは、一八世紀初頭に、チャールズ・タウンゼンドという名の元政治家が、国内の農民にオランダに倣《なら》った新しい農法への宗旨《しゅうし》変えを強いた時だった。新しい農法というのは、四種類の作物——小麦、大麦、クローバー、蕪《かぶ》——を継続的に輪作するというものである。何世紀もの間、英国の農業生産は頑迷な停滞を続けた。いつだって、耕作地のおよそ五分の一は休耕地にしてゆっくりと回復させ、次回の植え付けに備えていた。(93) 中世には英国の農民は、寒さがやって来る前、一一月一一日の聖マルタン祭に、家畜を全部屠殺《とさつ》するのがしきたりだった。動物たちに冬じゅう食べさせるだけの餌《えさ》を生産できなかったからである。四作物のローテーションを行えば、休耕すべき土地はなくなり、冬の間家畜を養うに十分な蕪が収穫できるだろう。(94)

一六七〇年には、ノーフォーク州とサフォーク州の五パーセントに満たない農地で、蕪を育てた。一七一〇年になると、蕪は半分以上の農地で栽培されていた。タウンゼンドのアイディアはマラリアの多いエセックス州でうまく行き始めた。「継続農耕が流行《はや》った」

おかげだ、とある批評家が素っ気なく記している。[95] 例年の間引きをまぬがれたので家畜の数は増えた。一六四〇年から一七三〇年の間に、テムズ川流域とオックスフォードシャー州では、ヒツジの群は二倍の大きさになり、五頭を超えるウシを飼っている割合は、三分の一くらいだったのがほぼ半分になった。[96]

米国中西部の乳牛と同様、ウシやブタの肉を大量に利用できるようになったことが、マラリア媒介蚊の関心を惹き付けた。人間のむき出しの腕と子ウシの脇腹を目にすると、イングランドのアノフェレス・マキュリペニスは五回に四回は子牛の方を刺す。食事を探しながら人間の住居と厩舎《きゅうしゃ》の間で停空し、一〇〇回中九九回は厩舎へ向かって飛ぶ。ハマダラカの気まぐれな一刺しはプラスモジウムに大きな犠牲を払わせる[97]〔ウシの体内では死滅してしまうから〕。ウシやヒツジがイングランドの田園地帯全域で飼育されていたので、マラリアの伝染は止められてしまった。(何年も後になって、マラリア研究者たちはこの時何が起こっていたのかに気がついたのだが、蚊帳の代わりの効き目があるからと言って、「ベッドの下には必ずブタ」を置くよう求めた者がいた。[98])

一七〇〇年から一八五〇年の間に、イングランドでは発疹《はっしん》チフス、チフス、ジフテリアの大発生が起こり、コレラが何度も流行し、結核が広がった。いずれも当時にあっては医療処置が不可能なものだった。[99] それにも関わらず、六〇〇万に満たなかった人口が一六〇〇万以上に急増した。[100] イングランドでは一九世紀の最終年に、最後の土着マラリアの記録

が残っている。(101)

以上のような物語は、二〇〇六年に国会内に展示されたようなカラフルなポスターには登場しない。政府機関がオーラを前面に出すのは重要なことだ。危険な蚊のようなものが現代の世界に存在することを憤《いきどお》る、集団の意志の力によるオーラだ。そうすれば予算は増大し、マラリア対策の専門技能や、コミットメントの度合いや、科学技術の水準に対して、不安を覚えずにいられるのだ。

実際に生じたことは、世界で最も強力な国々が、狡猾《こうかつ》にもあらゆる世代の人々を貪欲《どんよく》なマラリアの犠牲に供したのだ。ところが病原体は誰かが追いかけようと思うよりずっと前に逃げ去っていたという訳だ。

9 スプレーガン戦争

マラリア関連の歴史を支配していたのは、総じて政治家の無関心、科学者の甲論乙駁《こうろんおつばく》、それに経費の出し惜しみだった。

しかし、第二次大戦後に新しく開発されたジクロロジフェニルトリクロロエタン、つまりDDTという強力な化合物がこれらすべてを変えた。

DDTはマラリアとマラリアに挑戦する私たちの能力についての予測をことごとく覆《くつがえ》し、それまで私たちを拘束していた制約から解放してくれた。みんなが内心くすぶらせていた新たな決意が表に現れた。世界中の政治や科学のリーダーたちが全部一緒になって、中途半端な解決法を放棄することに決めた。マラリアの負荷量〔寄生虫などの生体内総量〕を減らそうなどということをやめ、病気の進行速度を緩《ゆる》めたり患者の苦痛を和《やわ》らげたりすることなどをやめることだ。そんな生易《なまやさ》しいことをしないで、とことん戦うと宣告したのだ。まるで、長いあいだ苦しめられてきたものが突然猛烈に喚《わめ》きだすかのように。プラスモジウムを地上から抹殺するためにＤＤＴを使ったのだ。

ＤＤＴの爆発的効果は長くは続かなかった。だが、マラリアをめぐる状況は永遠に変化した。

マラリアは、第二次大戦中は熱帯地方の戦場に特有の問題だった。「この素晴らしい病気退治薬にかつてこれほどうってつけの出番が訪れたことは一度もなかった」と一九四四年の『サイエンス』誌で、ある軍関係者が不平を述べている。(1) この前年に、軍支給の半ズボンをはいた二万人の英国兵が、シチリア侵攻中にマラリアで入院のやむなきに至った。(2) ニューギニアのバターンおよびガダルカナルでは、何万もの兵がマラリアにかかって師団全体が動きがとれなくなり、敵軍との交戦によるよりも多数の死者が出た。

ドイツ軍は、たとえば一九四四年にイタリアで行ったように、意図的にマラリアの流行を引き起こした。通常は、ローマの沼地の余剰水は排水ポンプで海へ汲み出し、地面を乾燥させてマラリアの発生を防いでいた。このおかげで人が住めるようになり、繁栄する都市ができたのだ。ドイツ軍は、ポンプを止めてこの地域の氾濫を人為的に引き起こし、連合軍の進行を効果的に妨害することができた。しかし、ドイツのマラリア研究者エーリヒ・マーティニは、現地のマラリア媒介蚊であるアノフェレス・ラブランキイの習性を詳細に研究しており、この地域を地中海の海水で氾濫させると汽水《きすい》〔海水と淡水が混じり合っている塩分濃度の低い水〕中で生育できるこの蚊が大発生する、ということを知っていた。だから、ポンプはただ止めるのではなく逆転させておよそ四〇〇平方キロの土地に塩水を導いた。さらに、現地に備蓄されていた抗マラリア剤を押収した[3]。ドイツ兵が立ち去った後には「蚊の異常発生という巧妙な計画が残された。蚊の発生は農地の氾濫に引き続いて起こっていた」と一九四四年の『ニューヨークタイムズ』紙が報じている[4]。住民二四万五〇〇〇人のうち、一〇万人がマラリアにかかった[5]。

　合衆国およびヨーロッパの全域で、科学者たちが、戦時に起こった病気の拡散を阻止《そし》し、従来のものに代わるべき新しい薬品を発見するために全力を挙げた。これは戦争のせいで発見が困難だった薬品類だ。新しく合成された化合物で科学者たちが使用したのは一連の殺虫剤だったが、その中にガイギー社のスイス人学者が最初に製法を開発した、炭素、水素、塩素からなる驚くほど安定な化合物があった。一九四〇年代初期に、試料の見本がフロリダ州オーランドにある合衆国農務省の昆虫研究所へ持ってこられた。「かつて見たことのないものだった」と、あるマラリア研究者が回顧している[6]。

　ＤＤＴには際立った特質がたくさんあった。効力は長期間継続し、特異性〔ここでは薬剤の対象生物に対する選択性をいう。特異性が高いとは、特定の生物にのみ薬剤が効力をあらわし、それ以外のものには無効または比較的影響が少ないこと〕は比較的高く、小型の冷血動物に対してとりわけ有害だった[7]。ＤＤＴが存在すると、刺激に呼応する脳の信号を無視してニューロンが断続的に興奮し始めた。ドライバーがいないのにエンジンが動くようなものだ。神経過敏から痙攣《けいれん》を起こし、摂取濃度が十分であれば死亡した。(8) DDTは水には溶けなかった。ということは、たとえ粉末を人間の皮膚に振りかけても吸い込ませても、認識できるような影響はないということだった。また、有毒性を保持したまま環境中に何ヶ月も残存するということでもあった。(9)

花や金属から作る旧式の殺虫剤は、製造が難しく有効期間が短かった。また、毒性が強すぎるため、草や害虫以外のものまで台無しにすることのないように、使用に際してはごく少量を使うのだが、それにはたいへんな手間が掛かった。これに比べて、DDTは安全で無臭で、工場で合成できるものだった。(10)

DDTを使えばあらゆる種類の生き物を根絶やしにできるかもしれないという発想が生じたのは、ほとんどマラリアのない合衆国だった。そこでは農民や園芸家がうんざりしながら害虫との闘いを続けていた。

一九四五年八月に合衆国軍需生産委員会が、少量のDDTを民間で使用できるようにすると布告した時に、(11) 家庭の主婦や農民から政府の役人まで誰もが、DDTの悪魔的魔力を手に入れようとして競い合った。「園芸家や農民たちは商店に殺到して、棚の上の蓋《ふた》が見えている缶をすべて手に入れようとした」と、医学史家のジェイムズ・フォートンが書いている。DDTの売り上げは、一九四四年のおもに軍が購入した一〇〇〇万ドルから一九五一年のほとんどが農民の購入による一億一〇〇〇万ドル以上へと急上昇した。(12)

それに、農民たちはDDTをとても気に入っていた。「昆虫学の歴史を振り返っても、DDTほど昆虫の悩みからの解放を約束してくれる化学薬品が発見されたことは一度もなかった」と言って米国農務省のシーバート・ローワーは感激した。(13)『ニューヨークタイムズ』紙は、「軍の昆虫用パウダーは昆虫には命取りだが人間には無害な」魔法の化合物だと褒《ほ》めたたえた。DDTを命を救ってくれる警察官に喩《たと》えた者もいた。(14)合衆国農務省長官は、DDTなどの殺虫剤を雲の中に含ませれば雨と一緒に降ってくるだろうと、その夢を語った。(15)

それが何故悪い？　戦争中にアメリカ人が勝利の栄光を味わおうとした熱意と同じ熱意をもってすれば、昆虫を追い詰めて絶滅できるかもしれないのだ。ちょうど連合軍がナチや日本軍にやったように。『ポピュラーメカニクス』誌は昆虫に対するDDTを使った戦争は「我らが次なる世界大戦だ。この戦争は、這《は》い回り、のたうち、空中を飛び、穴を掘る何十億という敵を叩き潰《つぶ》す長くて苦しい戦いだ。この連中の数と破壊行為とは人間側にとっては理解を超えるものだ」と述べた。(16)ついに、化学戦研究部の局長が「日本人だろうと虫だろうとネズミだろうと細菌だろうと癌《がん》だろうと、そいつらを毒殺する根本的な原理は、つまるところは同じだ」と書いた。（ナチの宣伝相ヨーゼフ・ゲッベルスは、同様の理屈を援用したことがある。「ノミは好ましい生き物ではない。われわれがその保存を強いられるいわれもない。むしろこれを撲滅するのが我々の義務である。ユダヤ人と同様に」と。）そしてニュースメディアと政府機関は、DDTと原子爆弾、これら二つの殺害テクノロジーをしばしばいっしょに論じた。原子爆弾はDDTの一般向け販売のわずか五日後に日本に投下された。『タイム』誌は、広島のきのこ雲の写真をDDT初登場のニュースの次に載せた。[17] 米国疾病《しっぺい》管理センターも、ある出版物の表紙に同じきのこ雲の写真を載せ、特にDDTのすさまじいパワーを説明するのに「昆虫界の原子爆弾」に喩えた。[18]

たとえば一九四八年のラジオドラマ "Leiningen versus the Ants"（一九五四年に、チャールトン・ヘストン主演で映画化された〔邦題は『黒い絨毯』〕）や、一九五四年の映画 "Them!"〔邦題は『放射能X』〕のような大衆向けの映画やドラマでは、映画会社は、昆虫を田園を荒らしまわる、意思を持たない殺人集団として描いた。ちょうど、アメリカ人が共産主義者やナチ、あるいはその他の全体主義者がそうするかもしれないと恐れたように。米国下院のある議員が、昆虫は「邪悪な力だ。人々に不満を抱かせるものだ」と言って、こう付け加えた。「言うまでもないが、不満は共産主義の源だ」。[19] アカかぶれの昆虫をDDTで撲滅するということは、言い換えれば、正真正銘の愛国者になるということだ。

昆虫の持つ、有機物の分解や受粉における必要不可欠な役割は忘れ去られ、昆虫学者E・O・エッスィヒは一九四四年に「昆虫は人類の敵だ」と公言した。[20] 一体、何で奴らを許すのだ。昆虫学者クレイ・ライルは、「完全な撲滅のための」「決然とした活動をする」ための一九四七年の昆虫専門家会議の講演で、DDTは「幸先のよい時代」の到来を告げるものだと語った。(21) DDT製造企業はこれに同意した。政府お抱えの昆虫学者も同意した。「我々にはこの問題を最終的に終わらせる道具を手にした」と農務省のM・L・クラークソンは議会の小委員会で語った。(22)

また、DDTはロックフェラー財団のマラリア研究者たち自身に対マラリア媒介蚊闘争を次第に強化するよう促《うなが》した。ルイス・ハケットらは、蚊に対する敵対行動の有益性を、何年にもわたって唱《とな》えてきた。ロックフェラー財団の気難しいマラリア研究者フレッド・ソーパーも推奨《すいしょう》していた。ただし、ソーパーは、ハケットが言っているようにマラリアを減らしたり、ましてや撲滅したりするのに十分なほど蚊の数を減らすには、単に蚊の個体数を調整すればよいとは思っていなかった。蚊は全部撲滅できるし、すべきなのだと思っていた。彼は一九三〇年代にエジプトとブラジルでまさにそれをやったと主張した。両国ともアフリカ由来のアノフェレス・ガンビイの侵入を受けていた。ソーパーは、農業用殺虫剤「パリスグリーン」を使って外来の蚊に「大打撃を与え」、「完全に撲滅した」と鼻高々だった。彼は「ほとんど完璧な殺虫剤」であるDDTを使えばより広範な蚊の根絶計画を実行できると思った。(23)

ところがソーパーの考えは、戦争前、世界中の多くのマラリア発生地域では受け入れられていなかった。ブラジルのファシスト指導者ゲツリオ・バルガスがソーパーのやり方を黙認《もくにん》したが、ほかのところでは専門家たちが彼の厚かましい介入に抵抗しがちだったのだ。一つには、彼の主張が誇大なものだったからだ。ブラジルでA・ガンビイの分布が制限されたのはおそらく生態学的変動のせいだろうし、エジプトでは一九五〇年にはA・ガンビイが戻って来ていた。[24]また、ソーパーは大衆受けのするタイプではなかった。ある将校が「ソーパーの困ったところは、本人が信頼できないだけではなく、明らかなバカだということだ」と書いている。[25]ソーパーの友人でロックフェラー研究所の同僚であるポール・ラッセルでさえ、多くの人がソーパーについて「私としては引用したくもない言葉遣いで」描写することを認めざるを得なかった。[26]アメリカの各大学は彼の雇用を断ったが、それは彼をファシストだと見なしたからだ。[27]

しかし一九四四年になると、勝利を収めた連合軍各国家は新たな国際機関を打ち立てた。戦争で荒廃した地域の大規模な救援活動に乗りだすために、何十億ドルもの基金を投入した。国連救済復興機関（UNRRA）は医療活動のためだけに一億五〇〇〇万ドルを拠《きょ》出《しゅつ》した。そしてこの機関はこの活動を指揮させるため、ソーパーのボスをロックフェラー財団衛生部門の長に選出した。[28]

UNRRAからの豊富な資金と好意的な指導を得て、ソーパーは大規模な撲滅を企《くわだ》てる機会を得た。(29) 三〇〇万ドル弱の資金と二年の期間をかけて、サルデーニャ全島から現地のマラリア媒介蚊、アノフェレス・ラブランキイを一匹残らず取り除いて見せると申し出た。(30)

地元の指導者たちはその可能性に胸躍らせた。「未来は、この島の人々の、これまでとは打って変わった生活へ向かって開けている。畜舎《ちくしゃ》は家畜の群れでいっぱいになり、地味はますます豊かになり、腐植土《ふしょくど》からは受け取ってもおかしくないだけのあらゆる果物が受け取れるだろう」と、当時の評論家が賛美した。

活動は一九四六年に開始された。六万五〇〇〇人の労働者が二五〇〇トン以上のＤＤＴを未開の岩だらけの島に浴びせた。(31)


サルデーニャでのソーパーの活動は、世界中に反響を巻き起こし、昆虫に対する地球規模の闘いが展開された。昆虫はどこにいようと化学兵器の包囲攻撃を受けた。ＤＤＴタンクをかついだスプレー部隊が、合衆国南部に建つ一〇〇万戸以上のアメリカ人の家の壁に散布《さんぷ》し、(32) 農務省および州の役人に雇われた大勢のパイロットが、フシアリ、マイマイガ、ハバチ、エルムクロコガネならびに病原体媒介蚊を撲滅すべく、田園地方一帯をＤＤＴや関連化合物で覆った。(33) ギリシア、ベネズエラ、スリランカ、イタリアその他では、マラリア媒介蚊を極力減らすための、退屈な環境管理や疫学的《えきがく》追跡調査にうんざりしていた政府の役人たちが、ハマダラカに対してＤＤＴによる激しい襲撃を開始した。ＤＤＴの粉を煙のように漂わせたトラックが、毎晩パナマ運河地帯の通りを轟音《ごうおん》をたてて走った。地元の子供たちは化学薬品の雲にまみれて遊び戯《たわむ》れていた。[34]

至る所で各昆虫の個体数が激減した。飢餓《きが》に陥《おちい》った昆虫は、食物を得られず戦場で息絶え、農産物の収量は、一九四七年から一九七九年までに世界中で二倍になった（これは化学肥料のおかげでもある）[35]。ギリシアでは、ハエとシラミはどこを捜しても見つからず、オリーブの収量が二五パーセント伸びた[36]。蚊の数が激減すると、蚊の体内にいるマラリア原虫も同じ運命をたどった。サルデーニャでは、マラリアの症例数が一九四六年の七万五〇〇〇件以上から一九五一年のたった九件に、スリランカでは、一九四六年の三〇〇万件から一九五六年の七三〇〇件に減少した。一九五一年には、合衆国からマラリアが完全に消えた[37]。

宿敵プラスモジウムの陥落がきわめて印象的だったので、ソーパーやロックフェラー財団の同僚であるポール・ラッセルなどのマラリア研究者は、救世主のような熱意を持って活動を推し進めるようになった。ソーパーは財団の衛生部門（公式には一九五一年に閉鎖された）の束縛から離れて、しばらくは地域の公的保健機関である汎《はん》アメリカ衛生局（後にＰＡＨＯつまり汎アメリカ保健機関として知られるようになった）の長を務めていた[38]。そして対ガンビイ活動以来の昔のブラジル人同僚、マルコリーノ・カンダウを標的にして説き伏せた。カンダウはＰＡＨＯに相当するものとして新しくできた世界保健機関（ＷＨ

O）の長だった。[39] ソーパーもラッセルも共にWHOに公式に助言を与えた。[40] WHOとしては、世界中のマラリア発生地域に専門家チームを急派してDDTの信条を伝道することに異論はなかった。一九五〇年代初期までにWHOは、東南アジアだけで、マラリア撲滅のためのDDTによるデモンストレーションを七〇以上計画し実施していた。[41]

あるDDTの熱狂的信奉者が、一九五〇年の国際マラリア研究者会議が共有する新たな精神を次のように要約した。胸の上に両手を組んで、謳《うた》うようにこう言った。「散布しようじゃないですか」と。[42]

DDTの派手な宣伝が熱狂的に行われていたが、この強い結合力を持つ化合物について実際には私たちの知識がいかに乏しいか、ということに思いをはせている科学者たちがいた。DDTは、特にそれまで使っていた旧式で毒性の強い殺虫剤に比べると、確かに温和なように見えた。そう、昆虫を殺すのだが、その作用はゆっくりで、ヒトその他の生き物に直《ただ》ちに影響を及ぼすことはなかった。匂いすらなかったのだ。[43]

そうではあったのだが、これが驚くほど環境中に残留し続けることから、その使用をためらう科学者もいた。軍の研究者たちは初期の毒性研究から、DDTをある程度大量に摂取するとモルモットやウサギなどの小型哺乳類が死ぬことを知っていた。陸軍所属のジェイムズ・シモンズは初期のDDT試験の結果には「不安」を起こさせ「かなり驚くべき」

ものがあったと、当時を振り返る。[44] 一九四五年にロックフェラー財団のラッセルは「他の昆虫の生活や昆虫による花粉媒介、それにさまざまな生物学的バランスなどに及ぼすDDTの影響については、よくわかっていないのだ」と言って警告している。[45] DDTの一般使用を認めて間もなく、米国農務省のある昆虫学者は「DDTの安全な使用法については、学ぶべき事項がまだ多分にある」と『ニューヨークタイムズ』紙の記事を補足して語った。[46] 行政機関の別の昆虫学者は「DDTを大量に使用すれば生物学的砂漠化が起こるだろう」と気の滅入るような警告をしている。[47]

毒性という不安はあったのだが、軍はDDT使用を前進させる道を選んだ。彼らが考えていたように使用に制限を加えれば、大型の生物が危険に瀕するような高濃度に曝《さら》されることはないだろうし——仮に曝されたとしても、そのような副次的損害は戦争遂行中にあっては重要なこととは見なされなかったからだ。[48] DDTがはるかに大量に使用されるようになると、環境に与える影響を調べようという関心も、ましてやそういう研究に資金が投入されることもなくなっていた。昆虫学はDDTを用いて、社会の多方面での宿願を達成し、その興味の中心は農薬使用の拡大と能率化へと変更された。DDTの欠点を気遣う者もなかったし、代替手段を開発する機運も見られなかった。

農薬を使わない方法——たとえば輪作——を研究する昆虫学者は同僚たちから「少数狂信派」として「冷笑」されたと、歴史家ジョン・パーキンスが記している。[49] そして、合衆国政府は医薬品などの製品には安全使用指針を設定するよう製薬会社に義務付けていたが、農薬についてはそのような義務はなかった。実質的には事前に検査を受けることなく一般に市販できたのだ。[50] もちろん、一九四五年以前には規制が緩《ゆる》くても大きな問題はなかった。この年の合衆国における全農薬の総生産量は一億ポンド〔三万七三〇〇トン〕を下回っており、これを湯水のごとく使おうなどと考える者はいなかった。[51] だが一九五一年には、合衆国のメーカーの、環境にやさしいように見え、使いやすいというDDT単独の生産量だけで一億ポンドに上った。[52]

だから、DDTに対して不思議に免疫を持った昆虫がいるという一風変わった報告に出会っても、そこで立ちどまり、考察を深めようとする研究者はいなかったのだ。一九四八年に、フロリダ州オーランドの当局所属の昆虫学者が、地元の搾乳《さくにゅう》所近辺で採集されたイエバエがDDTに耐性を持っているらしいという奇妙なことに気がついた。他のハエに比べてずっと長時間この毒素に耐えられたのだ。[53] ギリシアの田舎の宿屋で昼食を楽しんでいたWHOのあるマラリア研究者は、アノフェレス属の蚊がDDTを浴びせた壁に平然と止まっているのを見かけた。[54] DDTが出現して二、三年以内に、不自然な耐性を持ったハエや奇妙なほどDDTを気にしない蚊がいることが、レバノン、サウジアラビア、エジプト、エルサルバドルならびにギリシアから次々と報告された。[55] しかし、合衆国公衆衛生局の研究者たちが一九四八年一二月の全国マラリア学会でこれらの報告を検討した時には、全会一致で、こういう虫は例外で、奇形で、突然変異なのだと片付けられた。[56]

マラリアと戦う武器としては、DDTは非常に扱いやすかった。たとえ世間から見放された辺境の地でも、半熟練の人間が少人数で薬剤を散布することができた。医師や看護師や研究者や診療所や学校などの助けは一切なしにだ。この薬剤には、旧来の方法に比べて桁《けた》違いに効果があって、どんな疑い深い学者でも、その効能は否定しようがなかった。過去に最も称賛《しょうさん》されたマラリア対策案といえども、DDT散布が達成したすばらしい結果とは比べようもなかった。

だが何よりもDDT散布の利点は、マラリア媒介蚊に対する効果が世界中どこでも通用するかに見えるということだった。ハケットがマラリアを「一〇〇〇種類の別々の病気」と断言してから二〇年と経っていなかった。今や誰も見たことのなかった最高のマラリア対策法ができたのだ。しかも驚くべきことに、マラリアの疫学でいう地域変異などに関わらず、散布した場所ならどこでも有効だと思われたのである。

一九五三年にラッセルは、ロンドン保健衛生・熱帯医学研究所で一連の講演を行い、聴衆に向かって「マラリア治療は、今やDDT時代になったのです」と宣言した。講演は翌年に『マラリアに対する人類の優越性』といういささか挑戦的な表題で出版された。ラッセルは述べている。「これは、開発途上国であろうとどんな気候であろうと、自分たちの住んでいるところからマラリアを追放することがはじめて安上がりで実現可能になった方法なのです」と。[57]

各地の公衆衛生機関がラッセルの呼びかけに共鳴した。一九五四年、汎アメリカ衛生協議会は、アメリカ大陸全域から永遠にマラリアを放逐《ほうちく》すべしと公布した。[58] 同年、アジア・マラリア協議会が、同じようにアジア全域からも永遠に放逐すべきだという意見に同意した。[59]

ラッセルは、WHOも地球全体からのマラリア根絶を支援してくれるよう望んだ。しかし、WHOの専門アドバイザーはDDTがマラリアの伝染を劇的に低下させることには納得したが、全地球規模で完全にプラスモジウムを絶滅させる効果がDDTにある、という意見を全員が共有するにはほど遠い状態だった。マラリアを放逐するには、単に対策を強化するだけでは足りない。ちょうど、キッチンの床を滅菌するのに床拭きを丁寧にしただけでは足りないように。かがみこんで手と膝をつき、たとえ些細《ささい》なものに思えようと、あらゆる裂け目や隙間《すきま》のどんな塵《ちり》も見落とさないようにしなければならない。ほとんど不可能なレベルの完璧さが撲滅には求められたのだ。

一九五一年および一九五四年に発行された専門アドバイザーの報告の中に、かすかな疑惑が提起されている。アドバイザーたちは、アジア全域にある泥壁でできた小屋について検討せよと言った。これらはDDTを十分吸収したのか。DDTにやられずに逃げ出した蚊はいなかったのか。その蚊の腹の中で孵《かえ》った原虫は？　戸外で寝た人たちは皆どうなったのか。その人たちを刺した蚊は？と尋ねた。ＤＤＴに触れなかった蚊は、隠れた原虫媒介者や供給者となって残るだろう。実質的には、世界中で展開されたほとんどの衛生計画では、マラリアを食い止めることすらできなかった。人員の「決定的な不足」に喘《あえ》ぐ中で、組織的にありとあらゆる術策を動員し、居残った原虫全部を狩りだすことができただろうか。[60]

　しかしＷＨＯは出来たばかりの未熟な組織であって、内部の科学アドバイザーによる慎重な統一見解を遵守《じゅんしゅ》するような贅沢を持ち合わせていなかった。一九五五年、ＷＨＯを傘《さん》下《か》におさめている政治的組織の会合、すなわち世界保健会議で、ラッセルは法律家や労働組合員ならびに任命されてその場にいる人たちに向かって、乗り遅れたらＷＨＯは置いてきぼりを喰らうだろうと言った。ＷＨＯが何をすると決めようが、世界規模のマラリア撲滅のための活動はすでに進行中なのだとラッセルは宣言した。[61]

　ラッセルは誇張していたのだ。多くの国々がマラリア制御のためにＤＤＴを使い始めたが、マラリアを完全に絶滅するという野望を公言したのは選ばれたわずかの国だけだったし、実際に本気で撲滅活動に乗り出した国はほとんどなかった。[62]それにも関わらず、世界保健会議はこの尊敬すべきマラリア学者の意見に耳を傾け、事実上世界規模となり高揚《こうよう》する、ラッセルによるマラリア撲滅運動の主導権を握るよう、ＷＨＯに指示した。世界保健

会議の議長は、「筋の通った選択肢はこれ以外にない」と言ったのだ。(63)

その当時専門家たちは、DDT作戦を本当に世界規模の行動に変えるには最低でも五億ドルかかるだろうと、見積もっていた。WHOは、この事業を遂行するための基金募集用に、マラリア撲滅口座を特別に開設した。一年後には、ユニセフからの一〇〇〇万ドルの寄付を別にすれば、ドイツ、台湾、およびブルネイから合計六万三〇〇〇ドルというご立派な額が口座に入った。この機関に撲滅を呼びかけさせる草分けとなったPAHO〔汎アメリカ保健機関〕が配分した予算は、一九万三〇〇〇ドルにすぎなかった。(64)

この大胆な作戦には、たった四億八九〇〇万ドル足りないだけだった。

ポール・ラッセルは、一九五六年までに国際開発顧問委員会(IDAB)、それに映画製作者、新聞界の大物、ビジネス界のリーダーからなる国務省のある委員会に接触し、この撲滅計画が比較的確実でかつ科学的に見て差し迫っているばかりでなく、政治的に適切なものでもあるということを納得させた。

IDABは、発展途上国に対するソ連の気前のいい援助計画にどう対抗すればよいかを考えなければならなかった。共産主義——およびその信奉者による米国製品の購買忌避《きひ》——を牽制《けんせい》することは、ワシントンにおける政治的ならびに経済的な最優先事項であり、国務省は、ソ連の計画が各国の全面的な支持を得て共産主義が拡散するのではないかと恐れていた。[65]

ラッセルによれば、世界的マラリア撲滅計画にＷＨＯが財政援助をするということは、「非常にすぐれた投資である（マラリアを一掃《いっそう》すれば経済が成長し、耕作地が増え、輸出品が低価格化して、米国製品の競争力が高くなり、結局は貧困に終止符を打つことになるから）ばかりではなく、政治的に言えば「抜群の好機」なのだ。ことに共産主義との闘いで要《かなめ》となる地域――東南アジアおよび東部地中海地方――においては、年に二回やって来るＤＤＴの戸別散布隊は「合衆国が当該の人々の福利厚生に関心を持っているという具体的な証拠」となり、ソビエトの邪悪な魔力攻勢をうまく中和してくれるはずだ。[66]

ＩＤＡＢは説得され、一九五六年の報告書の中で、撲滅計画に対する財政援助を請願した。マラリアの終焉《しゅうえん》はほんの数年以内に達成できるだろうと委員会は記している。年に二回、四年間もＤＤＴを家々に吹きかけ、さらに四年間かけて、生き残ったマラリアがそのあたりにグズグズしていないかきちんと監視し、残っていればそれを消滅させることで、マラリアは完全にやっつけられるだろう。そうなれば、天然痘やコレラその他の病気に対して今でもやっているように、たまに持ち込まれる症例に対して、衛生部局の通常の業務に頼ればよいということになる。[67]

ＷＨＯが概略で述べたように、この計画には問題点がいくつかあったが、ＩＤＡＢはそのことをほとんど認めなかった。確かにアマゾンの奥深いジャングルやアジアの人里離れた山岳村落には、ＤＤＴ散布隊が近づくこともむずかしいだろう。しかし、孤立した小地域にマラリアがはびこっていても、それは「重大な脅威」ではない。「間違いなく、このような地域のマラリアはいずれ撲滅することができるし、撲滅されるだろう」と、ＩＤＡＢの報告書は述べている。この報告書は、泥壁の問題も、多くの人々がＤＤＴチームが散布できるような定住家屋に住んでいないということも、ほとんど述べていなかった。このような不測の事態を扱うには、「さまざまな代替手法」があるのだと、ＩＤＡＢは能天気《のうてんき》に記している。[68]

ＷＨＯはまた、熱帯アフリカのような地域でマラリア撲滅を遂行することがいかに困難か、苦情を言い続けてきた。道路も、訓練を受けたスタッフも、必須のインフラもないところなのだ。ＷＨＯの事務総長は、熱帯アフリカでは「マラリアに感染した人は誰でも錠《じょう》剤《ざい》を入手できるように保証するのが、我々ができる精一杯のことだろう」とぼやいた。[69]冷戦の陰謀に比較的関与しない熱帯アフリカについては、ラッセルおよびＩＤＡＢはこの大陸での活動を完全にやめることを推奨した。この時代にあっては、アフリカはかくも政治的に軽視され、一大陸全体を除外しておきながらこの活動を「グローバル」と呼び続ける皮肉な事態を首肯《しゅこう》していることを苦にもしなかったのだ。幾種類かの世界最強毒マラリア原虫にとっての巨大な貯蔵器を放置することの危険性に触れることもなかった。

ＩＤＡＢの報告では、ＤＤＴ活動には実際にはマラリアによる死者を増やす可能性があるということにも触れていなかった。初めのうちは、ＤＤＴがマラリアの活動を弱めるのだということを疑う者は誰一人いなかった。しかし、現地の人々が、慢性的にマラリアに曝露《ばくろ》されることがなくなれば、それまで持っていた獲得免疫をたちまち失うだろう。それから、いかなる理由――資金の欠乏、道路の欠如、大衆からの支持の喪失――であれマラリアが再びやって来れば、この人たちは特別に脆弱《ぜいじゃく》な存在となるだろう。より多くの人が死ぬことになるだろう。換言《かんげん》すれば、中途半端な撲滅活動では、まったく撲滅活動をしないよりもはるかに致命的な結果になりうるのだ。

ＩＤＡＢの報告書が認めた問題が一つあるが、それはＤＤＴやＤＤＴに似た構造の化合物に抵抗性を持った蚊の群が増えてきたことだった。かつては古臭いと思われていた、主流から外れたものたちが突然花形になって新聞の第一面に現れ始めた。「蚊はＤＤＴに対する甲冑《かっちゅう》を開発している」とは一九五二年の『ニューヨークタイムズ』紙の見出しである。[70]その三年後に同紙は次のように警告を発している。すなわち、ＤＤＴはマラリア媒介蚊との「戦争で敗北する危機にある」と。[71]以前にはわざわざ蚊を攻撃目標にしていなかった地域にまでも、ＤＤＴ抵抗性の蚊が姿を見せていた。エルサルバドル、ギリシア、イラン、レバノン、サウジアラビア、インドネシア、およびナイジェリアにおいて、ＤＤＴ処理した綿花畑や田んぼからのＤＤＴ入り流出水が水溜りを作っていたが、そこでは誕生の後立派に成長し、毒素の影響をまったく受けないボウフラがのたくっていたのだ。[72]

そこかしこに若干のDDT耐性の蚊がいたが、撲滅活動がこれに影響を受けることはなかった。DDTの神経毒効果は、DDTが昆虫の神経細胞に結合する力に依存していたので、神経細胞がほんのわずか変化しただけの――たとえばアミノ酸が一個だけ違った――昆虫でもDDTの最悪の影響を逃れることができた。かつてはDDTなど見たこともなかった地域にさえ、このような突然変異個体が少しは飛び回っていそうだった。(73) しかしこのことは許容できた。マラリアの伝染が終結するのに、一匹残らず蚊が死んでしまう必要がなかったから。実際に、サルデーニャでソーパーが一一〇〇万ドルを要したDDT猛爆《もうばく》を行ったのだが、蚊を完全に殲滅《せんめつ》することはできなかった。(74) ただマラリアを伝染できなくなるくらいの期間、蚊を弱体化させていただけだった。

しかし、マラリアが完全に絶滅する前にDDT耐性の蚊が集団中で優勢になれば、マラリアをDDTで根絶することは事実上不可能になる。このことは、パナマのマラリア研究者が行ったマイナーな試験プロジェクトですでに起こっていた。マラリアを粉砕するために、彼らは川沿いの村々にDDTを散布し、抗マラリア剤を供給していた。だが、マラリアの初期減少が記録された後、症例数が再び上昇し始めた。DDT感受性の仲間が死に絶えたあと、耐性の蚊がマラリア感染を引き継いだのだ。(75)

このことが意味することは、先の撲滅活動では十分な数の蚊を殺しており、それがマラリアの伝染の継続を断つほど速《すみ》やかだったということだ――ラッセルが考えた六年以内、つまり大部分の蚊が毒素に慣れるより前だ。DDTは速やかに、大量に使わねばならない。「資金不足のせいで時間をかけてこの活動を進めなければならない国があるとしたら、そこでは耐性が出現することはまず間違いないし、撲滅は経済的に不可能となる。**時間はきわめて重要だ**」（強調は原文通り）とIDABは記している。[76]

この活動には、政治の面から見るとたまらない魅力があった。国務省、議会、アイゼンハワー大統領などが次々に乗り込んで来た。一九五八年、当時上院議員だったジョン・F・ケネディとヒューバート・ハンフリーが提出した法律制定によって、合衆国議会は、五年間にわたる世界マラリア撲滅計画に一億ドルの資金を割り当てた（また、同採決でマーシャルプランの期間延長を行った）。[77]アイゼンハワー大統領は一般教書において、この計画は「偉大な博愛的業績」で、ソビエトを恥じ入らせることになるだろうと、褒《ほ》めちぎった。[78]『ニューヨークタイムズ』紙は、「一〇億人以上の人々へのクリスマスプレゼントだ」と熱狂的に書き立てた。[79]

数百万ドルの小切手がWHO、PAHO、および自国のマラリア予防計画をマラリア撲滅計画に切り換えたいと望む国々に手渡された。[80]途上国最大の活動は、合衆国各州からの三八〇〇万ドルと中央政府からの五〇〇〇万ドルを使ってインドで開始された。[81]マラリアが蔓延《まんえん》する残りの九二ヶ国は、自国のささやかな公衆衛生予算のうちの三五パーセントをも使って、背中にDDTタンクをくりつけた仕事人を現場へ送り、撲滅活動に専念した。[82]合衆国は、一九五七年から一九六三年の間に四億九〇〇〇万ドルをこの活動に費やした、唯一で最大の貢献国だった。[83]

初めの二、三年間は世界規模のマラリア撲滅計画は、すべてポール・ラッセルとIDABが予想した通りになった。一九六〇年までには、一一ヶ国がマラリアを国境の外へ追放し、一二ヶ国あるいはそれ以上の国がマラリア罹患率《りかんりつ》を急落させた。[84]中央アメリカ全体およびパプア・ニューギニアの公開実験用《デモンストレーション》の村々では症例数が無視できるレベルにまで減少した。[85]インドでは、年間三五〇〇万という医療機関の取り扱い件数が一〇万以下にまで落ちた。[86]ボルネオでは、寄生率が三五・六パーセントから二パーセント以下へと減少した。[87]

新たにマラリアから解放された人々は、重荷を下ろしてもらった荷役獣《にやくじゅう》のようだった。スリランカにおける平均寿命は、四五歳から五七歳に延び、首相はマラリアのせいで耕作できなかった島内の地域に人々をもう一度居住させることを構想した。サルデーニャの平均寿命は、イタリア全土のそれより三〇パーセント下回っていたのだが、三パーセント上回るまでに延びた。[88]ギリシア、モロッコ、およびインドネシアでは米の生産が一〇倍になった。カンボジアでは土地の価値が二倍になった。[89]

専門家によれば、この病気がすっかりなくなって、それによる利益が常時保証されるようになるのは時間の問題だということだった。多くの地域でできるかぎり速やかに「こういうレベルの予防ができるならば、近い将来には完全な撲滅が期待できる」とWHOは報告した。[90] ハーバード大学の新しい地位に就任したポール・ラッセルは「マラリアの息の根を止めた男」という名誉をシャワーのように浴びるという、今にも起こりそうな勝利を確信してことの成り行きを見ていた。[91]

全ヨーロッパおよび北米では熱帯医学部門が閉鎖された。もうすぐ消えてしまう病気について、しかめっ面《つら》で取り組むような問題なんかあるのだろうか？　昆虫がどうやってマラリアその他の病気を媒介するかという研究は「死んだ分野」なのだとジョンズ・ホプキンズ大学のあるマラリア研究者が言った。[92] マラリア研究者たちは、他のより研究費の潤沢な分野へ流れて行った。新来の若い科学者たちも同じだった。[93] 技術者、昆虫学者、生態学者、臨床医、人類学者などの見識に協力を求めていた学際的分野では、少し事情が違って、ある厄介《やっかい》な問題にかかりっきりになっていた。すなわち、内壁一平方フィートあたり二グラムの薬剤を塗るにはどうしたらよいかである。[94]

マラリアをまだ撲滅していないのに冗談の方が消えた。撲滅活動がマラリア研究者を撲滅したのだ。

散布は続いた。

IDABの計画によれば、予定地域内の家屋は一軒残らず、年に二回、四年間DDTを散布しなければならない。世界中で、妙な臭いのする薬品の入った大きなタンクを携《たずさ》えた仕事人チームが村々、町々に現れた。彼らは住人を家から出し、食品や食器を全部持ち出させた。壁の絵を全部外し、家具を動かし、壁は粉状のものをつけたままにした。粉は塩素のような臭いがした。

現地の人々は、DDTがハマダラカ属の蚊やうるさいイエバエやトコジラミだけを寄せつけなくしたり死なせたりするのではないことに気づいた。自分たちのニワトリも死んだし、マレーシアではイモムシに寄生するハエが死んだが、このイモムシは屋根のワラを餌《えさ》にしていた。DDT散布隊が立ち去ってほどなく、この村の屋根は崩れ落ちた。[95]ボルネオではDDTでゴキブリが死んだが、そのゴキブリを食べたネコが死んだ。ネコがいなくなった村ではネズミが多数暴れまわり、穀物を食い荒らしたり病気を伝染させたりし放題になった。[96]

こんな事例やその他の事例もあって、疑惑が満ち満ちた。北ベトナムでは現地の革命家は、散布隊が奇妙な装置を使い、何らかの方法で軍事情報を収集しているのではないかと疑った。村人たちは、隊員が蚊の捕獲ワナを挿入するために作った小さな穴を通って悪《あく》霊《りょう》が入ってくるのではないかと恐れた。[97]カンボジアの仏教指導者や、モハンダス・ガンディー〔＝マハトマ・ガンディー〕のようなインドの初期の非暴力的指導者は、この活動が自分たちの宗教的感情を傷つけると言って抗議した[98]。

これら多くのマイナス面は承知しながらも、マラリア撲滅という恩恵はそれ以上に重要だと思えたのだろう。しかし、マラリア蔓延地域の大衆に向かって、DDT散布活動に対する支持を得る努力がなされたことは一度もなかった。そもそも、最初からこのプログラムはトップダウン事項で、はるか遠方の専門家たちが企画し、資金を供給し、監督してきたものなのだ。DDTをぶっかけられた家の住人が許可を求められたことなどまずなかった。

疑惑や抗議が上がった後でも、活動の指導者は、大規模な公教育による理解促進やキャンペーン活動に対する地元のさらなる協力を求めはしなかった。彼らがやったのはDDTによる被害への対策だった。ボルネオで、WHOは新たに健康なネコを集めるための専用のセンターを開設した。はるか遠く離れた地で、二〇匹のネコが特別に工夫されたカゴに入れられ、野菜のタネと「族長の健康回復に役立つ黒ビール四ケース」といっしょに、依頼を受けた英国空軍によってパラシュート投下された[99]。(「英国空軍にはとても感謝しています。それからネコを提供された方とカゴ製作者にも……降下はとてもうまくいきました」とある地元民は手紙を書いている[100]。)ベトナムでは、散布隊を保護するために兵士を組織して同行させた[101]。ガンディーや仏教徒たちに対しては、以下のような訳のわからない論理で対応した。すなわち、誰もあえてDDTを蚊にかけている訳ではない。「もし蚊が人の血を吸うために家に押し入ろうとして不法侵入のさ中に死んだとしたら、それは蚊が自分で死んだのであって、人が殺したのでない」とあるマラリア学者がガンディーに説明したらしい(102)。

これにはまったく説得力がなかった。ある地元民が困惑して名付けた「ネコ降下作戦」が、環境保護論者から至る所で受けた嘲笑《ちょうしょう》はいつまでたっても止むことはなかった(これは作家T・C・ボイルによって小説化された話のせいでもある)(103)。兵士を連れてきて再確認するまでもなく、ベトナムの村民は強制的にDDTが自分たちに散布されたと不平を言った。

間もなく、散布隊が村へ行ってみると、どの家にも人がおらず、玄関には鍵がかかっているということが世界中でおこった。インドでは、割り当て地域で予定通り散布できた散布隊は、九分の一以下だった。六三軒建っていたある村では、一〇軒の家の玄関に鍵がかかっており、三五軒の家の住人が家に接近することを拒《こば》み、一軒は散布隊が散布するのを忘れた。散布できたのは一七軒だけだった(104)。

大衆が次第に頑《かたく》なになったので、散布隊の士気は大いに損《そこ》なわれた。散布を免除するかわりに賄賂《わいろ》を受け取る者もいた。ある者は一日中タンクを背負うのにうんざりしていたので、午前中に二倍量を散布して午後は休めるようにした。さらにDDTを闇市《やみいち》に売りさばき、家屋には希釈《きしゃく》して役に立たなくなったものを散布した者もいた(105)。

散布作業がつまずくと監視ビジネスもうまく行かなくなった。監視業務は散布作業よりも多くの財源とインフラを必要とするはるかに大がかりな仕事であると同時に、大衆の目には届きにくいものだった。この仕事に携わるチームは、各戸訪問によって血液サンプルを集め、マラリアの症例を見つけ出さなければならなかった。血液を塗ったスライドグラス一枚一枚を、原虫がいないかと入念に検査しなければならなかったし、もし見つかれば、作業員はフィールドへもどって宿主《やどぬし》を見つけ出して処置しなければならなかった。また、蚊を採集してDDTに対する感受性を突きとめる必要があった。しかし熟練した作業員、診療所、必要な支援システムを持った国など、まずなかった。

監視隊の作業員は遠隔地や到達困難な村は省《はぶ》いて、代わりに行きやすい所の住人から血液サンプルを余分にかき集めた。研究室では未検査の血液塗抹《とまつ》標本が二、三ヶ月分、山になっていた(106)。

一方で、散布隊の目を逃れたハマダラカ属の蚊は、DDTを浴びせられた穀類の低レベルの殺虫剤に曝《さら》され続け、次第にその毒素に耐性になっていった。

DDTの農業への利用量は、特に開発途上国において急上昇した。国際開発局の専門家は、開発途上国の田んぼや綿花畑へのDDT散布をより拡大するよう強く要請した。そうすれば貧困と飢餓に終止符を打つために必要な大量の収穫物が得られるだろうと確信していたのだ。一九五二年、アメリカの化学産業各社は一万二五〇〇トンのDDTを海外へ販売した。その後の何十年かはその三倍以上の輸出量を維持した。(107)

蚊はDDTの降りかかった植物の上へ降り立ち、DDTで汚染された流れや水溜りに産卵した。結果はといえば、DDTは蚊を殺さず強化しただけだった。


これら無数の問題を打開するには、革新的で地域の特性を考慮した解決法が必要だったが、WHOは、死んだも同然のマラリア学のせいでますます怪《あや》しげな勧告をさせられた。WHOのホセ・ナヘラは当時を振り返って「ものごとを単純化しすぎ、また規格化した中で解決法を求めていた」と言う。(108)

WHOは散布隊に仕事の継続を促し、殺虫剤耐性の蚊の拡散を抑えた。そして一九六二年には、耐性をもった蚊が「存在するという危険性は見当たらず」絶滅が見込まれると発表した。(109)(同年、王立熱帯医学・衛生協会はこれとは逆の結論に達し、耐性を持った蚊は撲滅活動の「進捗《しんちょく》に深刻な障害となっている」と主張している。(110))一九七〇年、WHOは、二、三の国家で耐性を持った蚊が撲滅されていないことを認めたが、この問題を「大きな障害というより、不快なもの」と称した。(111)一九七三年には、WHOは各国に対して散布の継続を勧告したが、この時はより高価な薬剤の使用を勧めた。(112)

またＷＨＯは、集団への薬剤投与計画に盲判《めくらばん》を押した。ブラジルでは、マラリア対策委員たちがすべての商業施設および家庭への食卓塩の供給を差し止め、グラム当たり五〇ミリグラムのクロロキンを添加した食塩と入れ替えた。[113] ＷＨＯの祝福（承認）のもと、アンゴラ、カンボジア、フランス領ギアナ、ガーナ、ガイアナ、インドネシア、イラン、イリアンジャヤ、フィリピン、サラワク、スリナム、それにタンザニアの指導者たちが右へ倣えをした。地球上の何百万もの人々が、感染しているか否かに関わらず、毎日食べるパンによって常時薬漬けになったのだ。[114]

たいていの地域では、大量の薬剤使用によっておよそ六ヶ月で薬剤耐性原虫の出現が誘発され、マラリア感染率は薬剤添加食塩以前のレベルに戻った。[115]

合衆国による五年間のマラリア撲滅活動に対する資金援助義務は、一九六三年に終了した。

全世界の年間マラリア患者数は三億五〇〇〇万人から一億人へと減少した。歴史に残る少なさだ。しかし、貧困と栄養不良と不安定な生活が至るところを席捲《せっけん》しているのは誰の目にも明らかだった。[116] ポール・ラッセルとＩＤＡＢは、マラリアが消滅すればすばらしい繁栄とより多くの耕作地がもたらされると主張したが、ＷＨＯがある経済学者を雇って直ちに説明をさせようとした際に、歴史家ランドール・パッカードが言ったことは「彼が欲しがっているデータを提供できる者などどこにもいない」ということだった。[117]

ラッセルとIDABは、生存者の増加に伴う副作用を考慮に入れていなかった。マラリアが後退した時期に産業が発展し始めた西洋諸国では、死亡率の低下が出生率の低下と釣り合った。しかし、DDTその他の薬物を散布して、マラリアを外科的に摘出《てきしゅつ》した国々では——電気の通っていない掘っ立て小屋とそこに住む小作農をそのままにして——結果はまるで違っていた。

たとえばスリランカでは、一九二一年から一九七五年の間に人口は一年に三パーセントずつ増えた。ミシガン大学の公衆衛生学の権威ピーター・ニューマンは、この死亡率低下が進んだ理由の六割までもがマラリア撲滅に向けた努力のおかげだとしている。しかし、出生率は減少せず、したがって人口は増加し、食糧、医療、教育への要求が、マラリアの減少でもたらされた経済成長によるささやかな収益をたちまち凌駕《りょうが》してしまった。学識者が指摘したように、死亡率は近代化したが、出生率は古代のままだったのだ。

サルデーニャでは、地元民の寿命は延びたが、一九四〇年代に始まった農業生産力と経済活動による収益はじりじりと低下を続けていた。マラリアがいなくなったこの島で、島外から来た富裕層が避暑用の貸し別荘を借りたが、観光事業で地元のサルデーニャ人が豊かになることはなかった。多くはよそで日雇いの仕事を探そうと島を後にした。[118] 歴史家ジョン・ファーリーは「彼らの運命が上向きになることはほとんどなく、目が曇って批評能力のない旅行者だけがこれを進歩だと呼んでいた……確かに旅行者がサルデーニャのマラリア媒介蚊に取って代わったのだが、地元民は二流の市民のままだった」と書いている[119]。医人類学者のピーター・ブラウンはサルデーニャのこの変質を「進歩なき近代化」と呼んでいる[120]。

同時に、資金の流れを決める政治的算出法に変更が起こった。合衆国では、疫病を化学薬品で勇ましく攻撃しようという熱狂が、薬品中毒と人口過剰への恐怖に道を譲った。一九六〇年代には、公衆衛生の専門家たちは、人類が直面するもっとも深刻な問題は人が病気で死に過ぎることではなく、その正反対、つまり人口過剰だという新たな統一見解を持つに至っていた[121]。新たな思考法では、マラリアが減るということは食糧を生産する人間が増えることにはならない。食糧を食べ、わずかな資源を使い尽くす人間が増えるということなのだ。人々を病気から救うことは、飢餓《きが》によって死なせることにすぎない[122]。マラリアは実は「姿を変えた祝福」だったのではないだろうか。なぜなら、「マラリア地帯は農業に適しておらず、人間がそこを破壊してしまわないようこの病気が守ってきたのだから」と博物学者ウィリアム・フォークトは言い切った[123]。実際、国際連合食糧農業機関（FAO）が一九四六年に公表した世界食糧調査では、全世界人口の半数以上が感染症で致死的な衰弱に陥っているのは栄養不良のせいだとしている[124]。大衆の懸念が増大するにつれて、マラリア撲滅論者は先見の明がないといって非難を受けることになった[125]。ラッセルが言ったところによれば、批評家たちはラッセルを「物騒《ぶっそう》な医者」で彼のアイディアでは「問題を解決するより問題を生み出すほうが早い」といって非難した。(126)

DDTに対する大衆の熱狂も冷めた。最初に不穏な徴候が現れたのは、DDTの使用が始まってから二、三年後、国内の牛乳がその毒素で汚染されていることを米国農務省が認めた時だ。DDTを体内に浸透させることはないと当初思われていた多くの生物が、実際には吸収して少量を脂肪組織の中に蓄積していることが分かった。DDTは脂肪組織内で長期間温存されたままになるので、そこはこの化合物にとってとても安全な場所になるのだ。しかも、半減期は八年、脂肪の中に身を隠したDDTは、長期にわたって持ちこたえ、食物連鎖を経由する間ずっと存続する。生き物たちは、自分が食べた餌が各々生存中に蓄えたDDTの余命を全部引き受けることになる。食物連鎖の上位にいる生き物の中には、体内に危険なほど高濃度のDDTをもつものもいた。(127)たとえば、エルムクロコガネや蚊を退治するために撒かれたDDTによって、コマドリはミシガン州立大学の七五万平方メートルの区画から完全に消滅した。散布を受けた木の葉をミミズが食べ、次の年の春にコマドリがミミズを食べて致死量のDDTを蓄積することになった。わずかに生き残ったものも、二年間生殖ができなくなった。(128)DDTが振りかかった穀物を食べた雌牛は、脂肪組織にDDTを蓄積して牛乳の中に分泌した。その牛乳はアメリカの多くの子供たちが朝食に食べるチェリオス〔オート麦シリアルの商標〕の上に注がれた。(129)

一九五五年には典型的なアメリカの日常の食事でさえ、毎日一八四マイクログラムものDDTを摂取するほど、国民は大量のDDTまみれになっていた。致死量の五〇〇〇分の一だ。[130] おそらくまだ致死量がはっきりわかっていなかったのだろう。しかし、それだけではなかった。冷戦が激しくなると、アメリカとソビエトの核実験も激しくなり、放射性物質の見えざる雲が成層圏に放出された。一九五六年には、『ニューズウィーク』誌が「世界中の数え切れないほどの子供たちを、回避することも治療することもできない癌《がん》にかからせる」に十分なストロンチウム九〇が成層圏にあるのだと、懸念を表明する記事を載せるまでになった。一九五九年に『コンシューマー・リポーツ』誌が、牛乳中のストロンチウム九〇をテーマにした第一線の研究記事を載せ、映画「渚《なぎさ》にて」が、核戦争によって大惨事を受けた希望のない世界を描き、多くの観客を恐怖に陥《おとしい》れた。[131]

国民に降り注ぐDDTへの恐怖は、目に見えない、正体不明の毒素による集団中毒へのより大きな恐怖と一体となった。生物蓄積（bioaccumulation）したDDTが実際のところ人の健康にどのような脅威となるのかは誰にもわからなかったが、[132] 多くのアメリカ人は芝生の上で死んだ鳥が腐っていくのに気づき、次は人間の番ではなかろうかと、不安にならざるを得なかった。一九六二年に生物学者レイチェル・カーソンが『沈黙の春』という説得力のある本を出版したが、これは健康や環境に対する確かな思慮もなく殺虫剤を広範に使うことの愚かさを指摘したものだった。この本が出版されると、当時の大統領ケネディは会議を召集した。化学産業各社は不当であると盛んに抗議したが、大統領は、彼らの象徴的製品であるDDTや同系統の化合物の使用を、政府が段階的に廃止していくよう勧告した[133]。

DDTによる世界的対マラリア電撃攻撃のための、合衆国の五年間にわたる配布は、数ヵ月後に尽きた。それ以上欲しがる者はいなかった。

突然、合衆国の資金援助が終わり、WHOのマラリア撲滅計画のための特別口座への財源が「急に止まった」と、歴史家ジェームズ・ウェッブは書いている[134]。合衆国国際開発局は、この計画から正式に撤退した。ユニセフはマラリア従事職員数を半減させた[135]。撲滅活動によって出費と厄介ごとをかかえていた多くの国々にとって、これは前から望んでいた格好の口実そのものだった。まもなく、いくつかの国の政府はガラクタ収集に使う金を増額した[136]〔マラリア撲滅活動の停止によって生じた予算の余裕を、無用なものの購入にあてた〕。

マラリアは甦《よみがえ》った。

スリランカでは、マラリアは一九六三年には一八例という発症の少なさだったが、一九六九年には五〇万例以上が国中を席捲した[137]。大体同じ期間にインドでは、病院の取り扱い件数が五万から一〇〇万以上へと急増した[138]。中央アメリカでは、七万からおよそ一二万へ[139]、アフガニスタンでは、二三〇〇から二万へと増加した[140]。一九七五年にヨーロッパがマラリア根絶を発表した一年後、トルコでは二年間にわたるマラリアの流行で国中が大パニックに陥った。[141]

一九六九年の大会で世界保健会議は、マラリア撲滅運動を中止するようWHOに指示した。[142]マラリアの「劇的な再発」は新たな国家的貢献なしには「阻止することはできないだろう」が、そんな貢献はどこにも見当たらない。[143]WHOは世界中の対マラリア計画実施地へチームを派遣して、マラリア撲滅志向からマラリアとの共生法を学ぶことへ切り替えるよう助言した。[144]一九七四年、PAHOも仕事を放棄した。[145]

ポール・ラッセルとフレッド・ソーパーは打ちのめされた。ラッセルはハーバード大学の「学生や学部との接触を絶ち」このテーマから完全に手を引いたと、アンドリュー・スピールマンは回顧している。ソーパーは何事も起こらなかったかのように装《よそお》った。回想録には、自分が煽《あお》った撲滅活動について「特別なことは何も書かなかった[146]」。

一九五七年から一九六七年の間にプラスモジウムとの戦いに要した費用は一四億ドルだった。二〇〇九年の貨幣価値に換算すると、およそ九〇億ドルになる。[147][148]それだけの価値のある活動だったかどうかについては、今でもマラリア研究者と歴史家とでは意見が別れる。楽天家に言わせると、ほんの一二年間ばかり、全人類の三五パーセントの肩からマラリアの重荷が下ろされていたが、このことの意味は小さくないということだ。また、公衆衛生のインフラ整備に向けた揺籃期《ようらんき》の最初の歩みは、地上もっとも遠隔の地で進められていたのだ。たとえば、インフラの一つであるマラリア撲滅チームが製作した地図は、WHOの天然痘撲滅活動の成功に決定的な役割を果たした。これが世界的公衆衛生の頂点であることは疑いようがない(149)。

大きな進歩だと見る人がいる一方で、WHOのティボール・レペスが記しているように「公衆衛生における過去最大の失敗」と見る人もいる(150)。マラリアは世界のたった一八ヶ国で撲滅されただけだ。これらの国はすべて先進国か、社会主義国か、島国である(151)。二〇億の人々がいまだにマラリアに苦しめられたままなのだ。

しかも、それら地域に蔓延したマラリアが、ほとんどすべての点でたちが悪くなり、撲滅運動以前よりも抑制《よくせい》がむずかしくなったのだ(152)。我が方の最良にして最低価格の武器たち――クロロキンとDDT――がいっしょになって助けてくれたが、実効性はなかった。クロロキン――食卓塩に混じって広く配布された――に耐性を持つ熱帯熱マラリア原虫が、一九六〇年代初期には、コロンビア、ブラジル、ベネズエラ、およびタイに広がっていた(153)。クロロキン耐性熱帯熱マラリア原虫は一九七八年までにケニアおよびタンザニアにやって来て、一〇年以内にアフリカ大陸全体に広がった(154)。世界中で、ハマダラカ属の三八種の蚊がDDTあるいはその近縁化合物であるジエルドリンに対して耐性を発現した(155)。

いっそう悪いことに、公共的福祉に対するうっすらとした自覚も、マラリアと闘う市民の意志も、すっかり底をついてしまった。一九七九年、ＷＨＯは地表から天然痘を一掃したと勝利宣言を発し[156]、以後特定の疾病を攻撃するのをやめて、大衆の基本的なヘルス・ケアを重視する方針に転換した[157]。全世界的なマラリア撲滅活動は、急速に忘れ去られ、脚注のような扱いになり影が薄くなっていった。ＷＨＯはマラリアに対するしかるべき対策を中止した。そればかりか、この病気のその後を追跡することさえ真剣には取り組まなかった[158]。

殺虫剤を大量に使用して殺虫剤耐性の出現を加速する農業に非難の目を向ける専門家がいた。たとえば、コロンビア大学の二人の公衆衛生学の権威は、インドにおける撲滅活動終了後のマラリアの盛り返しを、穀類の収量増加に伴う「社会的費用《コスト》」と称した[159]。ことに合衆国からの基金が枯渇《こかつ》した後に、ＷＨＯが賢明なリーダーシップを持たなかったといって非難した人もいた。スピールマンは「どんな道理も消えてなくなった」と不平をもらした[160]。石油価格急上昇を受けて、石油に生産を依存しているＤＤＴの価格は究極的に跳ね上がった[161]。もし値段が急騰《きゅうとう》しなければどうなっていただろうか？　ラッセルは人間というもの一般を非難した。「ホモ・サピエンスの耐性株〔つまり抵抗する人間〕」には困ったものだと書いている。公衆医学に関する流行りのアイディアを唱える「気の短い官僚」や「公衆衛生学部の学部長」たちのことだ[162]。

少なくとも、スプレーガン戦争の失敗によってわかったことは、マラリアを解決法が一つしかない単一の疾患として処理することの愚かしさだった。というのは、この戦争が失敗に終わった時点で、ざっと一〇〇〇ほども失敗の理由が挙げられたのだから。[163]

今日多くの地域では、散布隊、検査作業員、顕微鏡技師たちがはじめてマラリア撲滅業務に当たると、長い間途絶えていたプログラムの痕跡《こんせき》をたどって形だけを真似し続ける。マラリアを根絶しようとするのではなくマラリアを的確に抑制しようとするなら、さまざまな技能を持ったさまざまな種類の人材が必要なのだが、多くの地域の政府指導者はかつて雇用した撲滅用のスタッフをあまり多く解雇して政治的お荷物が生じるのを恐れた。彼らは残り、少しだけ散布し、少なくとも少しは血液標本を集め続けている。だが、最小限の予算と不十分な管理体制では、はかばかしい成果が上がるはずもない。

クロロキン耐性の熱帯熱マラリアがパナマのクナ族の村、チェポーにやって来た時、撲滅時代の作業員たちが幽霊のような姿をした村人の間に配属された。おそらく地方の病原体媒介生物駆除《くじょ》局からやって来たのであろう、孤独でたまにしか賃金をもらえない男と、殺虫剤の容器を持って時々やって来ては二、三回巡回する散布係だ。これはいかにも生ぬるい対応だが、変化しつつあるマラリアの疫学を考慮すれば、また、パナマの乏しい予算では、ほとんど何の意味もない。一九九六年、WHOの勧告通り、パナマのマラリア対策局は中央健康局に統合された。政府はマラリアと渡り合う費用を一人当たりたった一九セントしか持ち合わせなかった。今や、この病気が大発生すれば、老体に鞭打《むちう》って虚勢《きょせい》を張るしかない。人々は刺され、散布係は立ち去る。蚊は戻って来る。再び始まるのだ。(164)

10 新時代の闘い

一九五〇年代のＤＤＴによる猛爆によって屈辱的な敗北を喫して以来、マラリアは大きなニュースに現れなくなり、これを扱った本も出版されなくなった。科学者たちはこの疾患の研究をやめ、教育者は教えるのをやめた。マラリアがあまりにも完璧に大衆の意識から消え去ったので、西洋ではマラリアがこの世界から本当になくなったのだと考える人がたくさん出てきた。

たとえば、マラリア対策を組織することになった、投資信託組合の経営者ランス・レイファーだ。彼はたまたま二〇〇五年のテレビ番組を見るまではマラリアのことを何も知らなかった。後に『ウォールストリート・ジャーナル』紙で「マラリアがまだあったなんて知りませんでした。いまだにそのせいで人が死んでいるなんて知らなかったのです。とっくの昔に撲滅《ぼくめつ》されたとばかり思っていたので本当にびっくり仰天《ぎょうてん》しました」と語っている。(1)

実際には、レイファーの誕生から現在までの期間を見ると、マラリア問題はかなり深刻化していた。特にアフリカではそれが著しかった。

マラリア発症の中心地域であるサハラ以南のアフリカは、一九五〇年代および一九六〇年代の世界的マラリア撲滅計画から除外されていたが、WHOは「撲滅予備」活動と呼ばれるものをアフリカで開始することにした。この活動とは、この大陸で実現可能な撲滅戦略を行うための一連の宣伝プロジェクトと調査をすることだった。この計画を実行すれば一九七九年までにアフリカからマラリアを根絶できるだろうと、WHOは主張した。(2)撲滅事業はリベリア、カメルーン、ウガンダで開始されたが、もっとも広範囲で行われたのはナイジェリアだった。しかし撲滅はできなかった。ナイジェリアにおいてさえ、有効性が実証済みの薬剤をほぼ全土に行きわたらせ、六年が経った後にも、マラリアは踏みとどまったことがわかった。反論しようのない証拠が挙がった。最良の、もっとも効き目のある手段を使っても――そしていかほど費用をかけたかに関わらず――いつだってマラリア原虫はアフリカのサバンナに援軍を見出すのだ。サバンナは、永続的に感染を起こし、大陸内のほかの地域を再感染させる根城《ねじろ》なのだ。

議題に上っていない「マラリアが常にサバンナから援軍を呼び寄せるという、想定されたことのない事態での」撲滅活動に関しては、公衆衛生の専門家たちは、プラスモジウムと闘う方法を持ち合わせておらず、何一つアドバイスできなかった。世界規模の撲滅計画が頓挫《とんざ》し、コントロールできなくなったため、マラリアと戦っていた地域社会は資金不足と不安のうちに取り残された。安くて一番効果のあるマラリア用の二つの兵器、DDTとクロロキンが共に屈服したとなれば、マラリアの症例を減らす見込みさえ簡単には立たないに違いなかった。撲滅時代を生き延びた古強者《ふるつわもの》たち、クロロキン耐性の原虫とDDT耐性の蚊とが大陸全体に潜んでいた。そして特にDDTが呪《のろ》いの対象となった。合衆国は一九七二年にこの使用を禁止し（それ以来化学産業はさらに利益の上がる、しばしばより毒性の強い殺虫剤製造へと方針を転換し、）国際的にも禁止を目論んだ。二〇〇〇年に世界中で禁止された時には、公衆衛生に脅威を与えるものに対しては駆け込み的除外制度があったにも関わらず、多くのアフリカの政府もDDTを発売禁止にした。国際的に嫌われた薬剤のために我が身を危険に曝《さら》す公衆衛生の指導者はいなかった。(3)

とはいえ、アフリカのマラリアについてできることが何もなかった訳ではない。たとえDDTやクロロキンがなくとも、惨事を緩和できる戦略や手段がたくさんあった。道路を平らにしたり、電気や安全な水を供給したりすることから、住宅の改善や蚊よけ網戸の据付、健康管理の強化や公衆衛生意識の向上まで。蚊の生息地を減らしたり、管理したり、避けたりすることができた。保健政策の権威アン・ミルズが指摘したように、土地の開業医にもっと金を払ったり診療所を強化したりするだけで、マラリアの苦しみを軽減できたはずだ。

しかし、国際的に見て出資者の側では、これらいずれについてもあまり関心を持つことはなかった。果敢なマラリア攻撃の最大の支援者合衆国は、アフリカ諸国援助の意向をすっかりなかったことにした。「ほとんどのアフリカの国家が、経済発展維持に必要なレベルに到達するために、何であれ外国からの支援や出資が得られるとは到底思えない」と、一九六五年のあるCIA報告書が述べている。それなのに、国家安全保障会議のある職員はその当時「合衆国の［アフリカ向け］海外支援費用は想定されていない」と言っていた。(4)

それでも、アフリカが発展すればマラリアの拡散を押さえ込めたことだろう。しかし、一九七〇年代および一九八〇年代を通じて、この大陸の進歩は後退した。一九七〇年代の世界不況が独立して日の浅いアフリカ諸国の経済を激しく痛めつけ、一九八〇年代半ばともなると、世界銀行とIMFが、アフリカその他の発展途上諸国が溜めこんだ一・三兆ドルの負債を肩代わりしていた。発展途上国の唯一最大のヘルスケア向け融資源となっていた世界銀行は、無償公衆衛生計画を過去のものと見なし、債務諸国に対して、公共医療の分散と診療所や病院の民営化を求め、ヘルスケアを商品化して顧客に販売するよう促した。(5)ザイールでは、世界銀行とIMFが予算に制限をかけたために、一年間で八〇〇〇人以上の臨床医や教師が解雇された。ザンビアでは、このような緊縮政策がわずか二年間続いただけで小児の死亡率が二五パーセント上昇し、平均寿命は五四歳から四〇歳へと低下した。(6)

新しく人口稠密化《ちゅうみつか》したアフリカの都市では、誕生目前の各種公共事業がぼろぼろに崩壊した。都市部スラムのコンクリートの割れ目から草木が伸び始め、住人は雨水を溜めるために空の桶《おけ》や箱を並べた。

長い間田舎の病気として知られていたマラリアが、一九八〇年代の終わりにアフリカ全域で都市のスラムを征服し始めた。(7) たとえば、一九八八年のハルツーム市での氾濫《はんらん》では、二万五〇〇〇件を超えるマラリアの大発生が誘発された。(8)

一九八〇年代に、ヒト免疫不全ウイルス〔HIV〕がこのマラリアの温床で炸裂《さくれつ》し、蔓延した。(9) マラリアの緩慢な毒素に比べると、エイズは原子爆弾のようなものだった。感染症の専門家は、これら二つの疾患が地理的に重なり合っていることに何年も前から気づいていた。マラリアがHIVの拡散を助け、またその逆もあることに科学者が気づいたのは一九七〇年代終盤になってからであった。

HIV陽性の人は、体内のウイルス量が多い時にもっとも人を感染させやすくなる。これが、治療によってウイルス量を減らせばウイルスの伝播力が下がる理由だ。ウイルス量が〔一〇倍、一〇〇倍、一〇〇〇倍と〕対数的に増加しているHIV感染者が性交中にウイルスを感染させる確率は、ほぼ二五〇パーセント増加する。

マラリアはそのようなウイルスの急増を誘発する。HIV感染者がマラリアに感染すると、HIVの複製が誘導されて、ウイルス量がおよそ一〇倍に増える。同じように、HI

Vに感染すると、その患者はマラリアにかかりやすくなる。数学モデルによれば、ケニアのある地域一ヶ所で一九八〇年以来、HIVは九八万件のマラリア発症の原因となってきており、マラリアは八〇〇〇件以上のHIV感染の原因となってきているだろうということだ。この二つの病原体の悪辣《あくらつ》な提携が世界規模でどのような影響を与えているのかは、まだ調査もされていない(10)。

エイズ危機に圧倒されたWHOは、苦しみに喘《あえ》ぐアフリカ諸国政府に対し、マラリアについてなすべき職務上の責任を何もかも免除し、一九九二年立案の政府主導マラリア対策プログラムの解消を求めた(11)。次第に手に負えなくなったアフリカのマラリアは、つまるところ個人的な問題になった。患者は、もし望めば薬を何服か探し出すことができたし、お金があれば診療所で診てもらうこともできた。

マラリアが公衆の念頭に再浮上するまでに長い年月が過ぎた。

対マラリア兵器が二つ、舞台に現れた。二つともDDTやクロロキンのように扱いやすく、比較的安価で、化学の力に依存したものだ。一つは古代中国の治療薬、クソニンジンである。これは長い間怪《あや》しげだと思われていたものだが、アーテミシニンという最先端の薬物に生まれ変わったもので、クロロキン耐性原虫に有効だった。もう一つは、殺虫剤をかけた粗末な蚊帳《かや》だった。ガンビアで実験した研究者によれば、殺虫剤で処理した蚊帳をきちんと使えば小児のマラリアによる死亡率を二〇パーセント低下させられるということだった。[12]

アーテミシニン剤と殺虫剤処理をした蚊帳とは、公衆衛生局の職員たちの胸を希望でいっぱいにした。一九九八年、WHOの新任事務局長グロー・ブルントランドは「私たちには十分な知識と技能と手段とがあります。マラリアに立ち向かって断固とした取り組みを新たに始めるのです」と宣言した。[13] 彼女が始めた「ロールバック・マラリア〔マラリア撃退活動〕」（RBM）という新しいマラリア対策は、世界銀行ならびに国連のさまざまな部局を巻き込んで活動を開始したが、まもなく著名人、企業、主要NGOなどもこれに参入した。この活動では、会議、記者会見、提携事業、それにマラリア対策プロジェクトなどが主催され、出資国家とNGOとがマラリアによる惨事を食い止める手助けをしようという、新たな社会運動のきっかけとなることが期待された。

マラリアに対する新たな闘いが開始された。RBMに引き続いて、博愛、慈善、援助のための団体がたくさん作られ、宗教、娯楽、スポーツ、企業など各界に深く浸透した。世界で最も影響力のある人たちが、新しくアフリカその他の人々をマラリアから救うためのNGOや慈善組織を立ち上げた。マイクロソフト創始者のビル・ゲイツ、元大統領のビル・クリントンとジョージ・ブッシュ、それにイギリスの首相ゴードン・ブラウンから、U2のリードボーカル、ボノ、著名な経済学者ジェフリー・ザックス、ならびにニューズコーポレーション社の重役ピーター・チャーニンまで。彼らはいっしょになって、病気と戦うための年間積立金を増額する手助けをした。一九九八年にはたった一億ドルだったが、二〇〇八年には一〇億ドルになった。[14] 有名な「世界エイズ・結核・マラリア対策基金」や「ビル・アンド・メリンダ基金」ばかりでなく、若者主導の「蚊を許さない」、反マラリア・バスケットボール選手の慈善団体「何はなくとも蚊帳」、それに「対マラリア世界水泳団」などがあった。[15] 企業の合同による「マラリア・ノーモア」や、「レイファーの投資信託対マラリア」というのもあった。後者はフェイスブックで反マラリア活動を始めた。アシュトン・カッチャーなどの映画スターはマラリア基金を増やすためにツイッターによる活動を始めた。[16] 合衆国内でもっとも人気のある番組『アメリカン・アイドル』はテレビ番組でマラリア基金増額のための催《もよお》しを行った。[17]

RBMが設立されて一〇年以内に、マラリアは忘れ去られ無視された病気から、『ガーディアン』誌が二〇〇七年に書いたような「シックで最新の慈善事業」[18]、『ニューヨークタイムズ』紙が二〇〇八年に付言したように「気遣《づか》いを示すヒップな方法」[19]、CNNが報道した「大衆の関心を集める問題」[20] などへと変わった。

新たな反マラリア運動に資金提供する思いやりのある人々、慈善団体、政府の機関などは、その後判明する実際の出資よりはるかに高額の出資を約束していた。たとえば、二〇〇四年、ＲＢＭには、六〇億ドルの寄付の申し出があったのに、受け取ったのはたった一億四六〇〇万ドル、それを分配することになった。[21]二〇〇九年には、「国際エイズ・結核・マラリア対策基金」は五〇億ドルの不足を覚悟しなければならなかった。[22]

これらが意味するのは、この運動が財政基盤を維持するには、絶えず出資者の支持を得るよう努力しなければならないということだ。これは相当困難なことだ。マラリアはとても複雑で評価のむずかしい現象だ。しかし、出資者は自分たちが寄付した金銭が一〇年後とか、何か複雑な社会的変質を遂《と》げた後とかではなく、今すぐ、たちどころに効果を現わすことを望んでいるのだ。そういう前進を実証できなければ関心はより切迫した現象に向けられ、寄付金は先細りになる。

この運動が勢いを維持するには、解決不能の問題を解決可能にしなければならないし、複雑な問題を単純にしなければならない。

殺虫剤処理をした蚊帳は簡単かつ有効な解決手段で、購入して配布するに足るだけの資金がありさえすれば、直《す》ぐにも採用できるという。「マラリア・ノーモア」の特徴的な活動の一つに、殺虫剤処理をした蚊帳を購入するために何かできることはないかと、アメリカの学童に呼びかけるというものがある。『ニューヨークタイムズ』紙の報道によれば、ある児童がピザの空き箱とバービー人形をいくつか使って、アフリカ人一家のジオラマを作ったということだ。その子はお人形さんごっこをして、大きな人形に小さな人形たちを殺虫剤処理をした蚊帳の中のベッドに寝かしつけた。「『ベッドに入ったわ。もう安心ね』って言うのよ。人形の子供たちは一分半ほどで治るの」[23]とその子の母親は誇らしげに語っている。もちろん、このことこそが問題のすべてなのだ。六歳の子供には、病気とその消滅を二分以内に理解できるようにしなければならない。

「マラリア・ノーモア」のジョン・ブリッジランドは「私はマラリアほど市民の力を多く結集させるものをかつて一度も見たことがない。実際に各個人が一歩踏み出し、力を貸して蚊帳を買えば、直接命を救うことができるのだ」と言った。[24]「殺虫剤処理をした蚊帳は、心が萎《な》えるような問題に対する簡単な解決策だ」とCNNは述べた。[25]『ニューヨークタイムズ』紙は、一〇ドルの寄付であなたは「アフリカの子供たちをマラリアから救うために蚊帳を買ってあげることができるのです」[26]と書いた。テレビ番組『ザ・マペット』は指人形を使って、アフリカの子供たちに殺虫剤処理をした蚊帳の使い方を教えることを思いついた。映画製作者のリチャード・カーティスは、マラリア撲滅キャンペーンの幹部たちの集まりで「私は、蚊帳には驚くべき能力があるということを強調したいのです。一〇ドル払えば、誰かの命を救うのに格段に有効なものを買えるのです」と言った。[27]

大昔から人間は網を使って「昼は魚を獲《と》った」と、紀元前五世紀のギリシアの歴史家ヘロドトスが書いている。夜は「その下に忍び入る」と続く。[28]だが、二〇世紀のマラリア研究者がマラリア媒介蚊を寄せ付けないための蚊帳の使用について特に熱心だったことはなかった。実際ロナルド・ロス〔第7章参照〕は、蚊帳は蚊を捕まえるのには便利だが蚊を避けるのに使えるとは考えていなかった。彼は使用人を穴のあいた古い蚊帳の中で寝させ、朝になって蚊帳の中にいるたらふく血を吸ったハマダラカを採集した。[29] ルイス・ハケット〔第7章参照〕は、蚊帳を「はた迷惑で時代錯誤」だし、誰も大事に使わないだろうとして、放り出してしまったのだ。[30]

なんといっても、貧しい国々の田舎の人々は、普段ベッドで寝ることがなく、床に直接敷いたマットを使っている。熱帯の気候では、ガーゼでできたテントの中で寝ること自体暑苦しいものだし、そのせいでいっそう不快になるのだ。病気媒介蚊がヒトを刺す何ヶ月間かだけだが、国によってはこの新しい文化を受け入れる訓練をしているところもある。インドの私の家族と同様、マラリア発生国に住む家族は外国人のために蚊帳を張ってあげるが、自分たちは外気の中で椅子にもたれかかって眠る。

殺虫剤処理をした蚊帳の中に入って眠るのは、簡単で効果のある方法なのだが、これは医者が患者を診療する前に手を洗うのが簡単で効果があるというのとまったく同じだ。たとえばフランスで行われた二〇〇九年の調査では、ガイドラインに従って手を清潔に保っていた病院の医師は半数に満たないことが明らかになった。[31] 手を清潔にすれば患者の命が助かるということが一五〇年前からわかっていることなのに。簡単だからといって、みなそれをやることにはならないのだ。

殺虫剤処理をした蚊帳の恩恵を受けるかどうかは、それを使う者の協力次第だ。多くの人は蚊帳を指示された通りには使わない。複雑な社会的、経済的理由がいろいろあるからだ。人類学者、記者、国際救護員たちが、田舎に住むアフリカ人たちの蚊帳の取り扱い方を記録してきた。蚊帳を洗濯して、効き目のある殺虫剤を洗い流した者がいた。殺虫剤再塗布の必要があるのに、蚊帳を処理センターへ持って来ない者がいた。汚れた蚊帳を屋外へ出して他人に見られたくなかったからだ。[32] 子供を蚊帳に入れるのを拒んだ者がいた。ザンジバルのある女性が地元の記者に語ったところによると、蚊帳に入ると「子供たちが死ぬし、女性は不妊になる」とみんなが思っているということだった。[33] ガーナでは、蚊帳はプライバシーを守るのに使われていて、だから子供には必要ないと思われている。[34] ガンビアでは、蚊帳は高価な品で、子供なんかに使わせるには立派すぎると考えられている。徹底的に蚊帳を拒絶したところもある。マラリア専門家のフィリップ・アドンゴによれば、ガーナの田舎の人々は家の中で殺虫剤を使うのを嫌っている。[35] ナミビアでは、蚊帳を魚獲り用に使うのが気に入っている。[36] しかも、以上のようなジレンマを蚊帳配布員に訴える者はいない。たとえばガーナにいる人類学者たちが明らかにしたところによると、「土地の文化では、無料で提供されたものに不平を言うことは許されない」のだ。[37]

二〇〇三年の調査によれば、以上ならびにその他さまざまな理由で、殺虫剤処理をした蚊帳を受け取ったアフリカ人のうち、実際にこれを使って子供を寝かせた者の数は一七パーセント以下だった。[38]

もう一つある。蚊帳に用いて安全で効果があると考えられる唯一の殺虫剤は、ピレスロイドというあるグループの化学薬品からできている。化学産業がピレスロイド系殺虫剤の製造を始めたのは一九七〇年代の終わりにまで遡《さかのぼ》る。[39]これはキク科の植物から抽出した天然殺虫剤ピレスラムの合成バージョンである。[40]アフリカの農民は、世界中の農業経営者と共に、ピレスロイド殺虫剤を綿花畑や田んぼに何十年も撒き続けてきた。[41]蚊はピレスロイドが撒《ま》かれた作物の真っ只中で、その毒素に非感受性の子孫を排出して子を育《はぐく》んできた。ピレスロイドの殺作用に感受性を持たないアノフェレス・ガンビイが生まれたという最初の報告があったのは一九九三年で、この年はRBMが蚊帳推奨《すいしょう》計画を始める五年前だ。[42]これ以来、ピレスロイド耐性の蚊が西アフリカ全域、中央アフリカ共和国、エジプト、ケニア、モザンビーク、南アフリカ、スーダン、ジンバブエで見つかってきた。[43]殺虫剤処理をした蚊帳は、場所によっては当初からうまくいっていなかったのだ。カメルーンで二〇〇五年に行われた研究では、殺虫剤処理をした蚊帳を使った子供のハマダラカ属の蚊による感染者数は、処理なしの蚊帳を使った子供のそれとほぼ同数、多数にのぼった。高価で殺虫剤に浸したハイテクの蚊帳は、ただのちょっと変わった網になってしまった。

結局のところ、ハマダラカにDDTの裏を掻くように働いた遺伝子は、蚊をピレスロイドに圧勝させもするのだ。こういう変種の蚊にはどんな殺虫剤を使っても十分ではない。

「撃てば必ず殺せる銃が必要なのです」と、マラリア研究者のジョシアーヌ・エタンは言った(44)。

新しい反マラリア運動にたずさわるマラリア研究者たちは、殺虫剤処理をした蚊帳に関してさまざまな困難があることを個人的に認めはするが、厖大な数の報道機関への発表、パンフレット、自分たちが発行している募金協力要請などの公《おおやけ》の場でこれが話題になることは滅多にない。多くは彼らが配布した蚊帳の数に近視眼的に焦点を当てる――あたかも数字がもっとも説得力があるかのように――が、その数は実際に使用され効果を上げた蚊帳の数ではない。「マラリア構想はじつにクールな構想だ。これだと数が計測できる。蚊帳がどれだけ配布されたか数えられるのだ。数えるのも簡単だし蚊帳を提供するのも簡単だ」とジョージ・W・ブッシュ元大統領が言ったと、ポリティコ・ドットコムに載っている(45)。

殺虫剤処理をした蚊帳を配布するのは確かに簡単だ。ボランティアが一人いれば、何百張りもバイクの荷台に積んで配って行ける。しかも当分何年間かは、追加の蚊帳を持ってもう一度出かける必要はない。新型の殺虫剤で処理した蚊帳を使えば、五年間ずっと蚊を寄せ付けず、蚊を毒殺できる。しかし、配布された数が使用された数に一致すると見なすと、手の清潔な医者の数ではなく、病棟にある石鹼の数を数えるのと同じことになる。これでは、どれだけの命が救われているのかわからない。

だが、このおかげでマラリアに対する闘いはまぎれもなく前進しているかのように見える。過去のマラリアに対する闘いと同じく、この病気を着々と撃退しているという主張のように。若く、背が高く、写真映りの良い、クリントン基金の反マラリア活動家オリバー・サボーは、ジェット機で世界を飛び回り、アフリカの保健衛生相や、マラリア撲滅基金への援助を希望する世界的ビジネスのリーダーたちに助言を与えている。二〇〇八年の会議で、サボーは今までマラリアを経験したことのある国を黒く塗った世界地図を披露した。この地図では地域は識別できなかった。かつてマラリアが南北両極以外の全世界をまるで毛布ですっぽり覆《おお》うように蔓延《まんえん》していたことがよく分かった。オーストラリアは北端のほんの一部を除いて全土が塗りつぶされている。合衆国ではお椀型のシミを除いた全土にマラリアがつけこんでいたのだ。それから彼は素早く何枚かの画像を示して、いろいろな国がマラリアを撃退するに従って次第に変わって行く地図を見せた。一度クリックすると、塗りつぶされた国々の半数の色が変わった。次のクリックで四分の一の色が変わった。彼の想像上のシナリオでは、必要なのは最後の一クリックだけだ。

新しい地図へ進もう。最後のフロンティア、アフリカだ。サボーは、アフリカ大陸に線を描いていた。その線でマラリアが追い詰められるのだ。線は前方へそして内陸へと押され、世界中のすべてのマラリアが小さな水溜り一つの中に閉じ込められるまで描かれた。(46)

これは、マラリアを染みのように見なし、かつ、それが整然と消されつつあるとする描写であるが、現実には、ダニがしがみついているような状態になっているのである。これでは「私たちが知っている事実とはとんでもなく違うイメージ」[47]を与えてしまうと、この発表を見た元ＷＨＯの科学者ソクラテス・リツィオスは述べた。政治的アピールにはよいが、歴史的正確さを欠いているという。

　同じように、政治的便宜を目指すあまり、正確さに背を向けた性向は、マラリア対策組織が自分たちの対疾患事業の進捗《しんちょく》を発表する時にしばしば使う、統計的に疑問のある方法にも見られる。たとえばＲＢＭは自分たちの活動の影響を、二〇〇〇年のマラリア荷重〔マラリアが社会に課す負担の量〕と比較して評価している。二〇一〇年に彼らがマラリア荷重に介入し取り組み始める一〇年前のものだ。

　マラリアは、長期にわたる気候、環境、人口移動の趨勢《すうせい》などと分かちがたい現象で、本来その様態は変動するものなのだ。遠隔の二地点間のマラリアの変化を比較評価するに当たって、両地点を結ぶ間に起こっていることに無頓着であれば、決してそこから情報を得ることはできない。得られる結果はすべて、周期のどの時点で調査を始めたか次第で決まる。頂上時に始めて谷底時に終えれば、趨勢が下向きになっているという錯覚を抱く。谷底時に始めて頂上時に終えれば上向きだ。ミャンマーの国会議員の代表団に、自分たちはすでにマラリア死数の急落を目にしている――撲滅活動が始まる以前に――と言われてＲ

BMの幹事はうなだれたと、マラリア研究者アンディー・スピールマンは言う。マラリアは撃退されていたのだが、RBMには自らの業績を誇る手腕が失われていたのだ。RBMは「どうしてマラリアは一年くらい待ってくれなかったのだろう」と思っているに違いないと、スピールマンは想像した(48)。

　これに加えて、自分たちの活動によって、アフリカのマラリア死亡数が半分に減るだろうとRBMが言った(49)のだが、WHOは統計推定値を変更して、RBMが言ったのと同じ期間内に世界のマラリア荷重が五〇パーセント減るだろうという結果を出した(50)。世界中のマラリアの半分が消えた。数学のおかげだ。結局は五年に一回だけ、そして乾季にだけ、もっとも厳密なデータが集められることになった(51)。

　それにも関わらず、反マラリア団体は欠陥のある数字を使って大げさに宣伝する。自分たちの正当性を主張できる知識がほかにあったからではない。厖大な数の蚊帳が配布されたことと、マラリアの数が速《すみ》やかに減少していることとで、五年ないし一〇年というまとまった期間に事態が確かに進歩するというイメージが形成され、基金を増額できる理想的な状態になったからだ。これによって反マラリア闘争は活気づけられたが、マラリア学者は分別を失ってしまった。「これはよろしくない。これではゲームになってしまう。本当は科学なんだ。あんなふうにやたらに数字を撒《ま》き散らすものではない」と、スピールマンは苛立っている(52)。

今日、指導的マラリア関係者の多くは、マラリアを攻撃することは公衆衛生のゴールではなく、貧困そのものを攻撃する手段なのだと信じている。こう考える一派のリーダーがジェフリー・ザックスだ。彼は一九八〇年代に「ショック療法」を推奨したことで有名な経済学者で、ベストセラーになった貧困問題の本を何冊か書いている。ザックスは、マラリアの経済的荷重に関する詳細な論文を共著で発表した二〇〇一年以来、マラリア対策事業はもはや公衆衛生のための出費ではなく、経済効果を見据えた投資と見られるべきだと、著名な雑誌や新聞で主張している。アフリカからマラリアを追い払えば、アフリカから貧困を追い払うことにもなると、ザックスは言う。

蚊帳の中に身を隠した七歳の子供でも不完全ながら理解できることだが、マラリアが貧困に深く関与していることは疑いない。マラリアにかかると農民は収穫物の刈り入れに困難をきたすし、子供たちへの投資が蝕《むしば》まれるし、貴重な資金は治療費に変わってしまう。たとえばマラウイの平均的世帯では、三週間分以上の労働がマラリアに奪われ、治療と予防のための費用、それに勤労時日の消失によって、年収の三分の一以上の損失が生じる。[53]アフリカ大陸全体では、ざっと見て年間一二〇億ドルがマラリアのせいで失われている。[54]

マラリア対策事業を出費ではなく投資と捉えることが、殺虫剤処理をした蚊帳や新開発の薬品のために進んで費用を分担しようとする出資者を増やしているのは疑いない。それなのに、ザックスたちは、マラリアと貧困との関連についての引用度の高い調査をいくつも行ってきたのだが、いずれも両者の因果関係をはっきりと示すことはできていない。彼らが言うように、マラリアは貧困の原因となるのか、それとも逆に貧困がマラリアの原因なのだろうか。ザックスが主張するように、マラリアが引き金ならば、マラリアを追放することは貧困の上に恵みを注ぐことになる。しかしそうではなく、貧困がマラリアを引き起こすとしたら？　地域からマラリアを取り去ってしまうと――スリランカやサルデーニャのように――飢餓や貧困はそのまま残ることになるだろう。

　しかし、経済発展を支援したいという願いだけが、新しい反マラリア運動を突き動かす動機ではない。新しくマラリアに関心をもった多くの企業、政府のリーダーたち、慈善家たちは、別の関心事を追求してきてマラリアに出くわしたのだ。企業はアフリカの天然資源を手に入れたい。政府のリーダーたちはテロを押さえ込みたい。イデオロギーに凝《こ》り固まった者は政敵を厳しく非難したい。このほかにまだまだいる。いずれも、目標に達するには反マラリア活動を利用できるということを学んだ。

　たとえば、製油会社は一九八〇年代後期以来、西アフリカ――ある石油調査団体が二〇〇二年に表現したように「石油が満ち満ちて、まだ掘削《さいくつ》されておらず……宝物が待っている」――の新しい石油資源を追い求めてきた[55]。地元のアフリカ人たちはこういう会社を「オイルモスキート」と呼んだ[56]。石油探しをすると、会社は必然的に高価な代償が要求される、アフリカのマラリアとの闘いに巻き込まれた。例をあげれば、二〇〇二年にマラソンオイル社が天然ガス事業を赤道ギニア沖のビオコ島にまで拡張して、一二〇〇万ドルを要するマラリア予防計画に乗り出さざるを得なくなった。[57] エクソン・モービルは以前同じような難題に直面していた。一九八〇年代後期および九〇年代初期に、エクソン・モービルはチャドで新発見された油田の開発をしていたが、ほとんどが外国人だった労働者の二〇パーセントがマラリアにかかり、最終的にはおよそ一三〇〇万ドルの費用がかかった（たとえば脳性マラリアにかかった労働者には、一人当たり一〇万ドルをかけて、オランダまで撤退させなければならなかった）。エクソン・モービルはついに三〇〇万ドルかけたマラリア予防計画を実行に移した。[58] モザンビーク南部にある巨大鉱山会社ビリトンの施設では、会社が診療所を建てて、作業現場に殺虫剤を撒き、蚊帳を支給した後でさえ、労働者の三人に一人は、マラリアにかかった。会社のスポークスマンは「大惨事でした。マラリアの治療をしなければ操業できなかったのです」と語った。[59]

自社の労働者を守ろうという企業の努力は、もちろん地域社会へ向かって広がった。マラリアがここからわずか一六キロ先の首都マプトで猛威を振るっている限り、投資したものを守りぬくことはできなかった。これが二〇〇〇年に地域の反マラリア運動に携《たずさ》わった理由だ、とビリトン社は述べた。[60] 会社と地域の人々が共にマラリア懐柔《かいじゅう》に関心を持ったとしても、そこにはかなりの違いがある。何社かの顧問をしたことのあるスピールマンが言うには、会社にとって最大の問題は「人が何人死ぬかではないのです。現実的な問題は、昆虫が刺す割合なのです」。この割合によって、この環境が外来者に対してどのくらい危険性があるかを測れるのだ。マラソン社のマラリア対策計画は、五年間の殺虫剤散布を経て、地域児童のマラリア寄生を五〇パーセント以下にまで減らした。しかしこの戦果を維持するには一〇年かそれ以上にわたる長期の資金供与が必要だが、石油やガスの会社はたいてい次の採掘《さいくつ》に投資するために出て行ってしまう(61)。ビオコ島の例では、各国の資金提供者たちは、企業が出て行った後の空白地帯だとわかっている所へ入って行くよう依頼を受けた(62)。

これらの活動の結果、マラソン社とエクソン・モービル社は共に国際反マラリア運動では際立った役割を与えられ、広範な宣伝活動を演じた。二〇〇七年の世界マラリアデーでは、マラソン社は『ニューヨークタイムズ』紙に、ビオコ島のマラリア減少のためにどんな役割を果たしたかを示す大きな広告を出した。広告には、企業の社会的責任部門の管理者アデル・コーチの写真が載った。「私にとって、そして特にビオコの人々にとって、人生が一変する経験でした。実践によって指導する。それがマラソン」というコーチの言葉が引用されている(63)。二〇〇八年に、エクソン・モービルは、圧倒的人気を誇るテレビ番組『アメリカン・アイドル』が企画した、反マラリア基金募集を呼びかける番組のスポンサーになった。「最後には会社のロゴのブランディングにまで及んだ」と『ロチェスター

シティー・ニューズペーパー』紙の記者が書いていた。(64)

合衆国に関しては、石油産業への支援は、政府が二〇〇五年の反マラリア闘争に財源《リソース》をつぎ込んだ政治的、経済的動機《インセンティヴ》のほんの一部でしかなかった。ジョージ・W・ブッシュ大統領は最初の任期中にアフリカ大陸を訪問した。これが合衆国大統領のはじめてのアフリカ大陸訪問だった。(65) 加えて、国際テロリスト・ネットワークのアルカイダ――スーダンの首都ハルツームを根城とし、指導者オサマ・ビンラディンはアフリカのジハード（聖戦）を呼びかけていた――が二〇〇一年九月一一日のテロリストによる攻撃以後重要性を帯びて浮上して来た。(66)

ブッシュ大統領の補佐官の一人が『ワシントンポスト』紙に、マラリア対策計画を支える政府の動機を説明してこう語った。「この計画を効果的にする趨勢《すうせい》が二つあるのです。一つは道徳的実践という外交におけるプラス面で、いま一つはアフリカが戦略上の重要性を増しているということです。すなわち、イスラム過激派との闘い、破綻《はたん》した国家とテロリズム、そして資源、つまり石油から見たアフリカの重要性が増していることです」と。この言葉どおり、大統領のマラリア構想の最初の標的になった五ヶ国には、石油がたっぷりあるアンゴラと赤道ギニア、それに銅の豊富なザンビアが入っていた。(67)

資本主義的市場経済を支持する保守派にとっては、反マラリア運動を支援することはイデオロギー闘争で点を稼《かせ》ぐことだった。彼らは厳しい環境規制を要求する環境ロビイストの圧力と長い間闘ってきた。敵の敵は味方だという理屈で、市場経済派は環境論者にとっての象徴的悪玉、DDTの擁護を急遽《きゅうきょ》始めた。たとえば、保守系の「アメリカンエンタープライズ・インスティテュート」の市場経済派エコノミストであるロジャー・ベイトはもっとも強硬なDDT擁護者の一人である。彼はDDTを「かつて病気予防のために合成された中で、もっとも価値のある唯一の薬品だ」と褒《ほ》めたたえた。(68) ベイトが創始した「マラリアと闘うアフリカ」はマラリアに対するDDT使用を熱心に奨励している。

かれらの声明——DDTをけなす環境論者の手はマラリアの犠牲者の血で汚れている——は広く流布した。「DDTを禁止することはヒトラー以上に人を殺すことになる」と、〔『ジュラシック・パーク』の〕作家マイケル・クライトンが二〇〇四年に書いた。(69) 彼は議会のマラリアに関する公聴会で「そして環境論者はそれを強く要求しているのです」(70)と、持論を表明した。二〇〇六年、マラリアの活動家ランス・レイファーは『ウォールストリート・ジャーナル』紙に、DDTは「私たちの持っている最高の武器です。みんなが「DDTは命を救う。環境論者は命を奪う」という標語を身につけて歩き回る必要があります」と語った。(71) 二〇〇七年、共和党の議員トム・コバーンは、反DDTの闘士レイチェル・カーソンを顕彰する法案の成立を阻止した。彼は「レイチェルは間違えた」と呼ばれるページにリンクを張って、説明した。そこには、何百万もの人がマラリアにかかっている。「にせの警報を鳴らした者が一人いるからだ……レイチェル・カーソンだ」とはっきり述べられている。[72]

マラリア対策計画でそれとなくDDTを復活させ、環境規制を骨抜きにしたといって、ジョージ・W・ブッシュ大統領は環境問題ロビイストから責められることがよくあった。彼はハドソン研究所でDDT支持計画を公表した。ハドソン研究所はネオコン〔新保守主義。一九六〇年代末から七〇年代にかけて台頭〕で、反環境論者のシンクタンクだ。[73]

WHOは現行のそれに先立つ世界的マラリア対策運動を支援し、運営し、管理した。批評家は、はたして功を奏したのかと批判するかもしれないが、WHOの専門的なリーダーシップをどう判断するにせよ、WHOの権限は国際社会、つまり一九三の国連加盟国に承認されており、かつ説明責任を果たしていたのだ。

これとは逆に、今回のマラリア対策運動は個人の関心によって導かれたものだ。マラリア研究者たちは、先進工業国連合体のG8〔主要八ヶ国首脳会議〕は本当はゲイツ基金を入れてG9と呼ぶべきだと、冗談を言う。[74] 一九九八年から二〇〇八年までの間、この基金――これは公的衛生機関ではない――は世界的衛生研究のために九〇億ドル以上を支払い、[75] マラリア対策研究の方針を打ち立てた。マラリア研究者ブライアン・グリーンウッドは「本当ですよ。ゲイツの言ったことをみなで実行しているんです」と述べた。[76]

ゲイツ基金は私的な存在で、政府や国際機関の援助は受けていない。必要とあらば、この基金はWHOの公衆衛生局の威信を失墜させることもできる。
小児のための間歇的予防療法（IPTI）を例にとってみよう。これはマラリア予防薬を散発的に投与する方法だ。WHOは、世界中の公衆衛生機関への指導を十分吟味されたものにするために、新規に導入した方法の科学的根拠を定期的に評価している。公衆衛生機関がWHOの勧告を受け入れなければならないことはないが、多くは受け入れている。標準的な責務だとみなされているのだ。WHOは二〇〇七年、IPTIに関する研究を評価した。科学者会議は、マラリア対策計画へのこの療法の使用を推奨しないと決定した。この療法で死亡率が変わることがなかったし、深刻な副作用を起こす危険性があったからだ。(77)

だがゲイツ基金はIPTI研究の主催者に資金を供給しており、WHOとは違う感想を持っていた――そしてWHOの評価に対抗する、またうまくいけばその権威を失墜させるに足る評価結果を出すよう、米国科学アカデミーの医学研究所に依頼した。(78) 異常な行動である。確かに、医学研究所の評価では、WHOが提起した疑義すべてに同意したが、それにも関わらずIPTIには実施する価値があるという結論を出した。(79)

WHOによる二〇〇六年のマラリア計画の指揮をとった、猛烈な自由思想家であるWHOの古知新《こちあらた》［第5章参照］は気に入らなかった。(80) 漏れ聞くところでは、古知は、ゲイツ基金の研究者たちが集団思考の「カルテル」になっていると不満を述べていたという。彼は書いている。「みんな、人の研究の邪魔にならないようにゲイツ基金によるお仕着せの興味を持っているだけだ。その結果、科学的根拠に基づく独立した評価がされることは……次第にむずかしくなってきており……盲従《もうじゅう》という危険な成り行きに陥りかねない」(81)

ゲイツ基金との公開討論が、古知の公の場での最後の活躍になった。消息通によれば、彼は「園芸休暇」を与えられたということだ。彼の名前はWHOのウェブサイトにマラリア計画の管理者として載っているが、遠慮会釈のなかったこのディレクターはひどく寡黙になり、二〇〇八年以来マラリアの会合には出席していない(82)。

「反マラリア運動は災難を単に抑えようとするのではなく、マラリアを完全に撲滅することを目標に据《す》えるべきだ」というゲイツ基金の立場に反対する、専門家の見解も同様にたくさん出された。たいていのマラリアの専門家は、もっと資金を注げばマラリアを辺境の地から消し去ることができるが、ほかの点では一九五〇年以来実質的には何も変わっていないということを認めている。かつてこうした野心を挫折させた問題のすべて——アノフェレス・ガンビイのしつこさ、人口移動、殺虫剤および抗マラリア剤に対する耐性、地域社会が関わってくれないこと、統計資料の貧弱さとそれに輪をかけてお粗末な調査、執拗に居座る貧困——は残ったままだ。

マラリアの会議が開かれる建物のエントランスホールや、個人的な会話では、ぼやきが聞き取れる。「愕然《がくぜん》としたよ。まったく同じ失敗を繰り返しているんだから」とあるマラリア研究者が言う。「みんないかに自分たちの歴史を知らないか、びっくりするだろ？」ともう一人が言う。[83]「野蛮人どもが乗っ取ったんだ。自分の話していることが理解できない連中さ」と別の一人が説明する。[84]「資金の欲しい奴はついて行けばよいということだよ」と、あるマラリア研究者が『ニューヨークタイムズ』紙の記者に言った。でも、撲滅の日付が二〇五〇年かそこらになっていなかったら、一切署名しちゃだめだ。「それ以上遠い将来でもよい。そうすりゃ誰も責任を問われることはないから」と続けた。[85]

自分の懸念を公にする度胸のあるものは滅多にいなかった。

ビルおよびメリンダ・ゲイツはある私的な集まりで、反マラリア運動の新しい目標たる撲滅は二〇〇七年の終わりに達成されると発表した。これを聞いた古知がバカにしたことはほぼ間違いないが、WHOの事務総長マーガレット・チャンは政治的分別をもって、この発表に穏やかに同意した。彼女は懐疑的なマラリア研究者の集団に向かって「あなた方に共に仕事をしていただくよう、あえて申し上げます」と語った。[86] RBM、国際連合その他がただちに署名し、新しい目標について報告書を発表し、記者会見を開いた。[87]

さらに資金が注がれると、資金集め係や出資者たちは、困難な仕事が終わってしまったかのように振る舞った。著名な支持者で、資金集めをしているロックスターのボノは、二〇〇八年の反マラリア大会のイベントで次のように言った。

俺はロックスターとしてここにいるんじゃない。実はファンとしているんだ。俺は「マラリア・ノーモア」のファンなんだ。「ノーモア」の二人の紳士がやったことはずば抜けている。俺は特にアフリカの絶大なファンなんだ。このリーダーたちはすごい。俺はこの人たちのファンクラブに入っているんだ。俺は、この問題のために集まった医者や学者たちの絶大なファンだ。ビル・ゲイツ、彼はロックスターだ。ジェフリー・ザックス、この問題のためにいっしょに行動するすべての人々、「世界エイズ・結核・マラリア対策基金」の資金のために運動してきた「ピープル・イン・レッド」、これは最初はエイズのために始められたが、今はマラリアだ。いま勢いが見える。リーダーシップと資金提供とが出合ったときに何ができるかが見える。戦略的計画だ。これについて語るのはもうやめようと思う。こう言うだけだ。次の病気はどれだ。肺炎球菌か、ロタウイルスか、と。なぜなら、ああ、このマラリア対策事業は並外れていて、俺たちができることは何でも教えてくれるから。(88)

一九八〇年代および九〇年代に起こった恥ずべきマラリアの復活は、さしあたっては後退している。一〇年間の努力の末、二〇〇八年までに熱帯熱マラリアの流行に苦しんでいた六七ヶ国が、最重要マラリア治療薬としてアーテミシニン併用療法を正式に採用した。この中にはアフリカ五四ヶ国のうちの四一ヶ国が含まれる。(89) アフリカの五歳未満の小児、一億一〇〇〇万人のうち二〇〇〇万人が殺虫剤処理をした蚊帳の中で眠っている。[90] マラリア研究助成金によって、ハイテク技能を備えた新世代のマラリア研究者が育ち、病状が進行した患者への治療法として実験的マラリアワクチンを提供した。

反マラリア運動は誇大な宣伝を行い、利害の対立に苦しみ、説明責任を果たしていないのかも知れない。しかしそれにも関わらず、功績を認められるだけのことはあるのだ。しかし、厄介な事実というべきだが、長い時間をかけてマラリアを消滅させるには、アフリカばかりではなく他の地域でも同様に違いないが、アフリカの地域社会に根づく、きわめてむずかしい社会的、経済的調整が必要なのである。インフラを改善しなければならないだろう。居住様式や住居形態を変えなければならないだろう。教育と健康管理システムを確立しなければならないだろう。

反マラリア活動家はこれを知っている。しかし、アフリカの経済や文化を彼らだけで変えることはできない。彼らができるのは、せいぜい部分的で一時的な解決策を申し出ることだ。つまり、その合い間に殺虫剤処理をした蚊帳や改良された薬品をアフリカ全土に配布できるということだ。慈善金が注がれている限り、命は救われるだろう――少なくとも今のところは。

つまり、善良なる大衆の敵に対して完璧なことをする必要はないのだ。問題は、短期解決法が長期解決法の見通しにどのような影響を与えるかだ。ふつう、今日良いものが明日もっと良いものができる可能性を減らすことはない。しかし、マラリアに関してはそれはあり得る。たとえばＤＤＴが即効薬としてしつこく推奨された時、出資者がすぐにもマラリアワクチンができると約束した時、マラリアを研究しようという国家の意思やそのための融資、あるいはマラリア予防のためのほかの活動は脇へ追いやられた。簡単に勝てると約束されて、政治のリーダーたちは長期戦を闘う意志をなくした。もし短期解決法の成功が確実でも、それが持続しなければマラリアは甦《よみがえ》るだろう。前世紀の世界的撲滅電撃戦が失敗した後に、スリランカで甦ったのと同じように。

　短期解決法と長期持続性との論争はまだ十分に決着がついていない。政府のマラリア研究者トーマス・リッチーは言う。合衆国のマラリア対策計画では、アフリカのマラリアを即刻《そっこく》解決するために「胸が悪くなるような額の金銭を注ぎ込んでいる」が、地元のマラリア対策指導者の支援やマラリア対策設備建設にはほとんど使っていないと。さらにリッチーは言う。アフリカの、大変な数の医師、科学者、地域の指導者たちがマラリアを抑《おさ》えるために懸命に仕事をしているが、世界一豊かな国が援助する時には「こういう人たちには何もやらない。ただの一セントもだ！」[91]。

「世界エイズ・結核・マラリア基金」のような出資体（寄付者）は、対象とする国々が高価な新薬をストックしておくための二年分の助成金を提供するが、助成の期限が切れるとほとんど選択肢も与えずに見捨ててしまう。「たとえ大金を受け取ったとしても、二年間の助成金を基《もと》に公衆衛生政策を打ち立てることなどできるものではない。同じ出資体が私たちを汚職や資金引き出しのかどで告訴したらどうなるのだろう……私たちには自分たちのマラリア治療の基礎を築く経済力がなく、もともと出資者の支援をもとに治療をしているのだ」と、ある批評家が『イーストアフリカン』紙で不満を述べている。(92)

この論点は、国際マラリア会議の場で白熱した議論となった。ナイジェリア厚生省のある高官が、巨大製薬産業サノフィ＝アベンティス社の代理人と、長時間の論争に巻き込まれた。当時、この製薬会社はWHO推奨ACT剤の唯一の提供者だった。とうとうその高官は私に向き直った。彼女は「今から言うことを書きなさい」と命令した。「私たちには殺虫剤処理をした蚊帳とACTをアフリカで作る力が必要なのです。それが、私たちがマラリア問題を解く唯一の方法なのです。あの人たちは技術を移譲《いじょう》したがらないのです」と製薬会社の代理人を指しながら言った。「私たちには買え、買え、買えと言うだけなのです」。(93)

RBMは、マラリア流行国にインフラ建設が必要なことを公的には認めたのだが、この病気に取り組むことを現地の政府の責任にしてはならないとも述べた。「もしマラリア予防の計画や実施を政府に任せると、マラリアは予防されないだろう」と、RBMが書いている。(94) もちろん、実情は正反対なのだ。これがマラリアを予防する唯一の方法なのだ。マラリアが流行した地域社会が何度も何度もこのことを証明している。イタリアで全住民にキニーネを配布した――そのために必要な学校や診療所や道路を建設した――ことから、マラウイでクロロキンの販売を禁止し、国内からクロロキン耐性の原虫をなくしたことまで。(95)

抗マラリア活動では、何とか手に入れた達成点を守り、それ以上後退させないためにも、マラリア蔓延諸国においては、何としてでも技術、政治的決意、インフラなどの開放をしなければならない。学校、道路、診療所、安全な住宅およびすぐれた管理組織があってこそ、定期的予防処置と迅速な治療がおこなわれるのだから、いずれにしてもこれらを建設しなければならない。さもないと、沈静と再発のサイクルが新たに始まるだけだ。そして、かつて常にそうであったようにマラリアが勝利を収めるに違いない。マラリア学者トム・マッカチャンは言う。「蚊帳とスプレーには非常に良い効果があります。でも最終的な目的は、危険に瀕《ひん》している人々が自らそのパワーを身に付けることなのです(96)」。

私たちが議論し、論争し、また、対マラリア対策の実績を気まぐれに誇示するあいだにも、この原虫は私たちに対する病原性に磨きをかけている。私たちとは違って、プラスモジウムは失敗した戦略や不十分な防御法を二度と用いはしない。そんなものは過去の記憶が撃ち落したのだ。この原虫が人間を襲うための進化は常に前向きで、秩序立っており、徹底しているのだ。

プラスモジウムは人類を餌食《えじき》にする第五の種を進化させたようだ。二〇〇八年、マレーシアの一〇〇〇人の患者から得た試料の四分の一以上に予期していなかったものが潜んでいることが発見された。それまではサルだけに寄生すると考えられていたプラスモジウム・ノウレシ *Plasmodiumknowlesi* だった。好景気になって、樹木を伐採《ばっさい》する人々が次第にサルの生息域へ侵入し、P・ノウレシが利用する新しい血液供給源になったのだろうと、専門家は推測している。この原虫はタイと中国のヒトですでに見つかっている。これがほかのマラリア発生地でも流行するかどうかはまだ分からない。今のところ、患者は速《すみ》やかな診断と迅速な治療を受けることが望まれる。P・ノウレシはマラリア全種の中でもっとも生活環《ライフサイクル》が短いので、驚くべき数の原虫をあっという間に放出する。[97]

クロロキン耐性熱帯熱マラリア原虫が、世界経済の戸口にまで迫ってきた。麻薬の売人などがカリブ海の青々とした海をパナマ運河へ向かって運航し、パナマ沿岸を縁取《ふちど》る人里離れた浜辺に舟を停《と》める。そこはクナ族の集落が何世紀もの間、道路とも鉄道とも無縁で過ごしてきたところだ。二〇〇三年に特別強毒系のマラリアが発生した時、パナマ当局はほとんど何もできなかった。世界的撲滅活動の崩壊と、それに続くマラリアへの政治的無関心とによって、パナマにおける蚊対策費が一人当たり年間一・二〇ドルからたった九セントに低下した。[98]

二〇〇五年、沿岸部のクナ族は、丸木舟を漕《こ》ぎながら何マイルものジャングルを抜けてパナマ市に隣接するチェポーの地へやってきた。クナ族の首長たちの集まりのためである。彼らはそこに住むクナ族の同胞の傍《かたわ》らにハンモックを張った。毎晩、たっぷりいるチェポーの蚊が沿岸部クナ族の血を吸って隣のハンモックへ向かって飛び立ち、現地クナ族をも刺した。朝になって、チェポーのクナ族、特に旧来の生活方式を捨てたがっている若者がパナマ市のピザ・パーラーへ働きに出かけた。そこでは、彼らの熱い体が、旅行客の体と触れ合っていた。旅行客はミシガン、ニューヨーク、エセックス、ローマなどからやって来て、運河に停泊した観光船から降りてきた人々だ。

合衆国のような先進国にマラリアが再び住みつけば、経済全体が崩壊してしまうだろうと言われている。しかも、蚊媒介性の西ナイルウイルスと日本脳炎は野放しで広がっている。二〇〇二年にはカリフォルニアで西ナイル熱ウイルスが一例、二〇〇三年には伝染病予防本部によれば、三例あった。二〇〇四年までに全国で七七九例あり、二〇〇五年は八七三例、二〇〇八年は一三〇〇例以上あった。(99) それにも関わらず経済は崩壊していない。

合衆国の経済も、プラスモジウムが根拠地を作った湿気の多い谷間、誰もかえりみることのない無秩序の地が存在することを黙認している。二〇〇五年のハリケーンの結果、電気も秩序も奪われた、南部の水に浸かった都市のようなところだ。マラリア原虫はひっきりなしに国民の上に降り注いだ。二〇〇五年と二〇〇六年の間に、合衆国で三〇〇〇人以上の人が西アフリカ、アジア、あるいはどこか他のところで拾ってきたマラリアで病気になった。[100] 時々、地元の蚊が合衆国の国境を越えたことのない人にマラリアを伝染させる。一九五七年と一九九四年の間に、アメリカの蚊によって合衆国内で七四人が感染を受けた。[101] ヨーロッパのマラリア媒介蚊にとって、もう一度原虫を伝染させるのは何でもないことだろう。ひょっとしてロシアが、二〇〇六年の冬にやったのと同じように、ヨーロッパへの天然ガスの供給を停止して、停電になって揚水《ようすい》ポンプが止まってしまうかもしれない。あるいは一シーズンで三万人のヨーロッパ人が死んだ二〇〇三年の熱波のように、気も狂わんばかりの健康上の非常事態がおこるかもしれない。

北アメリカと同じように、ヨーロッパにはハマダラカ属の媒介者は昔と同様、たくさんいる。そして二、三年ごとに、原虫を拾ってきて地元民を刺し始めている。[102] 人々の暖かな血潮《ちしお》が呼び寄せるのだ。

謝辞

本書の執筆にあたってお世話になったマラリア研究者は、大抵みな根気強く、寛大で、率直な方々でした。中でもマラウイのテリー・テイラー、パンガス市のホセ・カルサダ、ハーバード大学の故アンディ・スピールマンの各氏は特にそうでした。心より感謝いたします。熱心に調査を手伝ってくださったピーター・ロス、ルーカス・リーペル、モニカ・ガルシア、エミリー・タッカー、アニー・ジャック、初期に経済的援助をいただいたネイション・インスティテュートとパフィン基金、助言と支援を与えてくださったキャロラインおよびデイビッド・バルマー、ローイー・ヘイズ、ジュリー・オグレトリー、ダーウィン・マーカス・ジョンソン、ブライアン・キング、ハスムクおよびハンサ・シャー、スージー・ワシアクの各氏に感謝申し上げます。

　サラ・クライトン氏から寄せられた編集上の有益な指摘のおかげで、本書は多くの改善を見ました。また、ウォレス・ピーターズ、プラビョット・シン、マルコム・モリノーおよびアルバ・アジャーの各マラリア専門家の皆様からは、本書の記載を正確にすべく、惜しみない援助をいただきました。合わせて大きな感謝の意を捧げます。さらに、最初から本書を支援してくれた私の代理人、シャーロット・シーディとアンソニー・アムーブに感謝します。彼らがいなかったら本書を書くことはできなかったでしょう。

最後に、マーク・ゼイカーとカッシュ・バルマーに感謝します。私がずっと蚊に刺されながらマラリアについて調べたり執筆したりしていた何年もの間、二人は激励し続けてくれました。

訳者あとがき

二〇一四年の夏には本邦にデング熱が出現して感染者数が漸増《ぜんぞう》し、不気味な様相を呈しました。しかし、アフリカで猛威を振るっているエボラ出血熱の恐怖はそれを凌駕《りょうが》していました。死者数は数千に上っています。それでもなお、マラリアの脅威には比べるべくもありません。マラリアは年間一〇〇万人の死者を出し続けているのです。ケタが三つも違います。治療法がまだ見つかっていないエボラなどの新興感染症とは違って、私たちが治療薬を備え、感染のメカニズムを把握しているのに、です。多大な犠牲と巨費を投じたすえ、人類が得たのは変わらない発症率と死亡率なのです。

マラリアは馴染みのない、どこか遠くの国の病気だと捉えられがちですが、太平洋戦争後しばらくまでは、わが国では珍しい病気ではなかったのです。専門家の見解では今後日本にマラリアが流行する恐れはないとのことですが、これが「安全神話」でないことを願いたいものです。日本のハマダラカは絶滅した訳ではありません。今日の気候変動と私たちの頻繁でグローバルな移動とを考えれば、落ち着かない気分になります。

本書は、Sonia Shah 著 *The Fever: How malaria has ruled humankind for 500,000 years* を日本語訳したもので、マラリア疾患と、それを引き起こす原虫と蚊の生態学、そしてこれらに対処した人類の歴史をつぶさに紹介しています。

そこから見えてくるものは、まず五〇万年の長きにわたって人類と蚊とを手玉に取り続ける、マラリア原虫の驚異的な技です。抗マラリア剤をたちまち無力化し、私たちの防御機能――免疫を巧みにすり抜けて、微塵《みじん》も衰えることなく人類集団の中に居座り続ける様を見れば、薬剤耐性《たいせい》細菌の脅威などは単純なものに思えるくらいです。ことマラリアに関しては化学療法剤や殺虫剤などは一時的な気休めに過ぎず、人類は進化のレースにおいて原虫に取り返しがつかないほど遅れをとってしまっているのではないかとさえ思われます。

次に見えてくるものは、マラリアを前にした時の人類の愚行です。一方で叡智《えいち》を集めた抗マラリア剤の開発を進めておきながら、それを適用する際には個人や資本の利害が最優先されました。薬剤は患者の救世主ではなく商品として扱われました。薬品管理が適切に行われなかったり、有効量以下の投与が行われたり、あるいは二剤併用投与が守られなかったりして、薬剤耐性原虫の発生を加速させたのです。

それでも、人類が戦争と貧困とを制圧できれば、マラリアの脅威は格段に後退するでしょう。戦争はこの病気の蔓延《まんえん》を招来し、戦闘によるよりもこの病気による死者のほうが多かったという戦争は枚挙《まいきょ》にいとまがありませんし、戦後に帰還した兵士が故郷にこの病気を大発生させたということも多々ありました。また、貧困が原因で居住地が媒介蚊の生息地になってしまうことがよくありました。居住地の環境や住居を改善したり、十分な栄養を保障したり、適切な治療を受けたりするためには経済的支援が必要ですが、その状態を持続するためには貧困そのものを撲滅《ぼくめつ》しなければならないでしょう。マラリアと対峙《たいじ》する人類にとって、戦争と貧困の放置は二大利敵行為なのです。

著者ソニア・シャーはインド系アメリカ人として、しばしばインドの親族を訪れ、米印間、ならびにそれぞれの国内の格差に敏感に反応していたことが本書の冒頭に書かれていますが、その感覚は長じても持ち続けられています。シャーの著書の一つに、貧困層の人々が新薬の人体実験に使われる事実を暴露した *The Body Hunters: Testing New Drugs on the World's Poorest Patients* があります。貧しい人々への共感と巨大資本の強欲に対する厳しい視線は、本書でも遺憾《いかん》なく発揮されています。以下のウェブサイトでは著者のマラリアに関するTED講演の動画が字幕つきで見られます。聡明そうでチャーミングな女性です。http://digitalcast.jp/v/17417/

マラリアに関心をお持ちになり、さらに知識を深めたいと思われる読者のためにお勧めしたい図書があります。まず、橋本雅一『世界史の中のマラリア——微生物学者の視点から』（藤原書店）です。著者は医学のみならず世界史の該博《がいはく》な知識を駆使して、歴史に食い込んでいるこの病気を鮮やかに浮かび上がらせています。また、数十ページを割いて日本におけるマラリアの歴史を紹介しています。つぎに、ロバート・S・デソウィッツ『マラリアvs.人間』（晶文社）です。著者は、同じく昆虫媒介性の原虫が引き起こすリーシュマニア症とともにマラリア症の歴史、病理、疫学《えきがく》などを丁寧に解説していますが、ワクチン開発に関わるマラリア・ビジネスに強い批判の目を向けています。また、この書もロス対グラッシの熾烈な先陣争い（本書二四〇―二四八頁参照）に触れていますが、ロスに対して厳しいシャーの視線とは少し異なった観点に立っています。

本書の出版は、太田出版の赤井茂樹氏の多大なご尽力に負っています。氏の適切で迅速なアドバイスにより、拙い訳文をなんとか世に出せるようになりました。感謝に堪えません。そして赤井氏を紹介してくださったのが畏友《いゆう》、早川博信氏です。氏の仲介がなければ本書の発行は望めなかったでしょう。末尾ながら深甚《しんじん》なる謝意を表します。

二〇一五年一月

夏野徹也

索引

注

1 | 戸口にせまるマラリア

(1) www.stratfor.com/global_market_brief_panama_canal_expansion.
(2) Pan American Health Organization, "Malaria in Panama, 1998–2004: Time Series Epidemiological Data from 1998 to 2004."
(3) Médecins Sans Frontières, "ACT NOW to Get Malaria Treatment That Works to Africa," April 2003.
(4) G. Sabatinelli et al., "Malaria in the WHO European Region," *Euro Surveillance* 6, no. 4 (April 2001): 61–65.
(5) World Health Organization, *World Malaria Report 2005*. www.rbm.who.int/wmr2005/html/exsummary_en.htm にて閲覧可能。
(6) Sabatinelli et al., "Malaria in the WHO European Region."

2 | 殺人鬼の誕生

(1) 2007年2月20日、マラウイ、ブランタイアにて、医療昆虫学者テンバ・ムズィラホワに取材。
(2) Nicholas A. V. Beare et al., "Malarial Retinopathy: A Newly Established Diagnostic Sign in Severe Malaria," *American Journal of Tropical Medicine and Hygiene* 75, no. 5 (2006): 790–97.
(3) 2007年3月4日付、テリー・テイラーとの通信。
(4) 2007年2月19–21日、テリー・テイラーを取材。
(5) Roy Porter, *The Greatest Benefit to Mankind* (New York: W. W. Norton, 1997), 25.
(6) Andrew Spielman and Michael D'Antonio, *Mosquito: A Natural History of Our Most Persistent and Deadly Foe* (New York: Hyperion, 2001), 44–45.
(7) Richard Carter and Kamini Mendis, "Evolutionary and Historical Aspects of the Burden of Malaria," *Clinical Microbiology Reviews* 15, no. 4 (October 2002): 579.
(8) Carl Zimmer, *Parasite Rex: Inside the Bizarre World of Nature's Most Dangerous Creatures* (New York: Touchstone, 2000), 17.
(9) Ibid., 17–18.
(10) David J. Marcogliese and Judith Price, "The Paradox of Parasites," *Global Biodiversity* 3 (1997): 7–15.
(11) "Herbicide Hope for Malaria," BBC News, January 31, 2003.
(12) Graeme O'Neill, "Pathways to Destruction," *The Bulletin*, February 12, 2003.
(13) Carter and Mendis, "Evolutionary and Historical Aspects of the Burden of Malaria," 564–94.
(14) Lewis W. Hackett, *Malaria in Europe: An Ecological Study* (London: Oxford University Press, 1937), 201.
(15) Yuemei Dong et al., "*Anopheles gambiae* Immune Responses to Human and Rodent *Plasmodium* Parasite Species," *PLoS Pathogens* 2, no. 6 (June 2006): e52.
(16) R. E. Sinden et al., "Mosquito-Malaria Interactions: A Reappraisal of the Concepts of Susceptibility and Refractoriness," *Insect Biochemistry and Molecular Biology* 34 (2004): 625–29.
(17) David A. Warrell and Herbert M. Gilles, eds. *Essential Malariology*, 4th ed. (London: Hodder Arnold, 2002), 59.
(18) Angelika Sturm et al., "Manipulation of Host Hepatocytes by the Malaria Parasite for Delivery into Liver Sinusoids," *Science* 313 (2006): 1287–90.
(19) Dominic P. Kwiatkowski, "How Malaria Has Affected the Human Genome and What Human Genetics Can Teach Us About Malaria," *American Journal of Human Genetics* 77 (2005): 171–90.
(20) Spielman and D'Antonio, *Mosquito*, 15.
(21) Ibid., 15–16.

(22) Warrell and Gilles, eds. *Essential Malariology*, 12–13.
(23) Robert Sallares, *Malaria and Rome: A History of Malaria in Ancient Italy* (Oxford: Oxford University Press, 2002), 16.
(24) Robert A. Anderson et al., "The Effect of *Plasmodium yoelii nigeriensis* Infection on the Feeding Persistence of *Anopheles stephensi* Liston Throughout the Sporogonic Cycle," *Proceedings: Biological Sciences* 266 (September 7, 1999): 1729–33.
(25) Jacob C. Koella et al., "The Malaria Parasite, *Plasmodium falciparum*, Increases the Frequency of Multiple Feeding of Its Mosquito Vector, *Anopheles gambiae*," *Proceedings of the Royal Society of London* 265 (1998): 763–68.
(26) Anthony James, "Blocking Malaria Parasite Invasion of Mosquito Salivary Glands," *Journal of Experimental Biology* 206 (2003): 3817–21.
(27) Heather Ferguson and Andrew F. Read, "Why Is the Effect of Malaria Parasites on Mosquito Survival Still Unresolved?" *Trends in Parasitology* 18, no. 6 (June 2002): 256–61.
(28) Renaud Lacroix et al., "Malaria Infection Increases Attractiveness of Humans to Mosquitoes," *PLoS Biology* 3, no. 9 (September 2005): e298.
(29) Kevin Graham, "Rare Gene Pairing Lethal to Boy," *St. Petersburg Times*, August 23, 2006; D. J. Weatherall and J. B. Clegg, "Inherited Haemoglobin Disorders: An Increasing Global Health Problem," *Bulletin of the World Health Organization* 79, no. 8 (2001): 704.
(30) J. D. Smyth, *Introduction to Animal Parasitology*, 3rd ed. (Cambridge, UK: Cambridge University Press, 1994), 126–35.
(31) Sallares, *Malaria and Rome*, 12.
(32) Ibid.
(33) Warrell and Gilles, eds., *Essential Malariology*, 26–27.
(34) Ibid., 24–25.
(35) Carter and Mendis, "Evolutionary and Historical Aspects of the Burden of Malaria," 564–94.
(36) Ibid.
(37) Sallares, *Malaria and Rome*, 151, citing Garnham 1966.
(38) Warrell and Gilles, eds., *Essential Malariology*, 24–25.
(39) Carter and Mendis, "Evolutionary and Historical Aspects of the Burden of Malaria," 564–94.
(40) Ibid.
(41) Sir Malcolm Watson, *African Highway: The Battle for Health in Central Africa* (London: John Murray Publishers, 1953), 232.
(42) Nina L. Etkin, "The Co-evolution of People, Plants, and Parasites: Biological and Cultural Adaptations to Malaria," *Proceedings of the Nutrition Society* 62 (2003): 311–17; James L. A. Webb, "Malaria and the Peopling of Early Tropical Africa," *Journal of World History* 16, no. 3 (2005): 269–91.
(43) Francisco J. Ayala and Mario Coluzzi, "Chromosome Speciation: Humans, *Drosophila*, and Mosquitoes," *PNAS* 102, suppl. 1 (May 3, 2005), 6535–42.
(44) Mario Coluzzi, "The Clay Feet of the Malaria Giant and Its African Roots: Hypotheses and Inferences About Origin, Spread, and Control of *Plasmodium falciparum*," *Parassitologia* 41 (1999): 277–83.
(45) Ayala and Coluzzi, "Chromosome Speciation," 6535–42.
(46) Sallares, *Malaria and Rome*, 25.
(47) Institute of Medicine, *Saving Lives, Buying Time: Economics of Malaria Drugs in an Age of Resistance* (Washington, D.C.: National Academies Press, 2004), 144.
(48) Kwiatkowski, "How Malaria Has Affected the Human Genome and What Human Genetics Can Teach Us About Malaria," 171–90.
(49) Carter and Mendis, "Evolutionary and Historical Aspects of the Burden of Malaria," 564–94.
(50) Kwiatkowski, "How Malaria Has Affected the Human Genome," 171–90.
(51) Weatherall and Clegg, "Inherited Haemoglobin Disorders," 704–12.

(52) Siske S. Struik and Eleanor M. Riley, "Does Malaria Suffer from Lack of Memory?" *Immunological Reviews* 201 (2004): 268–90.
(53) Hackett, *Malaria in Europe*, 172.
(54) 2007年2月21日、マラウイ、ブランタイアのクイーンエリザベス病院でサイモン・グローバー博士を取材。Beare et al., "Malarial Retinopathy," 790–97.
(55) Kwiatkowski, "How Malaria Has Affected the Human Genome," 171–90.
(56) Ibid.
(57) C. Dobano et al., "Expression of Merozoite Surface Protein Markers by *Plasmodium falciparum*-infected Erythrocytes in Peripheral Blood and Tissues of Children with Fatal Malaria," *Infection and Immunity* 75, no. 2 (February 2007): 643–52.
(58) Warrell and Gilles, eds., *Essential Malariology*, 206.
(59) 毎年マラリアによる死亡者100万人のうち、70万から90万人がアフリカの5歳以下の小児であることから概算。

3｜激流の真っ只中へ

(1) "The Kingdom of Thirst," *New York Times*, March 27, 1884.
(2) 2005年11月、カメルーン、ヤウンデで開催された第4回MIM汎アフリカ・マラリアカンファレンスにおけるピーター・アソカの講演。
(3) James L. A. Webb, "Malaria and the Peopling of Early Tropical Africa," *Journal of World History* 16, no. 3 (2005): 269–91.
(4) R. L. Miller et al., "Diagnosis of *Plasmodium falciparum* Infections in Mummies Using the Rapid Manual *Para*Sight-F Test," *Transactions of the Royal Society of Tropical Medicine and Hygiene* 88 (1994): 31–32.
(5) Leonard Jan Bruce-Chwatt and Julian de Zulueta, *The Rise and Fall of Malaria in Europe: A Historico-epidemiological Study* (Oxford: Oxford University Press/Regional Office for Europe of the World Health Organization, 1980), 17.
(6) Robert S. Desowitz, *The Malaria Capers: More Tales of Parasites and People, Research and Reality* (New York: W. W. Norton, 1991), 150.〔ロバート・S・デソウィッツ『マラリアvs. 人間』(栗原豪彦訳、晶文社、1996年)〕
(7) Richard Carter and Kamini Mendis, "Evolutionary and Historical Aspects of the Burden of Malaria," *Clinical Microbiology Reviews* 15, no. 4 (October 2002): 564–94. 以下より引用。H. E. Sigerist, *A History of Medicine, Volume 1: Primitive and Archaic Medicine* (New York: Oxford University Press, 1951).
(8) Herbert S. Klein, *The Atlantic Slave Trade* (Cambridge, UK: Cambridge University Press, 1999), 68.
(9) Philip D. Curtin, *Disease and Empire: The Health of European Troops in the Conquest of Africa* (Cambridge, UK: Cambridge University Press, 1998), 21.
(10) 1860年11月28日付、デイビッド・リビングストンの、ジェイムズ・オーミストン・マクウィリアム博士宛の書簡。*Transaction of the Epidemiological society of London*, 1860に発表。www.livingstoneonline.ucl.ac.ukにて閲覧可能。
(11) Klein, *The Atlantic Slave Trade*, 59.
(12) Philip D. Curtin, "Epidemiology and the Slave Trade," *Political Science Quarterly* 83, no. 2 (June 1968): 190–216; Curtin, *Disease and Empire*, 1.
(13) Curtin, *Disease and Empire*, 3.
(14) Ann Vileisis, *Discovering the Unknown Landscape: A History of America's Wetlands* (Washington, D.C.: Island Press), 4.
(15) Ibid., 16.
(16) W. V. King and G. H. Bradley, "Distribution of the Nearctic Species of Anopheles" and "Bionomics and Ecology of Nearctic Anopheles," in Forest Ray Moulton, ed., *A Symposium on Human Malaria with Special Reference to North America and the Caribbean Region* (Washington, D.C.: American Association for the Advancement of Science, 1941), 71–87.
(17) Jon Kukla, "Kentish Agues and American Distempers: The Transmission of Malaria from England to Virginia in the Seventeenth Century," *Southern Studies* 25, no. 2 (Summer 1986):

135–47.
(18) 以下に引用。Kukla, "Kentish Agues and American Distempers," 135–47.
(19) 以下を参照。Thomas J. Wertenbaker, *Virginia Under the Stuarts, 1607–1988* (Princeton, N.J.: Princeton University Press, 1914), 11; Darrett B. Rutman and Anita H. Rutman, "Of Agues and Fevers: Malaria in the Early Chesapeake," *The William and Mary Quarterly* 33, no. 1 (January 1976): 31–60; Alan Taylor, *American Colonies: The Settling of North America* (New York: Penguin, 2001), 130–31. マーガレット・ハンフリーズはウインダム・ブラントンおよびカービル・アールと同意見だが、彼らはジェームズタウンの入植地を痛めつけた致命的な熱病はマラリアではなく、おそらくチフスだろうと主張している。というのは、入植者たちに免疫がなかった訳ではないし、熱帯熱マラリア原虫の供給源はなかったのだから。Margaret Humphreys, *Malaria: Poverty, Race, and Public Health in the United States* (Baltimore: Johns Hopkins University Press, 2001), 24.
(20) 以下に引用。Rutman and Rutman, "Of Agues and Fevers," 31–60.
(21) Taylor, *American Colonies*, 145.
(22) Ibid., 147.
(23) Kukla, "Kentish Agues and American Distempers," 135–47.
(24) Mary J. Dobson, "Mortality Gradients and Disease Exchanges: Comparisons from Old England and Colonial America," *Social History of Medicine* 2, no. 3 (December 1989): 259–97.
(25) Oliver Wendell Holmes, *Boylston Prize Dissertations for the Years 1836 and 1837* (Boston: Charles C. Little and James Brown, 1838), 11–12.
(26) Dobson, "Mortality Gradients and Disease Exchanges," 259–97.
(27) Klein, *The Atlantic Slave Trade*, 21, 27, 28, and Curtin, "Epidemiology and the Slave Trade," 190–216.
(28) Klein, *The Atlantic Slave Trade*, 2.
(29) Curtin, "Epidemiology and the Slave Trade," 190–216.
(30) Klein, *The Atlantic Slave Trade*, 10.
(31) Ibid., 72, 120–26.
(32) Ibid., 91.
(33) Ibid., 77, 122, 125, 152.
(34) Alexander Falconbridge, *An Account of the Slave Trade on the Coast of Africa* (London: J. Phillips, 1788), 11, 51.
(35) Klein, *The Atlantic Slave Trade*, 81, 125.
(36) St. Julien Ravenel Childs, *Malaria and Colonization in the Carolina Low Country 1526–1696* (Baltimore: Johns Hopkins University Press, 1940), 28.
(37) 以下に引用。Karen Ordahl Kupperman, "Fear of Hot Climates in the Anglo-American Colonial Experience," *William and Mary Quarterly* 41, no. 2 (April 1984): 213–40.
(38) James Stevens Simmons, *Malaria in Panama* (Baltimore: Johns Hopkins University Press, 1939), 6.
(39) Ibid., 4.
(40) John Prebble, *The Darién Disaster: A Scots Colony in the New World, 1698–1700* (New York: Holt, Rinehart and Winston, 1968), 76.
(41) Simmons, *Malaria in Panama*, 6.
(42) Ibid., 6–7.
(43) Ibid., 4.
(44) Ignacio J. Gallup-Diaz, *The Door of the Seas and Key to the Universe* (New York: Columbia University Press, 2000).
(45) Taylor, *American Colonies*, 217.
(46) Ravenel Childs, *Malaria and Colonization*, 245.
(47) Ibid., 231.
(48) Ibid., 221.
(49) Peter H. Wood, *Black Majority: Negroes in Colonial South Carolina from 1670 Through the Stono Rebellion* (New York: Alfred A. Knopf, 1975), 67.
(50) Ibid.
(51) Fiammetta Rocco, *The Miraculous Fever-Tree: Malaria and the Quest for a Cure That Changed the World* (New York: HarperCollins, 2003), 171–74.
(52) H. Roy Merrens and George D. Terry, "Dying in Paradise: Malaria, Mortality, and

the Perceptual Environment in Colonial South Carolina," *Journal of Southern History* 50, no. 4 (November 1984): 542.

(53) Jill Dubisch, "Low Country Fevers: Cultural Adaptations to Malaria in An tebellum South Carolina," *Social Science and Medicine* 21, no. 6 (1985): 641–49.

(54) Todd L. Savitt, "Slave Health," in Todd L. Savitt and James Harvey Young, eds., *Disease and Distinctiveness in the American South* (Knoxville: University of Tennessee Press, 1988), 124–25.

(55) 以下に引用。Wood, *Black Majority*, 83.

(56) 以下に引用。Dubisch, "Low Country Fevers," 641–49.

(57) 以下を参照。"Prevalence of the Sickle Cell Trait in Adults of Charlestown County, S.C.: An Epidemiological Study," *Archives of Environmental Health* 17 (1968): 891–98. 以下に引用。Wood, *Black Majority*, 89.

(58) Curtin, "Epidemiology and the Slave Trade," 190–216.

(59) Taylor, *American Colonies*, 231.

(60) Prebble, *The Darién Disaster*, 17–18.

(61) Ibid., 12.

(62) Ibid., 63.

(63) ウェイファは1680年代に、チリ北部でマラリアに効くキナの樹皮まで手に入れて暮らしに役立てていた。James L. A. Webb, *Humanity's Burden: A Global History of Malaria* (New York: Cambridge University Press, 2009), 96. Also Prebble, *The Darién Disaster*, 68–69.

(64) 以下を参照。www.bbc.co.uk/weather/features/understanding/scotland_01.shtml.

(65) Prebble, *The Darién Disaster*, 42.

(66) Ibid., 91.

(67) 以下に引用。Dennis R. Hidalgo, "To Get Rich for Our Homeland: The Company of Scotland and the Colonization of the Darién," *Colonial Latin American Historical Review* 10, no. 3 (Summer/Verano 2001): 311–50.

(68) Prebble, *The Darién Disaster*, 61, 65, 80, 97–100.

(69) Ibid., 120–28.

(70) Klein, *The Atlantic Slave Trade*, 134.

(71) スコットランドを発った400人の兵士のうち、わずか100人に戦わせることになった。Prebble, *The Darién Disaster*, 128–44, 151–72, 189.

(72) Gallup-Diaz, *The Door of the Seas and Key to the Universe*.

(73) Hidalgo, "To Get Rich for Our Homeland."

(74) スコットランド国立公文書館、GD406/1/4372より。

(75) Prebble, *The Darién Disaster*, 176, 182, 198.

(76) 1699年4月10日付、ジョージ・ダグラスよりの書簡、スコットランド国立公文書館、GD446/39/16。

(77) スコットランド国立公文書館、GD406/1/4372。

(78) Prebble, *The Darién Disaster*, 204.

(79) Ibid., 200–46.

(80) 1700年2月2日付、アレクサンダー・シールズの書簡。Registrar General for Scotland, OPR453/9, p. 139. スコットランド国立公文書館、1998–1999年開催の展覧会で公開された「ダリエンの冒険」

(81) Prebble, *The Darién Disaster*, 247, 255.

(82) Christopher Storrs, "Disaster at Darién (1698–1700)? The Persistence of Spanish Imperial Power on the Eve of the Demise of the Spanish Habsburgs," *European History Quarterly* 29, no. 1 (1999): 5–37.

(83) Prebble, *The Darién Disaster*, 269–307.

(84) Mike Ibeji, *The Darién Venture*, BBCi History, January 5, 2001, available at www.bbc.co.uk/history/state/nations/scotland_darien_01.htm.

(85) Prebble, *The Darién Disaster*, 311.

(86) 2006年3月2日、ハーバード大学、アンドリュー・スピールマンの連続講座「マラリア・人類間の問題」での講演。

(87) James O. Breeden, "Disease as a Factor in Southern Distinctiveness," in Savitt and Young, eds., *Disease and Distinctiveness in the American South*, 3.

(88) Taylor, *American Colonies*, 154.

(89) Humphreys, *Malaria: Poverty, Race, and Public Health in the United States*, 25.

(90) Taylor, *American Colonies*, 154.
(91) Samuel A. Cartwright, "Report on the Diseases and Physical Peculiarities of the Negro Race," *New Orleans Medical and Surgical Journal* (May 1851): 694.
(92) 以下に引用。J.D.B. De Bow, *The Industrial Resources, Etc., of the Southern and Western States: Embracing a View of Their Commerce, Agriculture, Manufactures, Internal Improvements; Slave and Free Labor, Slavery Institutions, Products, etc., of the South* (New Orleans, La.: Office of De Bow's Review, 1852), 308.
(93) Lewis W. Hackett, *Malaria in Europe: An Ecological Study* (London: Oxford University Press, 1937), 175.
(94) www.censusscope.org/us/map_common_race.html.
(95) www.demographia.com/db-landstatepopdens.htm.

4 | マラリアの生態学

(1) Robert Sallares, *Malaria and Rome: A History of Malaria in Ancient Italy* (Oxford: Oxford University Press, 2002), 182.
(2) Robert Sallares, "Role of Environmental Changes in the Spread of Malaria in Europe During the Holocene," *Quaternary International* 150 (2006): 21–27.
(3) Richard Carter and Kamini Mendis, "Evolutionary and Historical Aspects of the Burden of Malaria," *Clinical Microbiology Reviews* 15, no. 4 (October 2002): 564–94.
(4) Mario Coluzzi, "The Clay Feet of the Malaria Giant and Its African Roots," *Parassitologia* 41 (1999): 280.
(5) Lewis W. Hackett, *Malaria in Europe: An Ecological Study* (London: Oxford University Press, 1937), 41.
(6) Andrew Spielman and Michael D'Antonio, *Mosquito: A Natural History of Our Most Persistent and Deadly Foe* (New York: Hyperion, 2001), 5–6.
(7) Ibid., 7–8, 41.
(8) アノフェレス属内の異種の幼虫間には競合関係があって、そのせいで死亡率が高まることが実験的条件化で観察されている。以下を参照。C.J.M. Koenraadt et al., "The Effect of Food and Space on the Occurrence of Cannibalism and Predation Among Larvae of *Anopheles gambiae* sl," *Entomologia Experimentalis et Applicata* 112 (2004): 125–34.
(9) Carter and Mendis, "Evolutionary and Historical Aspects of the Burden of Malaria," 564–94.
(10) Leonard Jan Bruce-Chwatt and Julian de Zulueta, *The Rise and Fall of Malaria in Europe: A Historico-Epidemiological Study* (Oxford: Oxford University Press/Regional Office for Europe of the World Health Organization, 1980), 89.
(11) Sallares, *Malaria and Rome*, 97.
(12) Ibid., 186.
(13) Ibid., 134.
(14) Robert Sallares, Abigail Bouwman, and Cecilia Anderung, "The Spread of Malaria to Southern Europe in Antiquity: New Approaches to Old Problems," *Medical History* 48 (2004): 311–28.
(15) Sallares, *Malaria and Rome*, 134.
(16) Alessandro Perosa et al., "Febris: A Poetic Myth Created by Poliziano," *Journal of the Warburg and Courtauld Institutes* 9 (1946): 86.
(17) Spielman and D'Antonio, *Mosquito*, 49.
(18) Sallares, *Malaria and Rome*, 4.
(19) 2007 年 1 月 11 日、デイビッド・ソーレンを取材。
(20) Bruce-Chwatt and de Zulueta, *The Rise and Fall of Malaria in Europe*, 13.
(21) Sallares, *Malaria and Rome*, 103.
(22) Coluzzi, "The Clay Feet of the Malaria Giant," 280.
(23) Bruce-Chwatt and de Zulueta, *The Rise and Fall of Malaria in Europe*, 23, and R. Sallares, "Role of Environmental Changes in the Spread of Malaria in Europe During the Holocene," *Quaternary International* 150 (2006): 21–27.
(24) Sallares, "Role of Environmental Changes in the Spread of Malaria in Europe," 21–27.
(25) Ibid.
(26) Sallares, *Malaria and Rome*, 49–53.

(27) Ibid.
(28) Perosa et al., "Febris," 88.
(29) Ibid.; David Soren and Noelle Soren, eds., *A Roman Villa and a Late Roman Infant Cemetery: Excavation at Poggio Gramignano Lugnano in Teverina* (Rome: L'erma di Bretschneider, 1999), 648.
(30) F. E. Romer, "Famine, Pestilence, and Brigandage in Italy in the Fifth Century AD," in Soren and Soren, eds., *A Roman Villa*, 465.
(31) Ibid., 469.
(32) 2007年1月11日、デイビッド・ソーレンを取材。
(33) David Soren, "Can Archaeologists Excavate Evidence of Malaria?" *World Archaeology* 35 (2003): 193–209.
(34) Sallares, *Malaria and Rome*, 205.
(35) Carter and Mendis, "Evolutionary and Historical Aspects of the Burden of Malaria," 564–94.
(36) Paul Reiter, "From Shakespeare to Defoe: Malaria in England in the Little Ice Age," *Emerging Infectious Diseases* 6, no. 1 (January/February 2000): 1–14.
(37) www.answers.com/topic/dante-alighieri.
(38) Frank M. Snowden, *The Conquest of Malaria: Italy, 1900–1962* (New Haven, Conn.: Yale University Press, 2006), 39–40.
(39) Fiammetta Rocco, *The Miraculous Fever-Tree: Malaria and the Quest for a Cure That Changed the World* (New York: HarperCollins, 2003), 36.
(40) Ibid.
(41) Sallares, *Malaria and Rome*, 53.
(42) Ibid., 231.
(43) Perosa et al., "Febris," 86.
(44) 以下に引用。Sallares, *Malaria and Rome*, 227.
(45) Ibid., 9, quoting *Letters of Horace Walpole*, ed. C. D. Yonge (1889).
(46) 以下に引用。Daniel Pick, "'*Roma o Morte*': Garibaldi, Nationalism and the Problem of Psycho-biography," *History Workshop Journal* 57 (2004): 1–33.
(47) Mary Keele, ed., *Florence Nightingale in Rome: Letters Written by Florence Nightingale in Rome in the Winter of 1847–1848* (Philadelphia, Penn.: American Philosophical Society, 1981), 27.
(48) Ibid.
(49) 以下に引用。Pick, "'*Roma o Morte*': Garibaldi, Nationalism and the Problem of Psycho-biography," 1–33.
(50) 以下に引用。Sallares, *Malaria and Rome*, 176.
(51) Snowden, *The Conquest of Malaria*, 33.
(52) Ibid., 16.
(53) Theodore Steinberg, *Nature Incorporated: Industrialization and the Waters of New England* (Cambridge, UK: Cambridge University Press, 1991), 12; and Walter H. Voskuil, *The Economics of Water Power Development* (Chicago and New York: A. W. Shaw Company, 1928), 3.
(54) Ibid.
(55) 2007年3月7日、スーザン・マクナイトを取材。James Stevens Simmons, "The Transmission of Malaria by the Anopheles Mosquitoes of North America," in Forest Ray Moulton, ed., *A Symposium on Human Malaria with Special Reference to North America and the Caribbean Region* (Washington, D.C.: American Association for the Advancement of Science, 1941), 113–19; T.H.D. Griffitts, "Impounded Waters and Malaria," *Southern Medical Journal* 19 (1926): 367–70.
(56) Todd L. Savitt and James Harvey Young, eds., *Disease and Distinctiveness in the American South* (Knoxville: University of Tennessee Press, 1988), 37.
(57) John Frederick Schroeder, *Memoir of the Life and Character of Mrs. Mary Anna Boardman* (New Haven, Conn.: T. J. Stafford, 1849), 130.
(58) Ibid., 130.
(59) Rachel D. Carley, *Voices from the Past: A History as Told by the New Milford Historical Society's Portraits and Paintings* (West Kennebunk, Maine: New Milford Historical Society by Phoenix Pub., 2000), 44–48.
(60) Ibid.
(61) Ibid.

(62) Ibid.
(63) www.ftp.rootsweb.com/pub/usgenweb/ct/litchfield/history/1882/historyo/churchof44gms.txt.
(64) 以下を参照。www.ftp.rootsweb.com/pub/usgenweb/ct/litchfield/history/1882/historyo/churchof44gms.txt; G. H. Waldrop, Jr., "Grist Mills of New Milford: Little Falls Mill," New Milford Historical Society, November 1998, and biographical data on Capt. Joseph Ruggles, New Milford Historical Society; Oliver Wendell Holmes, *Boylston Prize Dissertations for the Years 1836 and 1837* (Boston: Charles C. Little and James Brown, 1838), 55.
(65) Holmes, *Boylston Prize Dissertations for the Years 1836 and 1837*, 56–57. 以下を参照。www.sots.ct.gov/RegisterManual/SectionVII/Population1756.htm.
(66) 1796年付、マサチューセッツ、グレートバリントンの郷士サミュエル・ホワイティング宛の、イライジャ・ボードマンからの書簡。ニューミルフォード歴史協会、ボードマン資料・フォルダー1。
(67) Ibid.
(68) David A. Warrell and Herbert M. Gilles, eds., *Essential Malariology*, 4th ed. (London: Hodder Arnold, 2002), 196.
(69) John T. Cumbler, *Northeast and Midwest United States: An Environmental History* (Santa Barbara, Calif.: ABC-CLIO, Inc., 2005), 73.
(70) Holmes, *Boylston Prize Dissertations for the Years 1836 and 1837*, 55.
(71) Schroeder, *Memoir of the Life and Character of Mrs. Mary Anna Boardman*, 143.
(72) Margaret Humphreys, *Malaria: Poverty, Race, and Public Health in the United States* (Baltimore: Johns Hopkins University Press, 2001), 37.
(73) John Duffy, "Impact of Malaria on the South," in Savitt and Young, eds., *Disease and Distinctiveness in the American South*, 41.
(74) Erwin H. Ackerknecht, *Malaria in the Upper Mississippi Valley, 1760–1900* (Baltimore: Johns Hopkins University Press, 1945), 56.
(75) "Where Malaria Is Bred: The Underground Streams and Swamps of the City," New York Times, November 6, 1883.
(76) "Malarial Sickness: The Fever in Long Island City," *New York Times*, October 1, 1877.
(77) "Malaria's Baleful Work," *New York Times*, August 22, 1881.
(78) "Where Malaria Is Bred."
(79) Ibid.
(80) "Long Island Malaria," *New York Times*, October 3, 1877.
(81) "Where Malaria Is Bred."
(82) "Malaria's Baleful Work."
(83) 2006年6月21日、マイケル・レイバーとの通信。
(84) Voskuil, *The Economics of Water Power Development*, 15.
(85) Cumbler, *Northeast and Midwest United States*, 57.
(86) 上記（85）に引用。
(87) Holmes, *Boylston Prize Dissertations for the Years 1836 and 1837*, 55.
(88) W. V. King and G. H. Bradley, "Distribution of the Nearctic Species of Anopheles" and "Bionomics and Ecology of Nearctic Anopheles," in Forest Ray Moulton, ed., *A Symposium on Human Malaria with Special Reference to North America and the Caribbean Region* (Washington, D.C.: American Association for the Advancement of Science, 1941), 71–87.
(89) Voskuil, *The Economics of Water Power Development*, 15.
(90) "Malaria's Baleful Work."
(91) C. M. Wenyon, "The Incidence and Etiology of Malaria in Macedonia," *Journal of the Royal Army Medical Corps* 27 (1921): 83–277.
(92) Bruce-Chwatt and de Zulueta, *The Rise and Fall of Malaria in Europe*, 47.
(93) H. Collinson Owen, *Salonika and After* (London: Hodder and Stoughton, 1919), 175–85.
(94) Bruce-Chwatt and de Zulueta, *The Rise and Fall of Malaria in Europe*, 47.
(95) Ibid.
(96) Owen, *Salonika and After*, 175–85.
(97) Robert Bwire, *Bugs in Armor: A Tale of Ma-*

laria and Soldiering (Lincoln, Neb.: ToExcel Press, 2000), 38, and Bruce-Chwatt and de Zulueta, *The Rise and Fall of Malaria in Europe*, 47.
(98) Bruce-Chwatt and de Zulueta, *The Rise and Fall of Malaria in Europe*, 47.
(99) Owen, *Salonika and After*, 187.
(100) Hackett, *Malaria in Europe*, 2.
(101) Owen, *Salonika and After*, 186.
(102) Wenyon, "The Incidence and Etiology of Malaria in Macedonia," 83–277.
(103) Ackerknecht, *Malaria in the Upper Mississippi Valley, 1760–1900*, 89.
(104) Wenyon, "The Incidence and Etiology of Malaria in Macedonia," 83–277.
(105) Hackett, *Malaria in Europe*, 2.
(106) Bwire, *Bugs in Armor*, 40.
(107) A. B. Knudsen and R. Slooff, "Vector-borne Disease Problems in Rapid Urbanization: New Approaches to Vector Control," *Bulletin of the World Health Organization* 70, no. 1 (1992): 1–6.
(108) Sir Malcolm Watson, *African Highway: The Battle for Health in Central Africa* (London: John Murray Publishers, 1953), 36.
(109) Ibid., 24.
(110) Ibid., 13–14.
(111) Ibid., 26.
(112) Steven Feierman, "Struggles for Control: The Social Roots of Health and Healing in Modern Africa," *African Studies Review* 28, no. 2/3 (June–September 1985): 119.
(113) Watson, *African Highway*, 4, 174.
(114) Pim Martens and Lisbeth Hall, "Malaria on the Move: Human Population Movement and Malaria Transmission," *Emerging Infectious Diseases* 6, no. 2 (March–April 2000): 103–109.
(115) Amy Yomiko Vittor et al., "The Effect of Deforestation on the Human-Biting Rate of *Anopheles Darlingi*, the Primary Vector of *Falciparum* Malaria in the Peruvian Amazon," *American Journal of Tropical Medicine and Hygiene* 74, no. 1 (2005): 676–80.
(116) Marcia Caldas de Castro et al., "Malaria Risk on the Amazon Frontier," *PNAS* 103, no. 7 (February 14, 2006): 2452–57; Wanderli P. Tadei et al., "Ecologic Observations on Anopheline Vectors of Malaria in the Brazilian Amazon," *American Journal of Tropical Medicine and Hygiene* 59, no. 2 (1998): 325–35.
(117) Amy Yomiko Vittor et al., "The Effect of Deforestation on the Human-Biting Rate of *Anopheles Darlingi*, the Primary Vector of *Falciparum* Malaria in the Peruvian Amazon," 3–11.
(118) Asnakew Kebede et al., "New Evidence of the Effects of Agro-ecologic Change on Malaria Transmission," *American Journal of Tropical Medicine and Hygiene* 73, no. 4 (2005): 676–80.
(119) Deepa Suryanarayan, "Malaria Epidemic Set to Sting Mumbai," *Daily News and Analysis*, August 30, 2006.
(120) Swatee Kher, "Malaria on the Rise, but No Outbreak," Express India online, July 5, 2006.
(121) Indo-Asian News Service, "299 Malaria Deaths, 19 Dengue Deaths This Year in India," FreshNews.in, September 3, 2008; Sumitra Deb Roy, "Malaria Becoming Harder to Treat," *Daily News and Analysis* (India), August 24, 2008; Sumitra Deb Roy, "2 More Malaria Deaths in 24 Hrs," *Daily News and Analysis* (India), August 26, 2008.
(122) Fred Pearce, "Science: It Bites, It Kills, It's Coming to Essex," *The Independent* (London), February 18, 2000.
(123) "Climate Change Brings Back Malaria," ANSA.it, February 1, 2007.
(124) Alastair McIndoe, "Malaria Goes Global as the World Gets Warmer," *The Straits Times* (Singapore), April 29, 2008.
(125) 一例として以下を参照。Paul Reiter et al., "Global Warming and Malaria: A Call for Accuracy," *The Lancet* 4 (June 2004): 323–24.
(126) R. Sari Kovats et al., "El Niño and Health," *Lancet* 362, no. 9394 (November 1, 2003): 1481–89.
(127) Ian Fisher, "Kisii Journal: Malaria, a Swamp Dweller, Finds a Hillier Home," *New York Times*, July 21, 1999.
(128) Ibid.
(129) Andrew K. Githenko and William Ndegwa, "Predicting Malaria Epidemics in the

Kenyan Highlands Using Climate Data: A Tool for Decision Makers," *Global Change and Human Health* 2, no. 1 (2001): 54–63.
(130) Ibid., 54–63.
(131) Hong Chen et al., "New Records of *Anopheles arabiensis* Breeding on the Mount Kenya Highlands Indicate Indigenous Malaria Transmission," *Malaria Journal* 5 (March 7, 2006): 17; and Harold Ayodo, "Malaria Infections on the Rise," *The Standard*, October 5, 2006.
(132) Joan H. Bryan et al., "Malaria Transmission and Climate Change in Australia," *Medical Journal of Australia* 164 (1996): 345–47; John Walker, "Malaria in a Changing World: An Australian Perspective," *International Journal of Parasitology* 28 (1998): 947–53.

5｜薬物療法のつまずき
(1) 2005年12月6日、BASF社のジョン・トーマスを取材。
(2) David A. Warrell and Herbert M. Gilles, eds., *Essential Malariology*, 4th ed. (London: Hodder Arnold, 2002), 305–309.
(3) Institute of Medicine, *Saving Lives, Buying Time: Economics of Malaria Drugs in an Age of Resistance* (Washington, D.C.: National Academies Press, 2004), 212.
(4) "Herbicide Hope for Malaria," BBC News, January 31, 2003.
(5) Gerald Tenywa, "Chimps Eat Herbs to Cure Malaria," AllAfrica.com, January 19, 2007. *Vernonia amygdalina* については www.fao.org を参照。
(6) Nina L. Etkin, "The Co-evolution of People, Plants, and Parasites: Biological and Cultural Adaptations to Malaria," *Proceedings of the Nutrition Society* 62 (2003): 311–17.
(7) Fiammetta Rocco, *The Miraculous Fever-Tree: Malaria and the Quest for a Cure That Changed the World* (New York: HarperCollins, 2003), 77.
(8) Alan Crozier et al., eds., *Plant Secondary Metabolites: Occurrence, Structure and Role in the Human Diet* (Oxford, UK: Blackwell Publishing, 2006), 102.
(9) Warrell and Gilles, eds., *Essential Malariology*, 4th ed., 280–81.
(10) Erwin H. Ackerknecht, *Malaria in the Upper Mississippi Valley, 1760–1900* (Baltimore: Johns Hopkins University Press, 1945), 107.
(11) 以下に引用。Jon Kukla, "Kentish Agues and American Distempers: The Transmission of Malaria from England to Virginia in the Seventeenth Century," *Southern Studies* 25, no. 2 (Summer 1986): 135–47.
(12) Frank M. Snowden, *The Conquest of Malaria: Italy, 1900–1962* (New Haven, Conn.: Yale University Press, 2006), 46.
(13) Philip D. Curtin, *Disease and Empire: The Health of European Troops in the Conquest of Africa* (Cambridge, UK: Cambridge University Press, 1998), 58.
(14) 以下に引用。Patrick Brantlinger, "Victorians and Africans: The Genealogy of the Myth of the Dark Continent," *Critical Inquiry* 12, no. 1 (Autumn 1985): 166–203.
(15) Rocco, *The Miraculous Fever-Tree*, 77.
(16) Roy Porter, *The Greatest Benefit to Mankind: A Medical History of Humanity* (New York: W. W. Norton, 1997), 230.
(17) Paul Reiter, "From Shakespeare to Defoe: Malaria in England in the Little Ice Age," *Emerging Infectious Diseases* 6, no. 1 (January–February 2000): 1–11.
(18) Mark Honigsbaum, *The Fever Trail: In Search of the Cure for Malaria* (Farrar, Straus and Giroux, 2001), 34; Reiter, "From Shakespeare to Defoe," 1–11.
(19) Charles Morrow Wilson, "Quinine: Reborn in Our Hemisphere," *Harper's*, August 1943.
(20) Rocco, *The Miraculous Fever-Tree*, 225–30.
(21) Oliver Wendell Holmes, *Boylston Prize Dissertations for the Years 1836 and 1837* (Boston: Charles C. Little and James Brown, 1838), 30.
(22) 1860年11月28日付、デイビッド・リビングストンの、ジェイムズ・オーミストン・マクウィリアム博士宛の書簡。*Transaction of*

the Epidemiological society of London, 1860 に発表。www.livingstoneonline.ucl.ac.uk にて閲覧可能。
(23) Ibid.
(24) 合衆国の医師たちは 1884 年になってさえも、コーヒーに抗マラリア作用があるとして服用を推奨した。「コーヒーのこの想像上の効能のせいで、アメリカ人がお茶からコーヒーへ嗜好を変えるようになった訳ではないのではないかと疑う人もいる」。Ackerknecht, *Malaria in the Upper Mississippi Valley, 1760–1900*, 123.
(25) Honigsbaum, *The Fever Trail*, 57.
(26) Ackerknecht, *Malaria in the Upper Mississippi Valley, 1760–1900*, 113. インフレーション・カルキュレーター（ソフト www.westegg.com/inflation/）を使って 2006 年時のドルに換算。
(27) Ibid., 120.
(28) Norman Taylor, *Cinchona in Java: The Story of Quinine* (New York: Greenberg, 1945), 50.
(29) Rocco, *The Miraculous Fever-Tree*, 249.
(30) Ibid., 59–61.
(31) Ibid., 38.
(32) Ibid., 55.
(33) Ibid., 51.
(34) Ibid., 50, 62.
(35) Ibid., 54.
(36) Ibid., 61.
(37) Ibid., 66.
(38) Snowden, *The Conquest of Malaria*, 46–47.
(39) M. L. Duran-Reynals, *The Fever Bark Tree* (New York: Doubleday and Co., 1946), 212–27.
(40) Rocco, *The Miraculous Fever-Tree*, 110.
(41) Ibid., 225–30.
(42) Ibid., 249.
(43) Taylor, *Cinchona in Java*, 75.
(44) Duran-Reynals, *The Fever Bark Tree*, 212–27.
(45) たとえば、日本支配化のキナ事業がカルテルへの参加を拒否し、――アメリカ赤十字社などへ――キニーネをより安価で販売した時には、キナ局はこれを攻撃した。キナ局は、会社がジャワ産の樹皮を東京へ輸送すれば妨害する、といって脅し、生産者にはキニーネを市場へ出さないで価格をもち直させるよう命じた。"Quinine Seized Here in Anti-trust Drive," *New York Times*, March 24, 1928. 1929 年に、多量の樹皮生産によってキニーネの価格低下の恐れが出た時には、キナ局はキナのプランテーションを破壊するよう命じた。さらに、1934 年から 1937 年の間、オランダ統治インドネシアのキナ樹皮の輸出を制限し、キナの木の栽培を他所で成功させないように、植栽資材の輸出を禁止した。Duran-Reynals, *The Fever Bark Tree*, 212–27.
(46) "Hoover Warns World of Trade Wars," *New York Times*, January 10, 1926.
(47) "New Move to End the Quinine Trust," *New York Times*, March 30, 1928, 16.
(48) "Indictments out in Quinine Inquiry," *New York Times*, March 31, 1928, 21.
(49) "Cinchona: Quinine to You," *Fortune*, January 25, 1934.（署名はないが、Norman Taylor の著になるとみなされている記事。ニューヨーク植物園メルツ図書館所蔵のテイラーの「自伝ノート」による。）
(50) Ibid.
(51) Duran-Reynals, *The Fever Bark Tree*, 212–27.
(52) "Cinchona: Quinine to You."
(53) Ibid.
(54) Patricia Barton, "Powders, Potions, and Tablets: The 'Quinine Fraud' in British India, 1890–1939," in James H. Mills and Patricia Barton, eds., *Drugs and Empires: Essays in Modern Imperialism and Intoxication, c. 1500–c. 1930* (New York: Palgrave Macmillan, 2007), 145.
(55) Ibid., 156.
(56) Ibid., 146.
(57) Ibid., 145.
(58) Sheila Zurbrigg, "Rethinking the Human Factor in Malaria Mortality: The Case of Punjab, 1868–1940," *Parassitologia* 36 (1994): 121–35.
(59) Honigsbaum, *The Fever Trail*, 87.
(60) Rocco, *The Miraculous Fever-Tree*, 107.
(61) Ackerknecht, *Malaria in the Upper Mississippi Valley, 1760–1900*, 106–13.
(62) 1860 年 11 月 28 日付、デイビッド・リビングストンの、ジェイムズ・オーミス

トン・マクウィリアム博士宛の書簡。www.livingstoneonline.ucl.ac.uk にて閲覧可能。
(63) www.en.wikipedia.org/wiki/Quinine#Dosing
(64) David Livingstone and John Kirk, "Original Communications: Remarks on the African Fever on the River Zambezi," letter to the editor of the *Medical Times and Gazette*, November 12, 1859.
(65) William Garden Blaikie, *The Personal Life of David Livingstone* (London: John Murray, 1880). デジタル版は Project Gutenberg (www.gutenberg.org/files/13262/13262-8.txt) で閲覧可能。
(66) Curtin, *Disease and Empire*, 24, and Ackerknecht, *Malaria in the Upper Mississippi Valley, 1760–1900*, 107.
(67) Warrell and Gilles, eds., *Essential Malariology*, 4th ed., 281.
(68) Ibid., 198.
(69) Mark Harrison, *Public Health in British India: Anglo-Indian Preventive Medicine, 1859–1914* (Cambridge, UK: Cambridge University Press, 1994), 163.
(70) F. Bruneel, B. Gachot, M. Wolff, B. Régnier, M. Danis, F. Vachon, "Resurgence of Blackwater Fever in Long-term European Expatriates in Africa: Report of 21 Cases and Review," *Clinical Infectious Diseases* 32, no. 8 (April 15, 2001), 1133–40.
(71) C. M. Wenyon, "The Incidence and Etiology of Malaria in Macedonia," *Journal of the Royal Army Medical Corps* 27 (1921): 83–277.
(72) 以下に引用。Gordon Harrison, *Mosquitoes, Malaria and Man: A History of the Hostilities Since 1880* (New York: E. P. Dutton, 1978), 172.
(73) Snowden, *The Conquest of Malaria*, 46.
(74) Ibid., 73.
(75) Ibid., 75.
(76) Ibid., 74–75.
(77) 以下に引用。Greer Williams, *The Plague Killers: Untold Stories of Three Great Campaigns Against Disease* (New York: Charles Scribner's Sons, 1969), 146.
(78) Robert Aura Smith, "Trade Preference Sought by Leaders in Philippines," *New York Times*, September 23, 1934.
(79) Wilson, "Quinine: Reborn in Our Hemisphere."
(80) Rocco, *The Miraculous Fever-Tree*, 288.
(81) Mark Harrison, "Medicine and the Culture of Command: The Case of Malaria Control in the British Army During the Two World Wars," *Medical History* 40 (1996): 437–52.
(82) Duran-Reynals, *The Fever Bark Tree*, 232.
(83) Harrison, "Medicine and the Culture of Command," 437–52.
(84) Andrew Spielman and Michael D'Antonio, *Mosquito: A Natural History of Our Most Persistent and Deadly Foe* (New York: Hyperion, 2001), 142.
(85) Wilson, "Quinine: Reborn in Our Hemisphere."
(86) "Increase Is Seen in Malaria Fever," *New York Times*, April 11, 1942; "Malaria Hits 100,000,000," *New York Times*, October 18, 1942.
(87) Raymond B. Fosdick, "Malaria Control," *The Scientific Monthly*, January 1944, 48; Harry Summers, "4 'Jalopy' Planes Last Bataan Hope," *New York Times*, April 22, 1942; Duran-Reynals, *The Fever Bark Tree*, 237–41.
(88) Fosdick, "Malaria Control," 48.
(89) Harrison, "Medicine and the Culture of Command," 437–52.
(90) Fosdick, "Malaria Control," 48.
(91) "The Quinine Cartel," *New York Times*, September 6, 1942, 6.
(92) Duran-Reynals, *The Fever Bark Tree*, 232.
(93) Williams, *The Plague Killers*, 145.
(94) John Farley, *To Cast Out Disease: A History of the International Health Division of the Rockefeller Foundation (1913–1951)* (Oxford: Oxford University Press, 2004), 134.
(95) Williams, *The Plague Killers*, 147.
(96) Spielman and D'Antonio, *Mosquito*, 143.
(97) www.sel.barc.usda.gov/diptera/ann_text.html.
(98) Robert J. T. Joy, "Malaria in American

Troops in the South and Southwest Pacific in World War II," *Medical History* 43 (1999): 192–207.
(99) Institute of Medicine, *Saving Lives, Buying Time*, 260.
(100) Laurie Garrett, *The Coming Plague: Newly Emerging Diseases in a World Out of Balance* (New York: Penguin Books, 1994), 49.
(101) Robert S. Desowitz, *The Malaria Capers: More Tales of Parasites and People, Research and Reality* (New York: W. W. Norton, 1991), 205. 〔ロバート・S・デソウィッツ『マラリア vs. 人間』(栗原豪彦訳、晶文社、1996年)〕
(102) 1947年2月2日付、ノーマン・テイラーのキナ研究所宛の書簡。ニューヨーク植物園メルツ図書館、ノーマン・テイラー論文集、第2集。
(103) C. P. Gilmore, "Malaria Wins Round 2," *New York Times*, September 25, 1966.
(104) Institute of Medicine, *Saving Lives, Buying Time*, 173.
(105) Desowitz, *The Malaria Capers*, 205. 〔デソウィッツ『マラリア vs. 人間』〕
(106) 1946年1月11日付、ノーマン・テイラーのキナ研究所宛の書簡。ニューヨーク植物園メルツ図書館、第2集。
(107) 1948年4月26日付、ノーマン・テイラーのキナ研究所宛の書簡。ニューヨーク植物園メルツ図書館、第2集。
(108) 1948年8月10日付、ノーマン・テイラーのキナ研究所宛の書簡。ニューヨーク植物園メルツ図書館、第2集。
(109) 1947年1月1日付、ノーマン・テイラーのキナ研究所宛の書簡。ニューヨーク植物園メルツ図書館、第2集。
(110) A. W. Sweeney, "The Possibility of an 'X' Factor: The First Documented Drug Resistance of Human Malaria," *International Journal of Parasitology* 26, no. 10 (1996): 1035–61.
(111) Ibid.
(112) Jonathan D. Moreno, *Undue Risk: Secret State Experiments on Humans* (New York: W. H. Freeman and Company, 2000), 50.
(113) Sweeney, "The Possibility of an 'X' Factor," 1035–61.
(114) Ibid.
(115) Ibid.
(116) Ibid.
(117) Ibid.
(118) Ibid.
(119) Ibid.
(120) Ibid.
(121) Ibid.
(122) Walther H. Wernsdorfer, "Epidemiology of Drug Resistance in Malaria," *Acta Tropica* 56 (1994): 143–56.
(123) Sweeney, "The Possibility of an 'X' Factor," 1035–61.
(124) Elisabeth Rosenthal, "Outwitted by Malaria, Desperate Doctors Seek New Remedies," *New York Times*, February 12, 1991.
(125) Gilmore, "Malaria Wins Round 2."
(126) Institute of Medicine, *Saving Lives, Buying Time*, 260.
(127) Elisabeth Rosenthal, "Outwitted by Malaria."
(128) I. Singh and T. S. Kalyanum, "The Superiority of 'Camoquin' over Other Antimalarials," *British Medical Journal* 2, no. 4779 (August 9, 1952): 312–15.
(129) C. M. Trenholme et al., "Mefloquine (WR 142,490) in the Treatment of Human Malaria," *Science* 190, no. 4216 (November 21, 1975): 792–94.
(130) Cosgriff, "Evaluation of the Antimalarial Activity of the Phenanthrenemethanol Halofantrine (WR 171,669)," 1075–97.
(131) T. M. Cosgriff et al., "Evaluation of the Antimalarial Activity of the Phenanthrenemethanol Halofantrine (WR 171,669)," *American Journal of Tropical Medicine and Hygiene* 31, no. 6 (November 1982): 1075–79.
(132) N. J. White, "Quinidine in Falciparum Malaria," *Lancet* 318, no. 8255 (November 1981): 1069–71.
(133) U. D'Alessandro and H. Buttiëns, "History and Importance of Antimalarial Drug Resistance," *Tropical Medicine and International Health* 6, no. 11 (November 2001): 845–48.
(134) Rosenthal, "Outwitted by Malaria."

(135) Wernsdorfer, "Epidemiology of Drug Resistance in Malaria," 143–56.
(136) Pamela McElwee, "'There Is Nothing That Is Difficult': History and Hardship on and After the Ho Chi Minh Trail in North Vietnam," *Asia Pacific Journal of Anthropology* 6, no. 3 (December 2005): 197–214.
(137) Ibid.
(138) "Military Scientist Took War on Malaria from Jungle to Market," *South China Morning Post*, January 1, 2006, 5.
(139) John Prados, *The Blood Road: The Ho Chi Minh Trail and the Vietnam War* (New York: John Wiley and Sons, 1999), xiv.
(140) D'Alessandro and Buttiëns, "History and Importance of Antimalarial Drug Resistance," 845–48, and Walter Modell, "Malaria and Victory in Vietnam," *Science* 162, no. 3860 (December 1968): 1346–52; Gilmore, "Malaria Wins Round 2."
(141) Vivien Cui, "Military Scientist Took War on Malaria from Jungle to Market," *South China Morning Post*, January 1, 2006, 5; Merrill Goozner, "The First 13-Year-Old Patient," *The Scientist* 20, no. 12 (December 2006).
(142) Qinghaosu Antimalaria Coordinating Research Group, "Antimalaria Studies on Qinghaosu," *Chinese Medical Journal* 92 (December 1979): 811–16.
(143) Ibid.
(144) Elisabeth Hsu, "Reflections on the 'Discovery' of the Antimalarial *Qinghao*," *British Journal of Clinical Pharmacology* 61, no. 6 (June 2006): 666–70.
(145) T. T. Hien and N. J. White, "Qinghaosu," *The Lancet* 341, no. 8845 (March 6, 1993): 603–608.
(146) Cui, "Military Scientist Took War on Malaria from Jungle to Market"; Qinghaosu Antimalaria Coordinating Research Group, "Antimalaria Studies on Qinghaosu."
(147) Hsu, "Reflections on the 'Discovery' of the Antimalarial *Qinghao*," 666–70.
(148) Ibid.
(149) Qinghaosu Antimalaria Coordinating Research Group, "Antimalaria Studies on Qinghaosu."
(150) Walther H. Wernsdorfer, "Drug Resistance of Malaria Parasites," Twentieth Expert Committee on Malaria, working paper MAL/ECM/20/98/15, undated.
(151) Médecins Sans Frontières, "ACT NOW to Get Malaria Treatment That Works to Africa," April 2003.
(152) "Herbal Vietnam War Remedy Key to Cheap Malaria Cure," *Edmonton Journal*, November 16, 2003.
(153) David Lague, "Revolutionary Discovery," *Far Eastern Economic Review*, March 14, 2002.
(154) Goozner, "The First 13-Year-Old Patient."
(155) Qinghaosu Antimalaria Coordinating Research Group, "Antimalaria Studies on Qinghaosu."
(156) Hsu, "Reflections on the 'Discovery' of the Antimalarial *Qinghao*," 666–70.
(157) Lague, "Revolutionary Discovery."
(158) Carrie Chan, "Malaria Expert Close to Achieving His Dream," *South China Morning Post*, March 6, 2003.
(159) Andrew Jack, "Monotherapy 'Saves the Lives of So Many,'" *Financial Times*, January 20, 2006, 10.
(160) Cui, "Military Scientist Took War on Malaria from Jungle to Market," 5.
(161) Ibid.
(162) "Novartis Malaria Drug Riamet Wins Marketing Approval in Switzerland"; "Novartis in Talks with WHO over Cheaper Malaria Drugs"; Agence France Presse, May 3, 2001.
(163) "Novartis Malaria Drug Riamet Wins Marketing Approval in Switzerland"; "Novartis in Talks with WHO over Cheaper Malaria Drugs"; Gatonye Gathura, "WHO Warns Malaria Drug Makers," *The Nation* (Kenya), January 26, 2006; Jack, "Monotherapy 'Saves the Lives of So Many,'" 10.
(164) Institute of Medicine, *Saving Lives, Buying Time*, 174
(165) Médecins Sans Frontières, "ACT NOW

to Get Malaria Treatment That Works to Africa."
(166) Institute of Medicine, *Saving Lives, Buying Time*, 175.
(167) Amir Attaran et al., "WHO, the Global Fund, and Medical Malpractice in Malaria Treatment," *Lancet* 363 (January 17, 2004): 237–40.
(168) Médecins Sans Frontières, "ACT NOW to Get Malaria Treatment That Works to Africa."
(169) Ibid.
(170) Melody Peterson, "Novartis Agrees to Lower Price of a Medicine Used in Africa," *New York Times*, May 3, 2001.
(171) Donald G. McNeil, "New Drug for Malaria Pits U.S. Against Africa," *New York Times*, May 28, 2002.
(172) Rick Steketee, "Policy Change to Use Effective Antimalarial Drugs in Programs—CDC Experience," Roll Back Malaria partners meeting, Geneva, February 26–28, 2002. www.rbm.who.int/docs/5pm_presentations/Steketee.ppt にて閲覧可能。
(173) Donald G. McNeil, "Herbal Drug Widely Embraced in Treating Resistant Malaria," *New York Times*, May 10, 2004, 1.
(174) Gavin Yamey, "Global Health Agencies Are Accused of Incompetence," *British Medical Journal* 321, no. 7264 (September 30, 2000): 787.
(175) Attaran et al., "WHO, the Global Fund, and Medical Malpractice in Malaria Treatment."
(176) Institute of Medicine, *Saving Lives, Buying Time*, 313.
(177) "WHO Calls for an Immediate Halt to Provision of Single-drug Artemisinin Malaria Pills," press release, January 20, 2006.
(178) McNeil, "New Drug for Malaria Pits U.S. Against Africa."
(179) Yamey, "Global Health Agencies Are Accused of Incompetence."
(180) Jeanne Whalen, "Novartis Cuts Price of Coartem to Help Fight Malaria in Africa," *Wall Street Journal*, October 2, 2006.
(181) Donald G. McNeil, "Drug Partnership Introduces Cheap Antimalaria Pill," *New York Times*, March 1, 2007.
(182) Institute of Medicine, *Saving Lives, Buying Time*, 9.
(183) Global Fund to Fight AIDS, Tuberculosis and Malaria, Global Fund Eighteenth Board Meeting Decision Point, GF/B18/DP7, Eighteenth Board Meeting, New Delhi, India, November 7–8, 2008.
(184) Institute of Medicine, *Saving Lives, Buying Time*, 116.
(185) Médecins Sans Frontières, "ACT NOW to Get Malaria Treatment That Works to Africa."
(186) Gathura, "WHO Warns Malaria Drug Makers."
(187) Jack, "Monotherapy 'Saves the Lives of So Many,'" *Financial Times*, January 20, 2006, 10.
(188) Ibid.
(189) Institute of Medicine, *Saving Lives, Buying Time*, 317.
(190) Médecins Sans Frontières, "ACT NOW to Get Malaria Treatment That Works to Africa."
(191) McNeil, "Herbal Drug Widely Embraced in Treating Resistant Malaria."
(192) Ferrer-Rodriguez et al., "*Plasmodium Yoelii*: Identification and Partial Characterization of an *MDR1* Gene in an Artemisinin-Resistant Line," *Journal of Parasitology* 90 (2004): 152–60.
(193) Patrick E. Duffy and Carol Hopkins Sibley, "Are We Losing Artemisinin Combination Therapy Already?" *Lancet* 366, no. 9501 (December 3, 2005): 1908–909; Ronan Jambou et al., "Resistance of *Plasmodium falciparum* Field Isolates to in-vitro Artemether and Point Mutations of the SERCA-type PfATPase6," *Lancet* 366, no. 9501 (December 3, 2005): 1960–63.
(194) Duffy and Sibley, "Are We Losing Artemisinin Combination Therapy Already?" 1908–09; Jambou et al., "Resistance of *Plasmodium falciparum* Field Isolates," 1960–63.
(195) World Health Organization, Report of an Informal Consultation, "Containment of Malaria Multi-drug Resistance on the Cambodia-Thailand Border," Phnom Penh, January

29–30, 2007. 2009年1月、アーテミシニン併用療法耐性の熱帯熱マラリア原虫が、カンボジア――タイ国境を越えて南カンボジアの奥地へ拡散したという、調査報告があった。W. O. Rogers et al., "Failure of Artesunatemefloquine Combination Therapy for Uncomplicated *Plasmodium falciparum* Malaria in Southern Cambodia," *Malaria Journal* 8, no. 10 (January 12, 2009).

(196) Donald G. McNeil, "Drug Makers Get a Warning from the U.N. Malaria Chief," *New York Times*, January 20, 2006.

(197) Gathura, "WHO Warns Malaria Drug Makers."

(198) Nicholas Zamiska, "Infectious Issue: Global Health, China's Pride on Line in Malaria Clash," *Wall Street Journal*, March 6, 2007.

(199) Donald G. McNeil, "An Iron Fist Joins the Malaria Wars," *New York Times*, June 27, 2006.

(200) Paul N. Newton et al., "Manslaughter by Fake Artesunate in Asia—Will Africa Be Next?" *PLoS Medicine* 3, no. 6 (June 2006).

(201) Paul N. Newton et al., "A Collaborative Epidemiological Investigation into the Criminal Fake Artesunate Trade in South East Asia," *PLoS Medicine* 5, no. 2 (February 2008); Walt Bogdanich and Jake Hooker, "Battle Against Counterfeit Drugs Has New Weapon: Pollen," *New York Times*, February 12, 2008; Reuters, "Fake Malaria Drugs Threatening Africa, Says Expert," Gulfnews.com, July 24, 2006; Newton et al., "Manslaughter by Fake Artesunate in Asia—Will Africa Be Next?"

(202) Willard H. Wright, *Forty Years of Tropical Medicine Research: A History of the Gorgas Memorial Institute of Tropical and Preventive Medicine, Inc., and the Gorgas Memorial Laboratory* (Baltimore, Md.: Reese Press, 1970), 52.

(203) Richard M. Garfield and Sten H. Vermund, "Changes in Malaria Incidence After Mass Drug Administration in Nicaragua," *Lancet*, 2, no. 8348 (1983): 500–03.

(204) David Lague, "On Island Off Africa, China Hopes to Wipe Out Malaria," *International Herald Tribune*, June 6, 2007.

(205) Ed Harris, "Chinese Researchers Claim Comoros Malaria Success," Reuters, March 11, 2008.

6｜マラリアは宿命

(1) David Ropeik, "Understanding Factors of Risk Perception," *Nieman Reports*, Winter 2002.

(2) 2007年2月23日、著者はマラウイのチクァワを訪問した。

(3) John Peffer-Engels, *Chewa* (New York: Rosen Publishing Group, 1996), 17–18.

(4) Deborah Kaspin, "A Chewa Cosmology of the Body," *American Ethnologist* 23, no. 3 (August 1996): 561–78.

(5) 2007年2月19日、マラウイのブランタイアにてヤミカニ・チマリゼニ博士を取材。

(6) Deborah L. Helitzer et al., " The Role of Ethnographic Research in Malaria Control: An Example from Malawi," *Research in the Sociology of Health Care*, 10 (1993): 269–86.

(7) H. Kristian Heggenhougen et al, *The Behavioural and Social Aspects of Malaria and Its Control* (Geneva, Switzerland: World Health Organization, 2003), 43.

(8) 2007年2月24日、マラウイのブランタイアにてデイビッド・スミスを取材。

(9) Steven Feierman, "Struggles for Control: The Social Roots of Health and Healing in Modern Africa," *African Studies Review* 28, no. 2/3 (June–September 1985): 87.

(10) Peffer-Engels, *Chewa*, 19.

(11) Helitzer et al., "The Role of Ethnographic Research in Malaria Control," 269–86.

(12) Institute of Medicine, *Saving Lives, Buying Time: Economics of Malaria Drugs in an Age of Resistance* (Washington, D.C.: National Academies Press, 2004), 58.

(13) Heggenhougen et al., *The Behavioural and Social Aspects of Malaria and Its Control*, 10.

(14) June Msechu, "Community's Perceptions and Use of Antimalarial Drugs in the Home Management of Malaria in Rural Tanzania," Fourth MIM Pan-African Malaria Conference, Yaoundé, Cameroon, November 15, 2005.

(15) Institute of Medicine, *Saving Lives, Buying Time*, 7.
(16) Heggenhougen et al., *The Behavioural and Social Aspects of Malaria and Its Control*, 50, 56.
(17) Helitzer et al., "The Role of Ethnographic Research in Malaria Control," 269–86.
(18) Ibid.
(19) M. Ettling et al., "Economic Impact of Malaria in Malawian Households," *Tropical Medicine and Parasitology* 45 (1994): 74–79.
(20) Ibid.
(21) Heggenhougen et al., *The Behavioural and Social Aspects of Malaria and Its Control*, 136.
(22) Michael and Elspeth King, *The Story of Medicine and Disease in Malawi: The 130 Years Since Livingstone* (Blantyre, Malawi: Montfort Press, 1992), 23–25.
(23) 2007年2月23日、著者はマラウイのチクァワを訪問した。
(24) Msechu, "Community's Perceptions and Use of Antimalarial Drugs."
(25) Tidiane Ndoye, "L'observance des traitements antipaludiques au Senegal: Le rôle des differents dispensateurs de traitements," Fourth MIM Pan-African Malaria Conference, Yaoundé, Cameroon, November 15, 2005.
(26) 2007年2月19日、マラウイのブランタイアにてヤミカニ・チマリゼニ博士を取材。
(27) Heggenhougen et al., *The Behavioural and Social Aspects of Malaria and Its Control*, 60.
(28) Caroline Jones, "The Social Reality of Malaria," Fourth MIM Pan-African Malaria Conference, Yaoundé, Cameroon, November 15, 2005.
(29) 2006年4月21日、著者はパナマ、パナマシティのゴーガス記念研究所を訪問した。
(30) Sir Malcolm Watson, *African Highway: The Battle for Health in Central Africa* (London: John Murray Publishers, 1953), 236.
(31) 2007年2月13日、マラウイ、ブランタイアのクイーンエリザベス病院でのカミジャ・フィリによる説明。
(32) 2007年2月14日、マラウイ、ブランタイアにてテンパ・ムズィラホワ博士を取材。
(33) World Health Organization, *World Malaria Report 2008*, Geneva,10.
(34) Institute of Medicine, *Saving Lives, Buying Time*, 221.
(35) Lars Hviid, "Immunology and Pathogenesis: Naturally Acquired Protective Immunity to *Plasmodium falciparum* Malaria in Africa," Fourth MIM Pan-African Malaria Conference, Yaoundé, Cameroon, November 16, 2005.
(36) Institute of Medicine, *Saving Lives, Buying Time*, 146.
(37) 2007年2月、マラウイ、ブランタイアにてテリー・テイラーを取材。
(38) Institute of Medicine, *Saving Lives, Buying Time*, 221.
(39) Ibid., 169.
(40) Donald McNeil, "Revisions Sharply Cut Estimates on Malaria," *New York Times*, September 23, 2008.
(41) 2008年1月8日、コネティカット州ニューヘブンにてソクラテス・リツィオスに取材。
(42) Jones, "The Social Reality of Malaria."
(43) Sheldon Watts, *Epidemics and History: Disease, Power, and Imperialism* (New Haven, Conn.: Yale University Press, 1997), 225.
(44) Donald G. McNeil, Jr., "Drug Partnership Introduces Cheap Antimalaria Pill," *New York Times*, March 1, 2007, A3. 2007年2月、カール・シーデルを取材。マラウイの女性や子供たちがうだるような病院のベンチに並んで、マラリア検査の結果待ちをしているのを目前にして、カール・シーデルは「この人たちは陽性判定が出ると安心するのです」と述べた。
(45) 2006年11月15日、マーチン・ヘイマンを取材。
(46) Institute of Medicine, *Saving Lives, Buying Time*, 314.
(47) Gerard Krause and Rainer Sauerborn, "Comprehensive Community Effectiveness of Health Care: A Study of Malaria Treatment in Children and Adults in Rural Burkina Faso," *Annals of Tropical Paediatrics* 20 (2000): 273–82.
(48) Heggenhougen et al., *The Behavioural and Social Aspects of Malaria and Its Control*, 151.

(49) W. Fungladda, "Health Behaviour and Illness Behaviour of Malaria: A Review." 以下に引用。Heggenhougen et al., *The Behavioural and Social Aspects of Malaria and Its Control*, 11.
(50) Tina Rosenberg, "The Scandal of 'Poor People's Diseases,'" *New York Times*, March 29, 2006.
(51) Patrick Brantlinger, "Victorians and Africans: The Genealogy of the Myth of the Dark Continent," *Critical Inquiry* 12, no. 1 (Autumn 1985): 166–203.
(52) Michael and Elspeth King, *The Story of Medicine and Disease in Malawi*, quoting Robert Laws, 40.
(53) David Livingstone and John Kirk, "Original Communications: Remarks on the African Fever on the River Zambezi." 1859年11月12日付、『メディカルタイムズ・アンド・ガゼット』の編集者宛の書簡。
(54) "Dr. Livingstone, the Great Explorer of Central Africa," *Harper's Weekly*, January 31, 1857.
(55) 1860年11月28日付、デイビッド・リビングストンの、ジェイムズ・オーミストン・マクウィリアム博士宛の書簡。*Transaction of the Epidemiological society of London*, 1860に発表。www.livingstoneonline.ucl.ac.ukにて閲覧可能。
(56) Michael and Elspeth King, *The Story of Medicine and Disease in Malawi*, 5. リヴィングストンを引用。
(57) 以下に引用。R. M. Packard, "Malaria Dreams: Postwar Visions of Health and Development in the Third World," *Medical Anthropology* 17 (1997): 179–96.
(58) Herbert S. Klein, *The Atlantic Slave Trade* (Cambridge, UK: Cambridge University Press, 1999), 185.
(59) Michael and Elspeth King, *The Story of Medicine and Disease in Malawi*, 30.
(60) Jeanne Whalen, "Novartis Cuts Price of Coartem to Help Fight Malaria in Africa," *Wall Street Journal*, October 2, 2006.
(61) 2005年11月12日、カメルーンのヤウンデにてボブ・レイバティを取材。
(62) "Developing Countries Slow to Order Coartem Despite Boost in Production," Kaisernetwork.org, January 19, 2006.
(63) Andrew Jack, "Up to 10m Malaria Tablets 'May Be Destroyed,'" *Financial Times*, July 24, 2006.

7 | 科学的解決法

(1) 2008年3月10日、マサチューセッツ州ケンブリッジのハーバード大学公衆衛生学部、ダイアン・ワース研究室を訪問。
(2) Roy Porter, *The Greatest Benefit to Mankind: A Medical History of Humanity* (New York: W. W. Norton, 1997), 437.
(3) Daniel Pick, "'*Roma o morte*': Garibaldi, Nationalism and the Problem of Psycho-biography," *History Workshop Journal* 57 (2004): 1–33.
(4) Frank M. Snowden, *The Conquest of Malaria: Italy, 1900–1962* (New Haven, Conn.: Yale University Press, 2006), 21.
(5) Ibid., 39–40.
(6) Dale C. Smith and Lorraine B. Sanford, "Laveran's Germ: The Reception and Use of a Medical Discovery," *American Journal of Tropical Medicine and Hygiene* 34, no. 1 (1985): 2–20.
(7) "Introduction: Part One, Recent Research in Malaria," *British Medical Bulletin* 8, no. 1 (1951); Robert S. Desowitz, *The Malaria Capers: More Tales of Parasites and People, Research and Reality* (New York: W. W. Norton, 1991), 167–68〔ロバート・S・デソウィッツ『マラリアvs.人間』(栗原豪彦訳、晶文社、1996年)〕, and Gordon Harrison, *Mosquitoes, Malaria and Man: A History of the Hostilities Since 1880* (New York: E. P. Dutton, 1978), 11.
(8) Douglas M. Haynes, *Imperial Medicine: Patrick Manson and the Conquest of Tropical Disease* (Philadelphia: University of Pennsylvania Press, 2001), 14.
(9) Smith and Sanford, "Laveran's Germ," 2–20.
(10) "North River Malaria," *New York Times*, July 13, 1884.
(11) Smith and Sanford, "Laveran's Germ," 2–20.

(12) Desowitz, *The Malaria Capers*, 169.〔デソウィッツ『マラリア vs. 人間』〕
(13) Haynes, *Imperial Medicine*, 14, 98.
(14) Ibid., 22–40.
(15) Ibid., 48, 51.
(16) David Soren and Noelle Soren, eds., *A Roman Villa and a Late Roman Infant Cemetery: Excavation at Poggio Gramignano Lugnano in Teverina* (Rome: L'erma di Bretschneider, 1999), 637.
(17) Stephen H. Gillespie and Richard D. Pearson, *Principles and Practice of Clinical Parasitology* (Hoboken, N.J.: John Wiley and Sons, 2001), 9.
(18) John Farley, "Parasites and the Germ Theory of Disease," *Milbank Quarterly* 67, suppl. 1 (1989): 50–68.
(19) Haynes, *Imperial Medicine*, 49–82.
(20) James Stevens Simmons, *Malaria in Panama* (Baltimore: Johns Hopkins University Press, 1939), 8–9.
(21) Ibid., 18; David McCullough, *The Path Between the Seas: The Creation of the Panama Canal, 1870–1914* (New York: Simon & Schuster, 1977), 134.
(22) McCullough, *The Path Between the Seas*, 159, 174.
(23) Press dispatch from Panama, "Is M. de Lesseps a Canal Digger or a Grave Digger?" *Harper's Weekly*, September 3, 1881.
(24) McCullough, *The Path Between the Seas*, 144.
(25) "North River Malaria."
(26) たとえば以下を参照。R. Patterson, "Dr. William Gorgas and His War with the Mosquito," *Canadian Medical Association Journal* 141 (6), September 15, 1989, 596.
(27) McCullough, *The Path Between the Seas*, 221–23.
(28) Patrick Manson, "On the Nature and Significance of the Crescentic and Flagellated Bodies in Malarial Blood," *British Medical Journal* (December 8, 1894).
(29) Haynes, *Imperial Medicine*, 90.
(30) W. F. Bynum and Caroline Overy, eds., *The Beast in the Mosquito: The Correspondence of Ronald Ross and Patrick Manson* (Amsterdam and Atlanta, Calif.: Rodopi B.V., 1998), 55, 125.
(31) Mark Harrison, *Public Health in British India: Anglo-Indian Preventive Medicine, 1859–1914* (London: Wellcome Institute for the History of Medicine), 1994.
(32) Ronald Ross, *Child of Ocean: A Romance* (London: George Allen and Unwin Ltd., 1932), 118.
(33) Bynum and Overy, eds., *The Beast in the Mosquito*, 321.
(34) Ronald Ross, "The Third Element of the Blood and the Malaria Parasite," *Indian Medical Gazette*, January 1894, 5–14.
(35) Bynum and Overy, eds., *The Beast in the Mosquito*, 5.
(36) Ibid., 1–321.
(37) Amico Bignami, "Hypotheses as to the Life-history of the Malarial Parasite Outside the Human Body," *Lancet* (November 21, 1896).
(38) Ernesto Capanna, "Grassi versus Ross: Who Solved the Riddle of Malaria?" *International Microbiology* 9 (2006): 69–74; Ronald Ross, *Memoirs* (London: John Murray, 1928), 337.
(39) Bignami, "Hypotheses as to the Life-history of the Malarial Parasite."
(40) Bynum and Overy, eds., *The Beast in the Mosquito*, 85.
(41) Ibid., 133.
(42) Ibid., 279.
(43) Ibid., 291.
(44) Ibid., 336.
(45) Ross, *Memoirs*, 339.
(46) Bynum and Overy, eds., *The Beast in the Mosquito*, 355.
(47) Ibid., 387.
(48) Ibid., 341.
(49) Bynum and Overy, eds., *The Beast in the Mosquito*, 357.
(50) Ross, *Memoirs*, 341.
(51) Bynum and Overy, eds., *The Beast in the Mosquito*, 411.
(52) Ross, *Memoirs*, 355.

(53) Bynum and Overy, eds., *The Beast in the Mosquito.*
(54) Ross, *Memoirs*, 455.
(55) Bynum and Overy, eds., *The Beast in the Mosquito*, 396.
(56) Ibid., 289.
(57) Capanna, "Grassi *versus* Ross," 69–74.
(58) Bynum and Overy, eds., *The Beast in the Mosquito*, 466.
(59) Lewis W. Hackett, *Malaria in Europe: An Ecological Study* (London: Oxford University Press, 1937), 12.
(60) Ibid., 12.
(61) Bynum and Overy, eds., *The Beast in the Mosquito*, 437.
(62) J. M. Hurley, "Is the Mosquito a Disseminator of Malaria?" *Pacific Medical Journal* 48 (1905): 338–42. 以下に引用。F. Ellis McKenzie and Ebrahim M. Samba, "The Role of Mathematical Modeling in Evidence-based Malaria Control," *American Journal of Tropical Medicine and Hygiene* 71, suppl. 2 (2004): 94–96.
(63) Bynum and Overy, eds., *The Beast in the Mosquito*, 390.
(64) Ross, *Memoirs*, 365.
(65) Harrison, *Public Health in British India*, 159.
(66) Ross, *Memoirs*, 430.
(67) Bynum and Overy, eds., *The Beast in the Mosquito*, 449.
(68) 以下に引用。N. H. Swellengrebel, "How the Malaria Service in Indonesia Came into Being, 1898–1948," *The Journal of Hygiene* 48, no. 2 (June 1950): 146–57.
(69) Snowden, *The Conquest of Malaria*, 46.
(70) Hackett, *Malaria in Europe*, 16.
(71) Ross, *Memoirs*, 415.
(72) S. R. Christophers, Second Report of the Anti-malarial Operations at Mian Mir, 1901–1903: Scientific Memoirs by the Officers of the Medical and Sanitary Departments of the Government of India, 1904.
(73) Bynum and Overy, eds., *The Beast in the Mosquito*; W. F. Bynum, "'Reasons for Contentment': Malaria in India, 1900–1920," *Parassitologia* 40 (1998): 19–27.
(74) Snowden, *The Conquest of Malaria*, 158.
(75) Sir Malcolm Watson, *African Highway: The Battle for Health in Central Africa* (London: John Murray Publishers, 1953), 236.
(76) James Whorton, *Before Silent Spring: Pesticides and Public Health in Pre-DDT America* (Princeton, N.J.: Princeton University Press, 1974), 6–41.
(77) L. O. Howard, *Fighting the Insects: The Story of an Entomologist* (New York: Arno Press, 1980).
(78) Andrew Spielman and Michael D'Antonio, *Mosquito: A Natural History of Our Most Persistent and Deadly Foe* (New York: Hyperion, 2001), 118; Gordon Harrison, *Mosquitoes, Malaria and Man*, 168.
(79) John Farley, *To Cast Out Disease: A History of the International Health Division of the Rockefeller Foundation (1913–1951)* (Oxford: Oxford University Press, 2004), 111.
(80) Ibid., 118.
(81) 以下に引用。Hugh Evans, "European Malaria Policy in the 1920s and 1930s: The Epidemiology of Minutiae," *Isis* 80, no. 301 (March 1989): 40–59.
(82) Gordon Harrison, *Mosquitoes, Malaria and Man*, 185.
(83) Hackett, *Malaria in Europe*, 16.
(84) Howard, *Fighting the Insects*, 120.
(85) Hackett, *Malaria in Europe*, 40–41.
(86) Paul F. Russell, "Identification of the Larvae of the Three Common *Anopheline* Mosquitoes of the Southern United States," *American Journal of Epidemiology* 5 (March 1925): 149–74.
(87) Hackett, *Malaria in Europe*, 273.
(88) Ibid., 235.
(89) Ibid., 266.
(90) "Will Tropical Medicine Move to the Tropics?" *Lancet* 347, no. 9002 (1995).
(91) David Arnold, *The New Cambridge History of India: Science, Technology, and Medicine in Colonial India* (Cambridge, UK: Cambridge University Press, 2000), 145–46.

(92) E. Richard Brown, "Public Health in Imperialism: Early Rockefeller Programs at Home and Abroad," *American Journal of Public Health* 66, no. 9 (1976): 897–903.
(93) William E. Collins and John W. Barnwell, "A Hopeful Beginning for Malaria Vaccines," *New England Journal of Medicine* 359 (December 11, 2008): 2599–601; Judith E. Epstein, "What Will a Partly Protective Malaria Vaccine Mean to Mothers in Africa?" *Lancet* 370, no. 9598 (November 3, 2007): 1523–24.
(94) Ben C. L. van Schaijk et al., "Gene Disruption of *Plasmodium falciparum p52* Results in Attenuation of Malaria Liver Stage Development in Cultured Primary Human Hepatocytes," *PLoS One* 3, no. 10 (October 28, 2008); Jason Fagone, "The Scientist Ending Malaria with His Army of Mosquitoes," *Esquire*, December 8, 2008.
(95) Louis Miller, quoted in Susan Okie, "Betting on a Malaria Vaccine," *New England Journal of Medicine* 353 (November 3, 2005): 1877–81.
(96) Mary Moran et al., *The Malaria Product Pipeline: Planning for the Future* (Sydney, Australia: George Institute for International Health, 2007).
(97) 2008年3月10日、ダイアン・ワースを取材。
(98) Kathryn S. Aultman et al., "*Anopheles gambiae* Genome: Completing the Malaria Triad," *Science* 298, no. 5591 (October 4, 2002): 13; "Gateses Give Record $5 Billion Gift to Foundation," *New York Times*, June 3, 1999.
(99) 2008年3月10日、マサチューセッツ州ケンブリッジのハーバード大学公衆衛生学部、ダイアン・ワース研究室を訪問。

8 | 消えたマラリア

(1) M. J. Dobson, "'Marsh Fever': The Geography of Malaria in Eng land," *Journal of Historical Geography*, 6, no. 4 (1980): 357–89.
(2) Paul Reiter, "From Shakespeare to Defoe: Malaria in England in the Little Ice Age," *Emerging Infectious Diseases* 6, no. 1 (January–February 2000): 1–11.
(3) Dobson, "'Marsh Fever,'" 357–89.
(4) Ibid., 357–89.
(5) Lewis W. Hackett, *Malaria in Europe: An Ecological Study* (London: Oxford University Press, 1937), 174.
(6) Jon Kukla, "Kentish Agues and American Distempers: The Transmission of Malaria from England to Virginia in the Seventeenth Century," *Southern Studies* 25, no. 2 (Summer 1986): 135–47.
(7) William MacArthur, "A Brief Story of English Malaria," *British Medical Bulletin* 8, no. 1 (1951): 76–79.
(8) Stephen Frenkel and John Western, "Pretext or Prophylaxis? Racial Segregation and Malarial Mosquitoes in a British Tropical Colony: Sierra Leone," *Annals of the Association of American Geographers* 78, no. 2 (June 1988): 211–28; J.W.W. Stephens and S. R. Christophers, "The Segregation of Europeans," Report to the Malaria Committee of the Royal Society, October 1, 1900.
(9) John W. Cell, "Anglo-Indian Medical Theory and the Origins of Segregation in West Africa," *The American Historical Review* 91, no. 2 (April 1986): 307–35.
(10) Mark Harrison, "Medicine and the Culture of Command: The Case of Malaria Control in the British Army During the Two World Wars," *Medical History* 40 (1996): 437–52.
(11) W. E. Baker, T. E. Dempster, and H. Yule, "The Prevalence of Organic Disease of the Spleen as a Test for Detecting Malarious Localities in Hot Climates" (Calcutta: Office of Superintendent of Government Printing, 1868), 14; Ian Stone, *Canal Irrigation in British India* (Cambridge, UK: Cambridge University Press, 1984), 18–20.
(12) Elizabeth Whitcombe, *Agrarian Conditions in Northern India: The United Provinces Under British Rule, 1860–1900* (Berkeley: University of California Press, 1972), 62–64, 88.
(13) David Arnold, *The New Cambridge History of India: Science, Technology, and Medicine in Colonial India* (Cambridge, UK: Cambridge

University Press, 2000), 115.
(14) Whitcombe, *Agrarian Conditions in Northern India*, 25.
(15) 以下から。www.rainwaterharvesting.org/Rural/Traditional2.htm#Beng.
(16) Baker, Dempster, and Yule, "The Prevalence of Organic Disease of the Spleen," 11.
(17) H. E. Shortt and P.C.C. Garnham, "Samuel Rickard Christophers, 27 November 1873–19 February 1978," *Biographical Memoirs of Fellows of the Royal Society* 25 (November 1979): 179–207.
(18) W. F. Bynum, "'Reasons for Contentment': Malaria in India, 1900–1920," *Parassitologia* 40 (1998): 19–27.
(19) Sheldon Watts, "British Development Policies and Malaria in India 1897–c. 1929," *Past and Present* (November 1999): 141–81.
(20) Ibid., 141–81.
(21) Mridula Ramana, "Florence Nightingale and Bombay Presidency," *Social Scientist* 30, no. 9/10 (September–October 2002): 31–46.
(22) Raymond E. Dumett, "The Campaign Against Malaria and the Expansion of Scientific Medical and Sanitary Services in British West Africa, 1898–1910," *African Historical Studies* 1, no. 2 (1968): 153–97.
(23) J.W.W. Stephens, "Discussion on the Prophylaxis of Malaria," *British Medical Journal* (September 17, 1904).
(24) Erwin H. Ackerknecht, *Malaria in the Upper Mississippi Valley, 1760–1900* (Baltimore: Johns Hopkins University Press, 1945), 5, 23, 25, 39, 44.
(25) Ibid., 33–34.
(26) Marie D. Gorgas and Burton J. Hendrick, *William Crawford Gorgas: His Life and Work* (New York: Doubleday, Page and Company, 1924), 41; John M. Gibson, *Physician to the World: The Life of General William C. Gorgas* (Durham, N.C.: Duke University Press, 1950), 27.
(27) Gibson, *Physician to the World*, 35, 40.
(28) Gorgas and Hendrick, *William Crawford Gorgas*, 6, 47; Paul Starr, *The Social Transformation of American Medicine* (New York: Basic Books, 1982), 81–85, 115–16.
(29) Gibson, *Physician to the World*, 35, 43, 50; Gordon Harrison, *Mosquitoes, Malaria and Man: A History of the Hostilities Since 1880* (New York: E. P. Dutton, 1978), 158–59; David McCullough, *The Path Between the Seas: The Creation of the Panama Canal, 1870–1914* (New York: Simon & Schuster, 1977), 412.
(30) Gorgas and Hendrick, *William Crawford Gorgas*, 122; Gibson, *Physician to the World*, 67; McCullough, *The Path Between the Seas*, 412, 415.
(31) McCullough, *The Path Between the Seas*, 407–08, 423; Gibson, *Physician to the World*, 103, 126.
(32) James Stevens Simmons, *Malaria in Panama* (Baltimore: Johns Hopkins University Press, 1939), 95; Gorgas and Hendrick, *William Crawford Gorgas*, 153; McCullough, *The Path Between the Seas*, 416.
(33) Simmons, *Malaria in Panama*, 168; David A. Warrell and Herbert M. Gilles, *Essential Malariology*, 4th ed. (New York: Hodder Arnold, 2002), 331.
(34) Simmons, *Malaria in Panama*, 27; McCullough, *The Path Between the Seas*, 416, 420.
(35) Gibson, *Physician to the World*, 134.
(36) Ibid., 105, 107, 119, 132; McCullough, *The Path Between the Seas*, 421, 452.
(37) Gibson, *Physician to the World*, 123.
(38) Gorgas and Hendrick, *William Crawford Gorgas*, 164.
(39) McCullough, *The Path Between the Seas*, 423.
(40) Ibid., 448, 451, 452, 458; Gibson, *Physician to the World*, 113–14.
(41) McCullough, *The Path Between the Seas*, 467–68.
(42) Dumett, "The Campaign Against Malaria," 153–97.
(43) Simmons, *Malaria in Panama*, 96; Harrison, *Mosquitoes, Malaria and Man*, 166–67; McCullough, *The Path Between the Seas*, 468; Gibson, *Physician to the World*, 150.

(44) Simmons, *Malaria in Panama*, 6, 36–50, 52, 56.
(45) "The Real Builders of the Panama Canal," *New York Times*, October 22, 1912; B. W. Higman, "Black Labor on a White Canal: Panama, 1904–1981 (Review)," *American Historical Review* 92 (June 1987): 778.
(46) "Magoon Here, Replies to Poultney Bigelow," *New York Times*, January 29, 1906, 1.
(47) Michael Conniff, *Black Labor on a White Canal: Panama, 1904–1981* (Pittsburgh: University of Pittsburgh Press, 1985), 32, 38.
(48) McCullough, *The Path Between the Seas*, 576–77.
(49) "Panama Made Safe, Says Col. Gorgas," *New York Times*, June 13, 1907.
(50) "Roosevelt Photo Gets Scant Applause," *New York Times*, November 30, 1907.
(51) James L. A. Webb, *Humanity's Burden: A Global History of Malaria* (New York: Cambridge University Press, 2009), 78.
(52) L. Schuyler Fonaroff, "Geographic Notes on the Barbados Malaria Epidemic," *The Professional Geographer* 18, no. 3 (May 1966): 155–63.
(53) *L. D. Hand v. Alabama Power Company* の訴訟におけるゴーガス将軍の証言より。1915年2月11日、アラバマ州アニストンのロバート・L・ヒューズによって *The Great Destroyers* という小冊子の形で出版された。
(54) Conniff, *Black Labor on a White Canal*, 30.
(55) McCullough, *The Path Between the Seas*, 501, 582.
(56) "Gorgas's Conquest of Disease," *New York Times*, September 22, 1912, X7.
(57) McCullough, *The Path Between the Seas*, 503, 587.
(58) "Roosevelt Photo Gets Scant Applause."
(59) Gibson, *Physician to the World*, 179, 180, 209.
(60) Ibid., 165, 172, 176–77, 208.
(61) Malcolm Gladwell, "The Mosquito Killer: Millions of People Owe Their Lives to Fred Soper. Why Isn't He a Hero?" *The New Yorker*, July 2, 2001.
(62) Gibson, *Physician to the World*, 184, 197.
(63) Henry Welles Durham, "The Clean-up of Panama," *New York Times*, July 28, 1914, 6; L. H. Woolsey, "Executive Agreements Relating to Panama," *American Journal of International Law* 37, no. 3 (July 1943): 482–89.
(64) H. R. Carter, "The Effect of Variation of Level of Impounded Water on the Control of *Anopheles* Production," *Southern Medical Journal* 17, no. 8 (August 1924): 575–78.
(65) Harvey H. Jackson, *Putting Loafing Streams to Work: The Building of Lay, Mitchell, Martin, and Jordan Dams, 1910–1929* (Tuscaloosa: University of Alabama Press, 1997), 40.
(66) *L. D. Hand v. Alabama Power Company* の訴訟におけるゴーガス将軍の証言より。
(67) 正確さを期して修正した——原本のものは耳で聞いた発音をもとに書かれている。Jack Kytle, "I'm Allus Hongry," in James Seay Brown, Jr., ed., *Up Before Daylight: Life Histories from the Alabama Writers' Project, 1938–1939* (Tuscaloosa: University of Alabama Press, 1982), 125–26.
(68) Jackson, *Putting Loafing Streams to Work*, 46.
(69) 1913年3月12日付のT. H. D. グリフィッツよりヘンリー・ローズ・カーター宛の書簡。フィリップ・S・ヘンチ・ウォルター・リードの黄熱病コレクション www.etext.lib.virginia.edu/etcbin/fever-browseprint?id=01022015 にて閲覧可能。
(70) 正確さを期して修正した——原本のものは耳で聞いた発音をもとに書かれている。Kytle, "I'm Allus Hongry," 125–26.
(71) W. H. Sanders, "Annual Report of the Board of Health of Alabama," Montgomery, Ala.: December 1914.
(72) Harvey H. Jackson, Putting Loafing Streams to Work, 37, 51.
(73) 2006年8月9日、ハーベイ・ジャクソンを取材。
(74) 正確さを期して修正した——原本のものは耳で聞いた音をもとにしている。以下に引用。Jackson, *Putting Loafing Streams to Work*, 49, 52; Thomas Martin, *Forty Years of the Ala-*

bama Power Company, 1911–1951 (New York: Newcomen Society in North America, 1952), 13.
(75) *L.D. Hand v. Alabama Power Company* の訴訟におけるゴーガス将軍の証言より。
(76) *Landrift D. Hand v. Louisville Nashville Railroad Company*, Circuit Court, Shelby County, Ala., December 11, 1914.
(77) 2006年8月22日、アンドリュー・スピールマンとの通信。
(78) *L.D. Hand v. Alabama Power Company* の訴訟におけるゴーガス将軍の証言より。
(79) 2006年10月10日、アンドリュー・スピールマンとの通信。*L.D. Hand v. Alabama Power Company* の訴訟におけるゴーガス将軍の証言より。
(80) *Alabama Power Co. v. Carden*, Supreme Court of Alabama, 189 Ala. 384, 66 So. 596, November 7, 1914.
(81) Carter, "The Effect of Variation of Level of Impounded Water," 575–78.
(82) Samuel W. Welch, "Annual Report of the State Board of Health of Alabama," Montgomery, Ala., December 31, 1917.
(83) 「法を遵守してダムを建設したのならば、水の逆流を放置しても罪にはならない」。*Burnett v. Alabama Power Company*, 199 Ala. 337, 74 So. 459, December 21, 1916.
(84) Theodore Steinberg, *Nature Incorporated: Industrialization and the Waters of New England* (Cambridge, UK: Cambridge University Press, 1991), 244; also Walter H. Voskuil, *The Economics of Water Power Development* (Chicago and New York: A.W. Shaw Company, 1928), 15; and Ackerknecht, *Malaria in the Upper Mississippi Valley*, 72.
(85) Ann Vileisis, *Discovering the Unknown Landscape: A History of America's Wetlands* (Washington, D.C.: Island Press), 64, 67, 82.
(86) 合衆国では動物種の半分が今や絶滅を危惧されており、絶滅危惧植物の三分の一は湿地の生息地からいなくなっている。Ibid., 123, 124, 270.
(87) Ackerknecht, *Malaria in the Upper Mississippi Valley*, 94.
(88) 以下を参照。www.tva.gov/heritage/fdr/index.htm; Andrew Spielman and Michael D'Antonio, *Mosquito: A Natural History of Our Most Persistent and Deadly Foe* (New York: Hyperion, 2001), 152.
(89) Margaret Humphreys, *Malaria: Poverty, Race, and Public Health in the United States* (Baltimore: Johns Hopkins University Press, 2001), 111; John Duffy, "Impact of Malaria on the South," in Todd L. Savitt and James Harvey Young, eds., *Disease and Distinctiveness in the American South* (Knoxville: University of Tennessee Press, 1988), 50.
(90) Voskuil, *The Economics of Water Power Development*, 146; T.H.D. Griffitts, "Impounded Waters and Malaria," *Southern Medical Journal* 19 (1926): 367–70; Carter, "The Effect of Variation of Level of Impounded Water," 575–78.
(91) 以下を参照。www.tva.gov/heritage/fdr/index.htm; Spielman and D'Antonio, *Mosquito*, 152.
(92) Humphreys, *Malaria*, 142.
(93) Mark Overton, "Agricultural Revolution in England, 1500–1850." www.bbc.co.uk/history にて閲覧可能。
(94) Hackett, *Malaria in Europe*, 89.
(95) Mark Overton, "The Diffusion of Agricultural Innovations in Early Modern England: Turnips and Clover in Norfolk and Suffolk, 1580–1740," *Transactions of the Institute of British Geographers*, New Series, 10, no. 2 (1985): 205–21.
(96) E. L. Jones, "Agriculture and Economic Growth in England, 1660–1750: Agricultural Change," *The Journal of Economic History* 25, no. 1 (March 1965): 1–18.
(97) Hackett, *Malaria in Europe*, 56, 63, 69.
(98) Ibid., 64.
(99) Letter from Dr. Livingstone to the editor, *Medical Times and Gazette*, January 26, 1863.
(100) www.bbc.co.uk/history/british/empire_seapower/agricultural_revolution_02.shtml.
(101) Dobson, "'Marsh Fever,'" 357–89.

9 | スプレーガン戦争

(1) O. R. McCoy, "Malaria and the War," *Science* 100, no. 2607 (December 15, 1944): 535–39.
(2) Mark Harrison, "Medicine and the Culture of Command: The Case of Malaria Control in the British Army During the Two World Wars," *Medical History* 40 (1996): 437–52.
(3) Frank M. Snowden, *The Conquest of Malaria: Italy, 1900–1962* (New Haven, Conn.: Yale University Press, 2006), 188–89.
(4) Anne O'Hare McCormick, "Undoing the German Campaign of the Mosquito," *New York Times*, September 13, 1944.
(5) Snowden, *The Conquest of Malaria*, 196–97.
(6) John H. Perkins, "Reshaping Technology in Wartime: The Effect of Military Goals on Entomological Research and Insect-Control Practices," *Technology and Culture* 19, no. 2 (April 1978): 169–86.
(7) Christopher J. Bosso, *Pesticides and Politics: The Life Cycle of a Public Issue* (Pittsburgh: University of Pittsburgh Press, 1987), 30.
(8) George W. Ware and David M. Whitacre, *The Pesticide Book*, 6th ed. (Willoughby, Ohio: MeisterPro Information Resources, 2004); "Toxicological Profile for DDT, DDE, and DDD," Agency for Toxic Substance and Disease Registry, 2002; International Programme on Chemical Safety, "Global Assessment of the State-of-the-Science of Endocrine Disruptors," World Health Organization, 2002.
(9) Ware and Whitacre, *The Pesticide Book*; Edmund Russell, "The Strange Career of DDT: Experts, Federal Capacity, and Environmentalism in World War II," *Technology and Culture* 40 (1999): 770–96.
(10) Bosso, *Pesticides and Politics*, 30.
(11) "Public to Receive DDT Insecticide," *New York Times*, July 27, 1945.
(12) Bosso, *Pesticides and Politics*, 31.
(13) Perkins, "Reshaping Technology in Wartime," 169–86.
(14) Waldemar Kaempeffert, "DDT, the Army's Insect Powder, Strikes a Blow Against Typhus and for Pest Control," *New York Times*, June 4, 1944.
(15) Joshua Blu Buhs, *The Fire Ant Wars: Nature, Science, and Public Policy in Twentiethcentury America* (Chicago: University of Chicago Press, 2004), 69.
(16) E. P. Russell III, "Speaking of Annihilation: Mobilizing for War Against Human and Insect Enemies, 1914–1945," *Journal of American History* 82 (1996): 1505–29.
(17) Ibid.
(18) James Whorton, *Before Silent Spring: Pesticides and Public Health in Pre-DDT America* (Princeton, N.J.: Princeton University Press, 1974), 249.
(19) Blu Buhs, *The Fire Ant Wars*, 68.
(20) Russell, "Speaking of Annihilation," 1505–29.
(21) Clay Lyle, "Achievements and Possibilities in Pest Eradication," *Journal of Economic Entomology* 40 (February 1947): 1–8.
(22) Bosso, *Pesticides and Politics*, 81.
(23) 以下に引用。Gordon Harrison, *Mosquitoes, Malaria and Man: A History of the Hostilities Since 1880* (New York: E. P. Dutton, 1978), 223.
(24) John Farley, *To Cast Out Disease: A History of the International Health Division of the Rockefeller Foundation (1913–1951)* (Oxford: Oxford University Press, 2004), 143.
(25) Ibid., 130.
(26) John Duffy, ed., *Ventures in World Health: The Memoirs of Fred Lowe Soper* (Washington, D.C.: Pan American Health Organization, 1977), viii.
(27) Malcolm Gladwell, "The Mosquito Killer: Millions of People Owe Their Lives to Fred Soper. Why Isn't He a Hero?" *The New Yorker*, July 2, 2001.
(28) Farley, *To Cast Out Disease*, 144.
(29) 以下に引用。Harrison, *Mosquitoes, Malaria and Man*, 223.
(30) Peter J. Brown, "Malaria, *Miseria*, and Underpopulation in Sardinia: The 'Malaria Blocks Development' Cultural Model," *Medical*

Anthropology 17 (1997): 239–54.
(31) Ibid.
(32) John N. Popham, "Report Progress in Malaria Fight," *New York Times*, December 7, 1948.
(33) Blu Buhs, *The Fire Ant Wars*, 73; "DDT Saves the Pines," *New York Times*, September 6, 1947; "Conservation: The Menace of DDT," *New York Times*, March 1, 1959.
(34) 2006年3月22日、アンナ・オペルを取材。
(35) Sonia Shah, *Crude: The Story of Oil* (New York: Seven Stories, 2004), 18.
(36) Harrison, *Mosquitoes, Malaria and Man*, 230–31; Andrew Spielman and Michael D'Antonio, *Mosquito: A Natural History of Our Most Persistent and Deadly Foe* (New York: Hyperion, 2001), 149.
(37) Snowden, *The Conquest of Malaria*, 205; Harrison, *Mosquitoes, Malaria and Man*, 229; Andrew Spielman et al., "Time Limitation and the Role of Research in the World-wide Attempt to Eradicate Malaria," *Journal of Medical Entomology* 30, no. 1 (January 1993): 6–19.
(38) Farley, *To Cast Out Disease*, 285.
(39) Gladwell, "The Mosquito Killer."
(40) Randall Packard, *The Making of a Tropical Disease: A Short History of Malaria* (Baltimore: Johns Hopkins University Press, 2007), 144.
(41) "U.N. Gains Ground Against Malaria," *New York Times*, June 7, 1952.
(42) M. J. Dobson et al., "Malaria Control in East Africa: The Kampala Conference and the Pare-Taveta Scheme: A Meeting of Common and High Ground," *Parassitologia* 42 (2000): 149–166.
(43) Perkins, "Reshaping Technology in Wartime," 169–86.
(44) Russell, "The Strange Career of DDT," 770–96.
(45) Paul F. Russell, "Lessons in Malariology from World War II," *American Journal of Tropical Medicine* 26 (1946): 5–13.
(46) "Public to Receive DDT Insecticide."
(47) Russell, "Speaking of Annihilation," 1505–29.
(48) Russell, "The Strange Career of DDT," 770–96.
(49) Perkins, "Reshaping Technology in Wartime," 169–86.
(50) Whorton, *Before Silent Spring*, 251.
(51) Bosso, *Pesticides and Politics*, 63.
(52) Perkins, "Reshaping Technology in Wartime," 169–86.
(53) "Flies Resist DDT," *New York Times*, October 31, 1948.
(54) WHO Expert Committee on Malaria, 1947, "Report on Dr. Pampana's Mission to Greece and Italy," WHO Docs., IC/Mal/8/21, August 1947. 以下に引用。Harrison, *Mosquitoes, Malaria and Man*, 233.
(55) "Flies Resist DDT."
(56) Popham, "Report Progress in Malaria Fight."
(57) Paul F. Russell, *Man's Mastery of Malaria* (London: Oxford University Press, 1955), 148.
(58) Greer Williams, *The Plague Killers: Untold Stories of Three Great Campaigns Against Disease* (New York: Charles Scribner's Sons, 1969), 175.
(59) J. A. Nájera, "Malaria and the Work of the WHO," *Bulletin of the World Health Organization* 67, no. 3 (1989): 229–43.
(60) Ibid.
(61) Socrates Litsios, "Malaria and International Health Organizations," prepared for "Philanthropic Foundations and the Globalization of Scientific Medicine," Quinnipiac University, November 6–18, 2003, quoting WHO, Eighth World Health Assembly, Mexico, May 10–27, 1955. Official Records of the WHO, No. 63: 205.
(62) James L. A. Webb, *Humanity's Burden: A Global History of Malaria* (New York: Cambridge University Press, 2009), 167; "Soviet Aid Offer on Malaria Cited," *New York Times*, January 12, 1958.
(63) R. M. Packard, "'No Other Logical Choice': Global Malaria Eradication and the Politics of International Health in the Post-war Era," *Parassitologia* 40 (1998), 217–29.

(64) "Malaria Eradication," Report and Recommendations of the International Development Advisory Board, Washington, D.C., April 13, 1956.

(65) Harry Cleaver, "Malaria and the Political Economy of Public Health," *International Journal of Health Services* 7, no. 4 (1977): 557–79.

(66) "Malaria Eradication."

(67) Ibid.

(68) Ibid.

(69) G. Sambasivan, "Roundtable Discussion: WHO's Passive Role," *World Health Forum* 1, nos. 1, 2 (1980): 8–33.

(70) "Mosquitoes Developing an Armor Against DDT After 9-year War," *New York Times*, March 14, 1952.

(71) Robert K. Plumb, "Dichloro-diphenyl-trichloroethane," *New York Times*, January 16, 1955.

(72) Spielman and D'Antonio, *Mosquito*, 150; Laurie Garrett, *The Coming Plague: Newly Emerging Diseases in a World Out of Balance* (New York: Penguin Books, 1994), 50; C. P. Gilmore, "Malaria Wins Round 2," *New York Times*, September 25, 1966; Jean Mouchet, "Agriculture and Vector Resistance," *Insect Science and Its Application* 9, no. 3 (1988): 297–302; Harrison, *Mosquitoes, Malaria and Man*, 295; U. D'Alessandro and H. Buttiëns, "History and Importance of Antimalarial Drug Resistance," *Tropical Medicine and International Health* 6, no. 11 (November 2001): 845–48.

(73) William G. Brogdon and Janet C. McAllister, "Insecticide Resistance and Vector Control," *Emerging Infectious Diseases* 4, no. 4 (October–December 1998): 605–13.

(74) Brown, "Malaria, *Miseria*, and Underpopulation in Sardinia," 239–54.

(75) Willard H. Wright, *Forty Years of Tropical Medicine Research: A History of the Gorgas Memorial Institute of Tropical and Preventive Medicine, Inc., and the Gorgas Memorial Laboratory* (Baltimore: Reese Press, 1970), 102.

(76) 実際のところ、耐性を持った蚊の問題は、ラッセルやIDABが示唆したほどにはすっきりしたものではなかった。DDTの猛攻撃を受けたとき、致命的なDDT中毒を避けられる蚊ならば、強力なアドバンテージを得たのだ。確かに。この化合物を吸収しても影響を受けない蚊は本当に危険だ。DDTに抵抗性があるし、効率よくマラリアを伝染させるからだ。しかし別のものもいたのだ。多くのアノフェレス属の蚊にとって、DDT処理をした物の表面は体を痛めるものであり、刺すことも休憩することも、その両方も、まったくさせずに、体を衰弱させるこの薬品の存在しない戸外へ追い出すものだった。ある研究によると、5匹のうち3匹もの蚊がDDTを処理した物の表面を積極的に避けた。理論上は、このようなDDTを避ける蚊が子孫の大群を生むチャンスは、DDT耐性の蚊と同じように多いはずだが、DDT耐性の蚊とは違って、彼らの生存戦略はヒトを刺してマラリアを感染させる機会をずっと少なくさせている。換言すれば、たとえ多くの感受性の蚊をDDTで殺せなくても、十分な数の蚊を寄せ付けなくし、同じ効果を発揮するのだ。すなわち、マラリア伝染の停止である。"Malaria eradication," Report and Recommendations of the International Development Advisory Board, Washington, D.C., April 13, 1956.

(77) Williams, *The Plague Killers*, 175–76; Spielman et al., "Time Limitation and the Role of Research," 6–19.

(78) Dwight D. Eisenhower, "Annual Message to the Congress on the State of the Union," January 9, 1958, via the American Presidency Project, www.americanpresidency.org.

(79) Howard A. Rusk, "Aiding Fight on Malaria," *New York Times*, December 15, 1957.

(80) "U.S. Will Help India Eradicate Malaria," *New York Times*, December 6, 1957.

(81) M. A. Farid, "The Malaria Programme: From Euphoria to Anarchy," *World Health Forum* 1, no. 1 (1980): 8–33; "U.S. Will Help India Eradicate Malaria."

(82) Robert S. Desowitz, *The Malaria Capers: More Tales of Parasites and People, Research and Reality* (New York: W. W. Norton, 1991), 214〔ロバート・S・デソウィッツ『マラリア

vs. 人間』(栗原豪彦訳、晶文社、1996年)〕; M.G. Candau, "World Acts to Combat Malaria," *New York Times*, March 19, 1960.
(83) Packard, *The Making of a Tropical Disease*, 157.
(84) "WHO Reports 11 Countries Have Eradicated Malaria," *New York Times*, January 24, 1960; Candau, "World Acts to Combat Malaria."
(85) Desowitz, *The Malaria Capers*, 14〔デソウィッツ『マラリア vs. 人間』〕; Amy Yomiko Vittor et al., "The Effect of Deforestation on the Human-biting Rate of *Anopheles darlingi*, the Primary Vector of *Falciparum* Malaria in the Peruvian Amazon," *American Journal of Tropical Medicine and Hygiene* 74, no. 1 (2006): 3–11.
(86) Harrison, *Mosquitoes, Malaria and Man*, 242–43; Gilmore, "Malaria Wins Round 2."
(87) Julian de Zulueta and François Lachance, "A Malaria-Control Experiment in the Interior of Borneo," *Bulletin of the World Health Organization* 15 (1956): 673–93.
(88) Brown, "Malaria, *Miseria*, and Underpopulation in Sardinia," 239–54.
(89) Gilmore, "Malaria Wins Round 2."
(90) De Zulueta and Lachance, "A Malaria-Control Experiment in the Interior of Borneo," 673–93.
(91) Spielman and D'Antonio, *Mosquito*, 172; "Dr. Paul F. Russell, 89; Specialist on Malaria," *New York Times*, November 9, 1983.
(92) Garrett, *The Coming Plague*, 49.
(93) T. H. Weller, "World Health in a Changing World," *Journal of Tropical Medicine and Hygiene* 77, suppl. (April 1974): 54–61.
(94) Geoffrey M. Jeffery, "Malaria Control in the Twentieth Century," *American Journal of Tropical Medicine and Hygiene* 24, no. 3 (1976): 361–71.
(95) F. Y. Cheng, "Deterioration of Thatch Roofs by Moth Larvae after House Spraying in the Course of a Malaria Eradication Programme in North Borneo," *Bulletin of the World Health Organization* 28 (1963): 136–37.
(96) Gordon R. Conway, "Ecological Aspects of Pest Control in Malaysia," from J. T. Farvar and J. P. Milton, eds., *The Careless Technology: Ecology and International Development* (New York: Natural History Press, 1972).
(97) Arthur Brown, "Personal Experiences in the Malaria Eradication Campaign, 1955–1962," *Journal of the Royal Society of Medicine* 95, no. 3 (March 2002): 154–56.
(98) D. K. Visnawathan, *The Conquest of Malaria in India: An Indo-American Cooperative Effort* (Madras, India: Company Law Institute Press, 195), cited in Harrison, *Mosquitoes, Malaria and Man*, 241.
(99) Tom Harrisson, "Operation Cat-drop," *Animals* 5 (1965): 512–13.
(100) R.A.F. *Operations Record Book*, Changi, Singapore, March 1960.
(101) R. M. Packard, "Malaria Dreams: Postwar Visions of Health and Development in the Third World," *Medical Anthropology* 17 (1997): 179–96.
(102) Visnawathan, *The Conquest of Malaria in India*, 195, cited in Harrison, *Mosquitoes, Malaria and Man*, 241.
(103) T・C・ボイルはこう書いている。「14,000の小さなパラシュートには、虹の中のどれかの色をしたネコたち、片耳の、耳なしの、尻尾が半分の、3本足のネコたちが(パラシュートの)背負い革をつけもらって〔…〕回転しながらみんな巨大な雪片のように空から降りて来たのを見たはずだ」。ボイルの架空の14,000という絵柄は、ボルネオの物語を改作し、さかんに繰り返されるようになった。「素晴らしく、感動的な、ディズニー風のこの物語は、実際にはWHOと何の関係もなかった。この物語は何度も再現され、本や、雑誌や、インターネットに掲載されたが、実証するものも典拠もなかった。一旦ネコが袋からでると、二度と戻せはしなかった」と、WHOの司書トーマス・アレンが質問に答えているT. C. Boyle, "Top of the Food Chain," in *Without a Hero: Stories* (New York: Viking, 1994); Carole Modis, "Operation Cat Drop," *Quarterly News of the Association of Former WHO Staff* (April–June 2005). 2008年1月15日、トーマス・アレンとの交信。

(104) Harrison, *Mosquitoes, Malaria and Man*, 244.
(105) 以下に引用。Gladwell, "The Mosquito Killer."
(106) Harrison, *Mosquitoes, Malaria and Man*, 254.
(107) "DDT: Its Days as a Killer Are Numbered," *New York Times*, November 16, 1969.
(108) Nájera, "Malaria and the Work of the WHO," *Bulletin of the World Health Organization* 67, no. 3 (1989): 229–43.
(109) Harrison, *Mosquitoes, Malaria, and Man*, 295.
(110) Spielman and D'Antonio, *Mosquito*, 161.
(111) Harrison, *Mosquitoes, Malaria and Man*, 248.
(112) G. Davidson and A. R. Zahar, "The Practical Implications of Resistance of Malaria Vectors to Insecticides," *Bulletin of the World Health Organization* 49 (1973): 475–83.
(113) Mario Pinotti, "Chemoprophylaxis of Malaria by the Association of an Antimalarical [*sic*] Drug to the Sodium Chloride Used Daily in the Preparation of Meals," *International Congresses of Tropical Medicine and Malaria* 2 (1953): 248; Rostan de Rohan Loureiro Soares, "Sal Chloroquinado, Novo Metodo Deprofilaxia da Malaria," Revista Brasiliera de Medicina (July 1955): 448.
(114) D. Payne, "Did Medicated Salt Hasten the Spread of Chloroquine Resistance in *Plasmodium falciparum*?" *Parasitology Today* 4, no. 4 (1988).
(115) D'Alessandro and Buttiëns, "History and Importance of Antimalarial Drug Resistance."
(116) Howard A. Rusk, "Health Projects Abroad," *New York Times*, September 22, 1963.
(117) Packard, "Malaria Dreams," 179–96.
(118) Brown, "Malaria, *Miseria*, and Underpopulation in Sardinia," 239–54.
(119) Farley, *To Cast Out Disease*, 291.
(120) Brown, "Malaria, *Miseria*, and Underpopulation in Sardinia," 239–54.
(121) M. A. Farid, "The Malaria Programme: From Euphoria to Anarchy," *World Health Forum* 1, no. 1 (1980): 8–33.
(122) Farley, *To Cast Out Disease*, 277.
(123) Packard, *The Making of a Tropical Disease*, 147.
(124) Farley, *To Cast Out Disease*, 273, citing T. Poleman, "World Food: A Perspective," *Science* 188 (1975): 510–28, and Kingsley Davis, "The Population Specter: Rapidly Declining Death Rate in Densely Populated Countries," *American Economic Review* 46 (1956): 305–18.
(125) Williams, *The Plague Killers*, 181.
(126) Russell, *Man's Mastery of Malaria*, 246.
(127) Ware and Whitacre, *The Pesticide Book*; "Toxicological Profile for DDT, DDE, and DDD," Agency for Toxic Substance and Disease Registry, 2002; International Programme on Chemical Safety, "Global Assessment of the State-of-the-Science of Endocrine Disruptors."
(128) "Conservation: The Menace of DDT," New York Times, March 1, 1959.
(129) "Farmers Warned on DDT," *New York Times*, May 25, 1947.
(130) Plumb, "Dichloro-diphenyl-trichloroethane."
(131) Ralph H. Lutts, "Chemical Fallout: *Silent Spring*, Radioactive Fallout, and the Environmental Movement," in Craig Waddell, ed., *And No Birds Sing: Rhetorical Analyses of Rachel Carson's* Silent Spring (Carbondale: Southern Illinois University Press, 2000), 24.
(132) Terence Kehoe and Charles Jacobson, "Environmental Decision Making and DDT Production at Montrose Chemical Corporation of California," *Enterprise and Society* 4, no. 4 (2003); "U.S. Seeks to Keep Milk Free of DDT," *New York Times*, April 23, 1949.
(133) Bosso, *Pesticides and Politics*, 122–23.
(134) Webb, *Humanity's Burden*, 172.
(135) Packard, *The Making of a Tropical Disease*, 169.
(136) Weller, "World Health in a Changing World," 54–61.
(137) Spielman and D'Antonio, *Mosquito*, 173.
(138) Harrison, *Mosquitoes, Malaria, and Man*, 248, 253.

(139) L. J. Bruce-Chwatt, "Resurgence of Malaria and Its Control," *Journal of Tropical Medicine and Hygiene* 77, suppl. (April 1974): 62–66.
(140) Ibid.
(141) Socrates Litsios, *The Tomorrow of Malaria* (Wellington, New Zealand: Pacific Press, 1996), 101.
(142) Harrison, *Mosquitoes, Malaria, and Man*, 257.
(143) Jonathan A. Leonard, "Malaria Strikes Back: A 'Dying' Disease Kills Again," *Chicago Tribune*, August 15, 1979.
(144) Nájera, "Malaria and the Work of the WHO," 229–43.
(145) Alan Riding, "Malaria Spreading in Central America as Resistance to Sprays Grows," *New York Times*, August 23, 1977.
(146) Spielman and D'Antonio, *Mosquito*, 172.
(147) Packard, *The Making of a Tropical Disease*, 174.
(148) 1960年のドルと2009年のドルの、時代通貨換算は以下で計算した。www.futureboy.homeip.net/fsp/dollar.fsp?quantity=7&currency=dollars&fromYear=1960.
(149) José Nájera, "Malaria: New Patterns and Perspectives," World Bank Technical Paper Number 183 (Washington, D.C.: World Bank, 1992).
(150) Harrison, *Mosquitoes, Malaria, and Man*, 296.
(151) Packard, *The Making of a Tropical Disease*, 159.
(152) Nájera, "Malaria: New Patterns and Perspectives."
(153) Elisabeth Rosenthal, "Outwitted by Malaria, Desperate Doctors Seek New Remedies," *New York Times*, February 12, 1991.
(154) Walther H. Wernsdorfer, "Epidemiology of Drug Resistance in Malaria," *Acta Tropica* 56 (1994): 143–56.
(155) Harrison, *Mosquitoes, Malaria, and Man*, 295.
(156) www.who.int/mediacentre/factsheets/smallpox/en/.
(157) Andrew Spielman et al., "Time Limitation and the Role of Research in the Worldwide Attempt to Eradicate Malaria," *Journal of Medical Entomology* 30, no. 1 (January 1993): 6–19.
(158) Sambasivan, "Roundtable Discussion: WHO's Passive Role," 8–33.
(159) Georgann Chapin and Robert Wasserstrom, "Agricultural Production and Malaria Resurgence in Central America and India," *Nature* 293 (September 17, 1981): 181–85.
(160) 2006年3月2日、アンドリュー・スピールマンの、ハーバード大学における講演。
(161) A. P. Ray, "Roundtable Discussion: Warning Should Be Heeded," *World Health Forum* 1, nos. 1, 2 (1980): 8–33.
(162) Paul F. Russell, "Roundtable Discussion: Goal of Eradication Must Be Maintained," *World Health Forum* 1, nos. 1, 2 (1980): 8–33.
(163) Robert H. Black, "Roundtable Discussion: Farid Is Right," *World Health Forum* 1, nos. 1, 2 (1980): 8–33.
(164) 2006年4月4日付、ドナルド・ロバーツとのe-メール交信。

10 | 新時代の闘い

(1) Jason L. Riley, "Malaria's Toll," *Wall Street Journal*, August 21, 2006.
(2) M. J. Dobson et al., "Malaria Control in East Africa: The Kampala Conference and the Pare-Taveta Scheme: A Meeting of Common and High Ground," *Parassitologia* 42 (2000): 149–166.
(3) 2006年2月9日、アミール・アッタランを取材。Andrew Spielman and Michael D'Antonio, *Mosquito: A Natural History of Our Most Persistent and Deadly Foe* (New York: Hyperion, 2001), 166.
(4) 以下に引用。Jeffrey Sachs, *The End of Poverty: Economic Possibilities for Our Time* (New York: Penguin Books, 2005), 190.
(5) Meredith Fort, Mary Anne Mercer, Oscar Gish, eds., *Sickness and Wealth: The Corporate Assault on Global Health* (Cambridge, Mass.: South End Press, 2004), 205, and Jim Yong Kim, Joyce V. Millen, Alec Irwin, and John Gershman, eds., *Dying for Growth: Global Inequality and the*

Health of the Poor (Monroe, Maine: Common Courage Press, 2000), 143.
(6) Sarah Sexton, "Trading Health Care Away? GATS, Public Services and Privatization," Corner House briefing 23, July 2001.
(7) Badria Babiker El Sayed, et al., "A Study of the Urban Malaria Transmission Problem in Khartoum," *Acta Tropica* 75 (2000): 163–71.
(8) Socrates Litsios, *The Tomorrow of Malaria* (Wellington, N.Z.: Pacific Press, 1996), 127.
(9) www.un.org/esa/population/publications/adultmort/UNAIDS_WHOPaper2.pdf.
(10) Laith J. Abu-Raddad et al., "Dual Infection with HIV and Malaria Fuels the Spread of Both Diseases in Sub-Saharan Africa," *Science* 314, no. 5805 (December 8, 2006): 1603–606.
(11) Randall Packard, *The Making of a Tropical Disease: A Short History of Malaria* (Baltimore: Johns Hopkins University Press, 2007), 217.
(12) H. Kristian Heggenhougen et al., *The Behavioural and Social Aspects of Malaria and Its Control* (World Health Organization, 2003), 87.
(13) Press Release, "Dr. Gro Harlem Brundtland Elected Director-General of the World Health Organization," May 15, 1998.
(14) Mark Grabowsky, "The Billion-Dollar Malaria Moment," *Nature* 451 (February 28, 2008): 1051–52.
(15) Jenny Anderson, "Fighting a Disease of Logistics, He Means Business," *New York Times*, November 12, 2007.
(16) Juhie Bhatia, "Twitter Face-off to Fight Malaria," Global Voices Online, April 20, 2009, www.globalvoicesonline.org/2009/04/20/global-health-twitter-face-off-to-fight-malaria/.
(17) 以下を参照。www.americanidol.com/idolgivesback/.
(18) Mark Honigsbaum, "Net Effects," *The Guardian*, April 24, 2007.
(19) Donald G. McNeil, "A $10 Mosquito Net Is Making Charity Cool," *New York Times*, June 2, 2008.
(20) Suzanne Malveaux, "'Idol' Star Boosts First Lady's Anti-malaria Event in Africa," CNN.com, July 3, 2007.
(21) Packard, *The Making of a Tropical Disease*, 223.
(22) Rosanne Skirble, "Economic Downturn Threatens Global Fund for AIDS, TB, Malaria," VOANews.com, February 4, 2009.
(23) McNeil, "A $10 Mosquito Net."
(24) Beth Gorham, "Belinda Stronach Joins Heavyweights at Washington Gathering on Malaria," Canadian Press, December 13, 2006.
(25) Malveaux, "'Idol' Star Boosts First Lady's Anti-malaria Event in Africa."
(26) McNeil, "A $10 Mosquito Net."
(27) 2008年9月25日、ニューヨークにおける、2008年ミレニアム開発目標マラリアサミット。以下のビデオ映像。www.dfid.gov.uk/news/files/malariasummit.asp.
(28) 以下に引用。L. J. Bruce-Chwatt, "Paleogenesis and Paleo-epidemiology of Primate Malaria," *Bulletin of the World Health Organization* 32 (1965): 376.
(29) Ronald Ross, *Memoirs* (London: John Murray, 1928), 448.
(30) Lewis W. Hackett, *Malaria in Europe: An Ecological Study* (London: Oxford University Press, 1937), 294.
(31) M. Eveillard et al., "Measurement and Interpretation of Hand Hygiene Compliance Rates: Importance of Monitoring Entire Care Episodes," *Journal of Hospital Infection* 72, no. 3 (May 28, 2009): 211–17.
(32) Heggenhougen et al., *The Behavioural and Social Aspects of Malaria and Its Control*, 87, 102.
(33) "Information Gap Challenges Zanzibar's Antimalaria Campaign," AllAfrica.com, May 12, 2006.
(34) Heggenhougen et al., *The Behavioural and Social Aspects of Malaria and Its Control*, 94–95.
(35) Philip Adongo, "How Local Community Knowledge About Malaria Affects Insecticide-Treated Net Use in Northern Ghana," November 15, 2005; and Soori Nnko, "Public Health Campaigns' Dilemma: Field Experience About Malaria Control in a Rural Setting, North-western Tanzania," November 15, 2005.

(36) Anna Ingwafa, "Kamwi Warns on Abuse of Mosquito Nets," AllAfrica.com, March 13, 2008.
(37) Heggenhougen et al., *The Behavioural and Social Aspects of Malaria and Its Control*, 103.
(38) Koremromp El et al., "Monitoring Mosquito Net Coverage for Malaria Control in Africa: Possession vs. Use by Children Under 5 Years," *Tropical Medicine and International Health* 8, no. 8 (August 2003): 693–703.
(39) William Takken, "Do Insecticide-treated Bednets Have an Effect on Malaria Vectors?" *Tropical Medicine and International Health* 7, no. 12 (December 2002): 1022–30.
(40) "Pyrethrins: Bright Signs After Washout Last Year," *Chemical Week*, January 17, 1979, 42.
(41) F. Chandre et al., "Status of Pyrethroid Resistance in *Anopheles gambiae* Sensu Lato," Bulletin of the World Health Organization 77, no. 3 (1999). 2005年12月12日のジョン・トーマスへの取材、および2005年11月14日のウイレム・タッケンへの取材。以下も参照。David Firn, "How Syngenta Went Against the Grain and Grew," *Financial Times*, February 19, 2004, 10.
(42) Abdoulaye Diabate et al., "The Role of Agricultural Use of Insecticides in Resistance to Pyrethroids in *Anopheles gambiae* s.l. in Burkina Faso," *American Journal of Tropical Medicine and Hygiene* 67, no. 6 (2002): 617–22.
(43) Morteza Zaim and Pierre Guillet, "Alternative Insecticides: An Urgent Need," *Trends in Parasitology* 18, no. 4 (April 2002): 161; Chandre et al., "Status of Pyrethroid Resistance in *Anopheles gambiae* Sensu Lato."
(44) Josiane Etang, Fourth MIM Pan-African Malaria Conference, November 2005, Yaoundé, Cameroon. また、2005年11月23日に著者はジョシアン・エタンと交信している。
(45) www.politico.com/news/stories/0309/20160.html.
(46) Oliver Sabot, "Getting to Zero: A New Global Malaria Control and Elimination Strategy," First Yale International Symposium, "The Global Crisis of Malaria: Lessons of the Past and Future Prospects," November 7–9, 2008, New Haven, Conn.
(47) First Yale International Symposium, "The Global Crisis of Malaria."
(48) Andrew Spielman lecture, Harvard University, March 2, 2006.
(49) Awash Teklehaimanot et al., "Coming to Grips with Malaria in the New Millennium," UN Millennium Project Task Force on HIV/AIDS, Malaria, TB and Access to Essential Medicines Working Group on Malaria, 2005, 6.
(50) Laura Blue, "Global Malaria Estimates Are Reduced," Time.com, September 18, 2008.
(51) 以下を参照。www.unicef.org/statistics/index_24302.html.
(52) Andrew Spielman lecture, Harvard University, March 2, 2006.
(53) M. Ettling et al., "Economic Impact of Malaria in Malawian Households," *Tropical Medicine and Parasitology* 45 (1994): 74–79.
(54) Jeffrey Sachs, "Power of One: The $10 Solution," *Time*, January 4, 2007.
(55) Sonia Shah, *Crude: The Story of Oil* (New York: Seven Stories Press, 2004), 53.
(56) Sebastian Junger, "Enter China, the Giant," *Vanity Fair*, July 2007, 126–38.
(57) Christine Gorman, "Marathon Fights Malaria," *Time*, August 20, 2006.
(58) Andrew Spielman et al., "Industrial Anti-Malaria Policies," Center for International Development, Harvard University, Cambridge, Mass., 2002.
(59) Sharon LaFraniere, "Business Joins African Effort to Cut Malaria," *New York Times*, June 29, 2006.
(60) Ibid.
(61) 以下を参照。www.marathon.com/Social_Responsibility/Making_a_Difference/Malaria_Control_Project/.
(62) Ibid.
(63) "We're Making Sure Children Have a Future. And Malaria Doesn't," Advertisement, Marathon Oil, *New York Times*, April 25, 2007.
(64) Eric Rezsnyak, "'American Idol' 2009: The Judges Choose to Go Insane," *Rochester City*

Newspaper, May 12, 2009.
(65) Shah, *Crude*, 157.
(66) Sachs, "Power of One."
(67) Michael Fletcher, "Bush Has Tripled Aid to Africa," *Washington Post*, December 31, 2006.
(68) Roger Bate, "The Rise, Fall, Rise and Imminent Fall of DDT," *Health Policy Outlook*, November 2007.
(69) 2008年10月9日、トム・マッカチャンを取材。
(70) Kirsten Weir, "Rachel Carson's Birthday Bashing," Salon.com, June 29, 2007.
(71) Jason L. Riley, "Malaria's Toll," *Wall Street Journal*, August 21, 2006.
(72) Kirsten Weir, "Rachel Carson's Birthday Bashing."
(73) "Bush Announces Initiative to Fight Malaria in Africa," press release, June 30, 2005.
(74) 2008年10月16日、クリス・ヘンチェルを取材。
(75) Roger Bate, "Funding Isn't Everything," *The American*, February 28, 2008.
(76) First Yale International Symposium, "The Global Crisis of Malaria."
(77) World Health Organization, "Report of the Technical Expert Group (TEG) Meeting on Intermittent Preventive Therapy in Infancy (IPTI)," October 8–10, 2007.
(78) Comments by Brian Greenwood, First Yale International Symposium, "The Global Crisis of Malaria."
(79) "Assessment of the Role of Intermittent Preventive Treatment for Malaria in Infants: Letter Report," Committee on the Perspectives on the Role of Intermittent Preventive Treatment for Malaria in Infants, 2008.
(80) Donald G. McNeil, "An Iron Fist Joins the Malaria Wars," *New York Times*, June 27, 2006.
(81) Donald G. McNeil, "Gates Foundation's Influence Criticized," *New York Times*, February 16, 2008.
(82) 第1回イェール大学国際シンポジウム「マラリアの国際的危機」でのブライアン・グリーンウッドのコメント。2008年11月12日、ロバート・リドリーを取材。
(83) 第1回イェール大学国際シンポジウム「マラリアの国際的危機」。
(84) 2008年10月16日、クリス・ヘンチェルを取材。
(85) "Eradicate Malaria? Doubters Fuel Debate," *New York Times*, March 4, 2008.
(86) Tom Paulson, "WHO Chief Joins Gateses' Call to Eradicate Malaria," *Seattle Post-Intelligencer*, October 17, 2007.
(87) Richard G. A. Feachem and Allison A. Phillips, "Malaria: 2 Years in the Fast Lane," *The Lancet* 373, no. 9673 (April 2009): 1409–11.
(88) 2008年9月25日、ニューヨークにおける、2008年ミレニアム開発目標マラリアサミット。以下のビデオ映像。www.dfid.gov.uk/news/files/malariasummit.asp.
(89) A. Bosman and K. N. Mendis, "A Major Transition in Malaria Treatment: The Adoption and Deployment of Artemisinin-Based Combination Therapies," *American Journal of Tropical Medicine and Hygiene* 77, suppl. (December 2007): 193–97.
(90) Abdisalan M. Noor et al., "Insecticide-treated Net Coverage in Africa: Mapping Progress in 2000–07," *The Lancet* 373, no. 9657 (November 28, 2008): 58–67.
(91) 第1回イェール国際シンポジウム「マラリアの国際的危機」でトーマス・リッチーを取材。
(92) Dagi Kimani, "Coartem Under Fire as $8 Million Stocks Arrive," *The East African*, May 29, 2006.
(93) 2005年11月15日、カメルーン、ヤウンデにおけるMIM汎アフリカ・マラリア会議で、エドゥギー・アベベを取材。
(94) Socrates Litsios, "Malaria and International Health Organizations," prepared for "Philanthropic Foundations and the Globalization of Scientific Medicine," Quinnipiac University, November 6–18, 2003.
(95) Miriam K. Laufer et al., "Return of Chloroquine Antimalarial Efficacy in Malawi," *New England Journal of Medicine* 355, no. 19 (November 9, 2006): 1959–65.
(96) 2008年10月9日、トム・マッカチャ

ンを取材。
(97) "Monkey Malaria More Widespread in Humans: Study," Reuters, January 18, 2008.
(98) 2006年4月21日、ゴーガス研究所のビンセント・ベイヤードを取材。
(99) 以下を参照。www.cdc.gov/ncidod/dvbid/westnile/surv&control05Maps.htm and www.cdc.gov/ncidod/dvbid/westnile/surv&controlCaseCount08_detailed.htm.
(100) Sonja Mali et al., "Malaria Surveillance—United States, 2007," *Morbidity and Mortality Weekly Report* 58, no. 55-2 (April 17, 2009).
(101) 以下を参照。www.cdc.gov/ncidod/EID/vol2no1/zuckerei.htm.
(102) B. Doudier et al., "Possible Autochthonous Malaria from Marseille to Minneapolis," *Emerging Infectious Diseases* 13, no. 8 (August 2007): 1236–38; and A. Krüger et al., "Two Cases of Autochthonous Plasmodium falciparum Malaria in Germany with Evidence for Local Transmission by Indigenous Anopheles plumbeus," *Tropical Medicine and International Health* 6, no. 12 (December 2001): 983–85.

著者略歴　ソニア・シャー（Sonia Shah）
1969年、インド系移民の子としてニューヨーク市に生まれる。合衆国東北部と、親族が住むインドとの間を行き来しているうちに、両者間ならびにそれぞれの国家内に存在する不平等に対して強い関心を持つことになる。科学、人権、国際政治に関する著書はいずれも好評を博し、多国語に翻訳されているものもいくつかある。*Crude* は『石油の呪縛と人類』として邦訳出版されている（集英社）。多くの大学で講演をするかたわら、テレビ番組にも多数出演。本書はカメルーン、マラウィ、パナマなどの5年間にわたる取材を基に纏めたもので、『ニューヨーク・タイムズ』をはじめ、各方面から絶賛を浴びている。

訳者略歴　夏野徹也（なつの・てつや）
1944年富山県生まれ。金沢大学理学部卒業。金沢大学、群馬大学、オレゴン州立大学、日本歯科大学などで、動物発生学、細胞生物学、微生物学などの研究に従事。医学博士、理学修士。2009年に定年退職した後は、地元の新潟で海釣りを楽しむ。訳書：『鮭鱸鱈鮪 食べる魚の未来──最後に残った天然食料資源と養殖漁業への提言』（ポール・グリーンバーグ著、地人書館）。

ヒストリカル・スタディーズ13
人類五〇万年の闘い
──マラリア全史

HS 13
〈ヒストリカル・スタディーズ〉は、現代の価値観や常識をその成り立ちにまで遡って、歴史的に考えていくシリーズです。

2015年3月29日　初版第1刷発行

著者　ソニア・シャー
訳者　夏野徹也

装幀　吉野愛
本文組版　中村大吾（éditions azert）
発行人　赤井茂樹
発行所　株式会社 太田出版
〒160-8571 東京都新宿区愛住町22 第3山田ビル4階
電話 03-3359-6262 ／ FAX 03-3359-0040
振替 00120-6-162166
WEBページ http://www.ohtabooks.com
印刷・製本　シナノパブリッシングプレス

ISBN978-4-7783-1438-5　C0095